食品の組織構造とおいしさ

監修：峯木眞知子
編集：中村　卓
　　　小竹佐知子

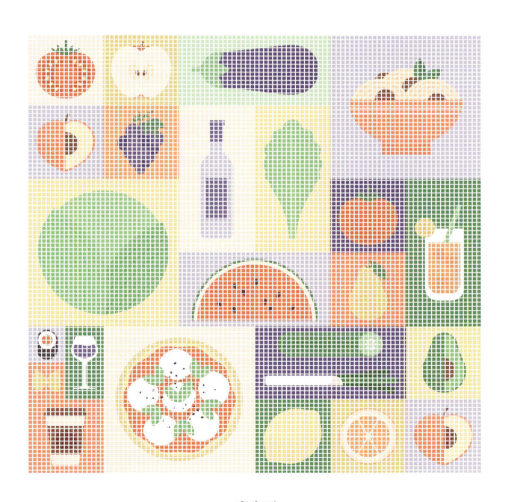

幸書房

ま　え　が　き

「おいしい食品は美しい構造をもつ」，食品組織学分野の研究者が思っていることである．このことは構造がおいしさに深く関連していることを示している．食品のおいしさには，物理的特性や成分，組織構造などが関与している．表面構造や内部構造が異なれば，テクスチャーは異なり，それには成分も関与している．また，成分の違いは，組織化学的検出やX線分析などで構造での存在をとらえることができる．したがって，構造を解析することは食品のおいしさを視覚的にとらえ，効果的に理解することが出来る．

食品組織学に関する本は，1966年の「食品組織学」（光生館，市川収著）より始まり，それに続いて1998年に星野忠彦氏が「食品組織学」（光生館）を発刊している．その前後に電子顕微鏡を用いた木村利昭の「食品・そのミクロな世界」（1991年，槙書店）や日本家政学会食品組織研究委員会元代表の田村咲江氏監修による「食品・調理・加工の組織学」（学窓社，1998）が発行されている．星野は，「食品組織学とは，食品素材の組織化学的構造を明らかにし，調理や加工の時に物理的，化学的，生物的要因によって，食品素材がどのような組織学的変化を受けるかについて追究する分野である．また，出来うる限り食品の品質および旨さと組織との関連性について追究する分野である」（食品組織学，1998年よりの抜粋）と明言し，その発展を期待している．

それより20年経た現在では，新たな食材が開発され，それらの調理や加工技術は急激に進化している．食材や食品をよりおいしく，より使いやすくする新たな食形態の商品の開発，さらに健康志向やSDGs対応など新しいおいしさを追求する食品の開発も進んでいる．しかも，現代ではおいしくなければ，売れない時代になっている．

この20年において，難しかった顕微鏡観察の技術はかなり簡便化されてきた．特に卓上型走査電子顕微鏡（SEM）の開発は，固定処理も不要で誰でも短時間で容易に顕微鏡像をとらえることを可能にした．しかし，簡便さ故の観察経験の不足から，何を見ているのかがよくわからない状況をうみだし，顕微鏡像の誤った解釈も生み出している．同時に食品の構造観察の新たな機器として，X線CTや共焦点レーザー顕微鏡，ラマン顕微鏡等を使用した食品のミクロな構造が発表され，顕微鏡技術は急激に進化している．残念ながら，食品の組織観察を行う研究者はまだまだ少なく，構造の正しい情報が必要とされているのに，情報が少ない．おいしさを構造から解析するためにも，正しい観察の仕方と解釈方法を説明する参考書が必要とされている．

そこで，本書では，従来の食材の他に新たな食材も加え，構造観察の情報をおいしさとの関連より取り扱うことにした．これらの参考書ができることで，大学における家政学や農学部の研究者・学生，食品企業における研究開発の技術者にとって，構造からのおいしさへのアプローチが発展・進化すると考える．

食品組織部会は一般社団法人の日本家政学会の下部組織として，家政系分野の研究者に顕微鏡技術の浸透と普及を進め，40年以上の活動を行ってきた．食品組織研究会の代表は，元共立女子大学松本エミ子氏が長年つとめ，現在では峯木がその後，食品組織部会として継いで活動している．本書は，食品組織部会の会員を中心に発案され，会議を重ねて企画された．本書の構成は，構造観察とおいしさの関連について，従来の顕微鏡の解説，食品成分表に倣って食品および新たな食品について取り上げ，おいしさとの関連をまとめている．その後に最新の顕微鏡を用いた食品の事例，最後においしさを分析する機械の紹介と構成でまとめた．おいしさという新たな切り口でまとめたために，基本的な食品の構造の解説が不足している可能性があるが，それは先人たちの書物に既に紹介されている場合が多い．今回，本書を執筆して，光学顕微鏡の長所やSEMの長所を再認識した．目で見て理解できる食品組織学は非常に魅力的で興味深い分野である．是非，

この本をきっかけに後続の研究者が育つことを期待している．食品組織部会は今までの集大成として，この本を発刊し，廃部する予定である．これは顕微鏡技術の発展により，基礎的顕微鏡技術は浸透したと判断したためである．食品の組織構造は，テクスチャー，成分，官能評価と密接な関連があるので，今後も商品開発や食品分析を行うのに，重要な研究分野であり，更なる発展を祈っている．しかし，食品組織学の方法や解釈には，まだアドバイスが必要である現状を考え，相談できる窓口を開設したいと考えている．

編集に当たっては，ご多忙にもかかわらず，食品構造工学の専門家であり，日本官能評価学会前副会長の中村卓氏，日本官能評価学会現会長である小竹佐知子氏にご協力を頂いた．ここに深く感謝申し上げる．

最後に，この本を書くのにあたっては，執筆者の方達は追加実験や写真の撮り直しなどされたと思われる．分担執筆者各位のご努力に対し，厚くお礼を申し上げる．また本書刊行に当たって，まずこの企画を快諾いただき，終始一貫してお世話になった幸書房の夏野氏に執筆者一同深甚な謝意を表したい．

2024 年 12 月

監修者　峯木　眞知子

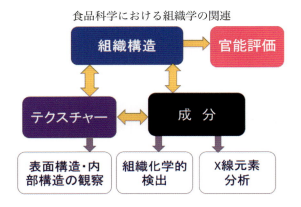

監修者・編集者 紹介

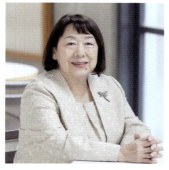

　共立女子大学食物学科管理栄養士専攻卒業，東北大学農学研究科機能形態学講座博士後期課程修了，博士（農学）．
　東京家政大学家政学部栄養学科教授を退職，その後東京家政大学・キユーピー共同研究講座タマゴのおいしさ研究所特命教授，現在に至る．
　日本家政学会 食品組織部会長，タマゴ科学研究会理事，日本伝統食品研究会副会長，日本官能評価学会評議員，日本栄養改善学会終身会員，東洋水産㈱ 社外取締役．
　日本家政学会および日本調理科学会より学会賞受賞および功労賞を受賞．

■ 監修者
　峯木眞知子（みねき・まちこ）

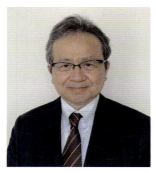

　岐阜大学農学部農芸化学科卒業，京都大学大学院農学研究科食品工学専攻博士課程修了（農学博士）．
　現在，明治大学 農学部農芸化学科 食品工学研究室　教授，日本官能評価学会理事（元筆頭副会長），Institute of Food Technologists Japan Section Councilor．

■ 編集者
　中村　卓（なかむら・たかし）

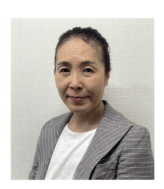

　お茶の水女子大学家政学部食物科学科卒業，同大学院家政学研究科食物科専攻修士課程修了，同大学院人間文化研究科人間環境学専攻博士課程修了，博士（学術）．
　山梨県立女子短期大学，オランダ Wageningen Agricultural University 勤務を経て，現在，日本獣医生命科学大学 応用生命科学部 食品科学科 食品工学教室　教授，日本官能評価学会会長．

■ 編集者
　小竹佐知子（おだけ・さちこ）

■執筆者一覧 (五十音順)

芦田祐子　　不二製油株式会社 基盤新技術開発部　主任研究員

足立真理子　ナノフォトン株式会社 セールス＆アプリケーションズ　シニアエンジニア

池崎秀和　　株式会社インテリジェントセンサーテクノロジー　代表取締役社長 / 博士（工学）

石井統也　　香川大学 農学部 応用生物科学科 食品科学領域 食品加工学研究室　助教 / 博士（農学）

泉　恵子　　ライカ マイクロシステムズ株式会社 ライカ バイオシステムズ事業本部　元 アプリケーションリーダー

市原　茂　　株式会社メディア・アイ 感性評価研究所　所長 / 東京都立大学名誉教授 / 博士（心理学）

伊藤正人　　株式会社日立ハイテクサイエンス 開発設計本部 分析システム第二設計部　シニアリサーチエンジニア / 博士（理学）

稲賀すみれ　鳥取大学 医学部 解剖学講座　プロジェクト研究員 / 博士（医学）

大久保美里　東北生活文化大学 家政学部 家政学科　助手 / 現職：ymca 長町保育園

小笠原英毅　北里大学 獣医学部附属フィールドサイエンスセンター　講師 / 博士（農学），日本産肉研究会　事務局長 / 北海道オーガニックビーフ振興協議会会長

小川剛伸　　京都大学 大学院農学研究科 食品生物科学専攻 農産製造学分野　助教 / 博士（農学）

小竹佐知子　日本獣医生命科学大学 応用生命科学部 食品科学科　教授 / 博士（学術）

窪　孝雄　　森永製菓株式会社 研究所 未来価値創造センター　主席研究員

小泉昌子　　玉川大学 農学部 先端食農学科 食品科学領域　講師 / 博士（学術）

河野晋治　　株式会社前川製作所 技術研究所 食品生物技術グループ　リーダー / 博士（農学）

後藤貴文　　北海道大学 北方生物圏フィールド科学センター　教授 / 博士（農学），九州大学客員教授，日本産肉研究会 副会長，家畜感染症学会 会長

西念幸江　　東京医療保健大学 医療保健学部 医療栄養学科 管理栄養学専攻　教授 / 博士（栄養学）

坂上万里　　株式会社日立ハイテク グローバルサービス戦略本部 リカーリング開発部　統括主任技師

佐藤靖子　　東北生活文化大学 家政学部 家政学科　教授 / 博士（農学）

鈴野弘子　　東京農業大学 応用生物科学部 栄養科学科　教授 / 博士（農芸化学）

住田基樹　　マルハニチロ株式会社 中央研究所 リサーチ1課　主任

高橋貴洋　　株式会社味香り戦略研究所　主席研究員

高山裕貴　　東北大学 国際放射光イノベーション・スマート研究センター 展開研究部門 農業・食品スマートラボ　准教授 / 博士（理学）

田野邊（堀内）真美　　大和製罐株式会社 技術管理部　リーダー / 博士（工学）

中村　卓　　明治大学 農学部農芸化学科　教授 / 農学博士

成松郁子　　株式会社日立ハイテクサイエンス 開発設計本部 アプリケーション開発センタ　技師

南部優子　　京都大学 大学院農学研究科　技術専門職員

西津貴久　　岐阜大学 応用生物科学部 応用生命科学課程 食品加工学研究室　教授 / 博士（農学）

松宮健太郎　京都大学 大学院農学研究科 食品生物科学専攻 食品生産工学講座 農産製造学分野　准教授 / 博士（農学）

松村康生　　京都大学 生存圏研究所 生存圏開発創成研究系 生物機能材料分野　特任教授 / 博士（農学）

峯木眞知子　東京家政大学 大学院 タマゴのおいしさ研究所　特命教授 / 博士（農学）

栁澤琢也　　キユーピー株式会社 研究開発本部 未来創造研究所 プロセスイノベーション研究部　チームリーダー

山縣義文　　株式会社アントンパール・ジャパン ビジネスユニット キャラクタリゼーション　テクニカルアドバイザー / 博士（工学）

吉村美紀　　兵庫県立大学 環境人間学部 環境人間学科 食環境栄養課程　教授 / 博士（学術）

目　次

Part 1　食品の組織構造観察の基礎知識と官能評価
1. 光学顕微鏡用の標本作製　1
2. 走査電子顕微鏡による食品観察法　8
3. 加工食品の組織構造と官能評価　15
4. 調理食品の組織構造と官能評価　19

Part 2　米・小麦食品の組織構造
5. 米と飯　23
6. 冷凍米飯　27
7. パン　30
8. パン，パイ（生地中の油脂の存在状態）　33
9. パスタのおいしさ　37
10. パスタ製造と構造の関係　40
11. パスタの構造観察　42
12. 素麺（手延素麺と機械素麺）　45
13. キヌア，アマランサス，もち麦　49

Part 3　芋・野菜・果実ベース食品の組織構造
14. じゃがいも　52
15. フライドポテト　55
16. ダイコン，レタス　57
17. 冷凍タマネギ　61
18. 梅（カリカリ梅）　64
19. やまのいも（ながいもとやまといも）　68
20. てんぷらの衣　73

Part 4　豆類食品の組織構造
21. 大豆　76
22. そらまめ（おたふく豆）　79
23. ひよこ豆　81
24. 冷凍豆腐　83
25. 加熱大豆　85

Part 5　海藻類ベース食品の組織構造
26. 昆布（昆布だし）　88
27. アカモク　92

Part 6　魚介類ベース食品の組織構造
28. 冷凍による魚の品質の維持　94
29. 魚肉の真空調理　98
30. 魚肉の塩麹漬け　101

Part 7　食肉・食肉調理品の組織構造
31. 和牛（霜降り肉）　105
32. 赤身牛肉と牛タン　108
33. ブロイラーと廃鶏　114
34. 肉の水煮（水の硬度の違い）　117
35. 鶏唐揚げ（鶏むね肉のタンブリング処理）　121

Part 8　卵と卵料理の組織構造
36. 保存した卵　124
37. ゆで卵，目玉焼き，厚焼卵　127

Part 9　牛乳・乳製品の組織構造
38. プロセスチーズ　見た目のおいしさ（加熱溶融性・糸曳性）　131
39. ナチュラルチーズ　135
40. ヨーグルト　137

Part 10　ゲル状食品の組織構造
41. グミキャンディ　145
42. 多糖類（ジュランガム等のゲル）　149
43. プリン　153

Part 11　菓子類の組織構造
44. チョコレート　156
45. ケーキ（小麦粉と米粉のちがい）　162
46. ちんすこう　164
47. 米菓子　166

Part 12　油脂を使った食品の組織構造
48. マヨネーズ　171
49. エマルション油滴表面　175

Part 13　新食品の組織構造
50. ソフト食品（介護食品）　181
51. やわらか焼そば　185
52. プラントベースのチーズ様食品　187
53. エスプーマ　191
54. 卵殻粉による食品の改良効果　194

Part 14　食品組織を可視化する技術・作る技術
55. 共焦点レーザー顕微鏡を用いた事例　196
56. ラマン顕微鏡を用いた事例　201
57. X線CTを用いた事例　209
58. 3Dフードプリンターを用いた事例　213

Part 15　食品のおいしさを見る方法
59. 味覚センサ　219
60. におい識別装置　225
61. 官能評価TDS法　229
62. 粘弾性・物理特性　233
63. アミノ酸分析　238

索引　243

Part 1 食品の組織構造観察の基礎知識と官能評価

1 光学顕微鏡用の標本作製

光学顕微鏡の標本作製には，パラフィン標本作製，樹脂標本作製などがある．パラフィン標本や樹脂標本は固定した試料を脱水・脱脂・透徹した後にパラフィンまたは樹脂に包埋する手順を行う．試料内の脂肪などを観察する場合はこれらの方法は不向きで，凍結標本作製を用いる．

1. 固 定

組織学の固定とは，生態や生物試料についてその構造を観察するために永久的に生命現象を任意の状態で停止させる処理を言う．自己分解や腐敗による劣化から試料を保護し，外形や内部構造・物質の組成などを可能な限り元の状態に近づけて保存することを目的とする．化学薬品による処理を化学固定，水の凍結による処理を物理固定と言う．

固定によってはあらゆる生化学反応を停止し，場合により物理的強度や化学的安定性が向上する．固定された試料は標本として保存される．また，固定はその後に行われる顕微鏡観察に必要な包埋・薄切（切片作製）・染色などの操作を容易にする．

固定液は単純固定液と複合固定液に分類される．

（1） 単純固定液

代表的な単純固定液と複合固定液の作り方を示す．

▶ 10%中性緩衝ホルマリン液
- ホルマリン　100 mL
- 第一リン酸ナトリウム　4 g
  （$NaH_2PO_4・2H_2O$）
- 第二リン酸ナトリウム　6.5 g
  （Na_2HPO_4）

蒸留水を加えて 1,000 mL にする

▶ 10%ホルマリン・カルシウム液（Lillie）
- ホルマリン　100 mL
- 酢酸カルシウム一水和物　20 g

蒸留水を加えて 1,000 mL にする

（2） 複合固定液

▶ FAA（Formalin/Acetic acid/Alcohol）固定液
- ホルマリン：氷酢酸：50%エタノール
  ＝ 1：1：18

▶ カルノア固定液
- アルコール：クロロホルム：氷酢酸
  ＝ 6：3：1

▶ ツェンケル固定液
- 二クロム酸カリウム：硫酸ナトリウム：塩化水銀（II）：蒸留水＝ 2.5：1：5：100

▶ ブアン固定液
- ホルマリン：氷酢酸：ピクリン酸飽和水溶液
  ＝ 15：5：1

2. 凍結標本作製

凍結標本作製は表1に示す．固定や未固定に関わらず，試料を標本作製にできる．そのため短時間で観察できるメリットがあり，脂肪染色もできる．

表1　凍結標本作製の流れ

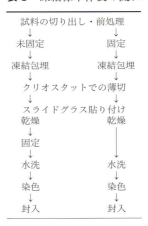

（1） 切り出し　適切サイズ

試料は，均一に凍結できるように高さ方向は 5 mm 以内に整え，適切サイズにトリミングをする．出来るだけ高さ方向は制限した方が良い．

（2） 前処理（図1）

乾燥した試料，例えば，米・豆・種子類や蕎麦の実，乾麺などは，水戻しをして Wet な状態にする必要がある．乾燥状態だと粉状にしか切ることができないので，形態観察は難しい．また食パンやスポ

ンジケーキなどの気泡が多い試料は包埋剤に入れて時間をかけて浸透させる，あるいは陰圧をかけて空気を抜いて包埋剤を浸み込ませて処理する．

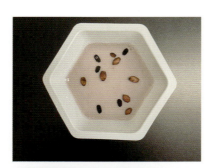

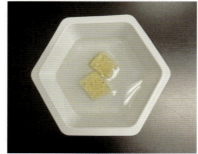

図1　前処理
上：ゴマは水に浸漬，下：パンはCMCに浸漬

(3)　凍結ブロック作製容器（図2）

凍結ブロック作製容器には，金属製やプラスチック製などがある．図2の左は川本法キットの包埋容器（Section-lab社製），中は容器コーティング包埋皿（株式会社常光社製），右は透明プラスティックディスポベースモールド（ライカ社製）である．

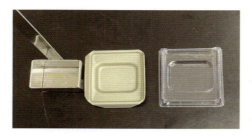

図2　3種の凍結ブロック作製容器

(4)　包埋剤

包埋剤にはFSC22のような塩化ビニール成分が入った合成タイプとCMC(カルボキシメチルセルロース）などがある．食パンなどの浸漬や薄切の際には図3に示す凍結包埋剤CMCの方が適している．

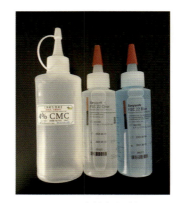

図3　凍結包埋剤

(5)　凍結包埋

液体窒素やドライアイスを用いて1L以上のイソペンタンやヘキサンを冷却した媒体での凍結を行う．この際，温度計で媒体温度を確認する．

凍結の仕方により，図4で示すような形態の違いが生じる．急速凍結できる環境を整えることが大事である．

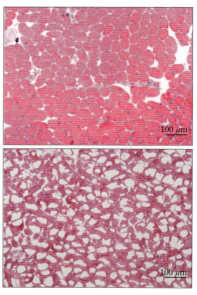

図4　凍結の違いによるマウスの筋肉
上：UT2000F（−100℃），下：ディープフリーザー（−80℃）

1. 光学顕微鏡用の標本作製

これに用いた凍結装置を下に示す.

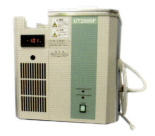

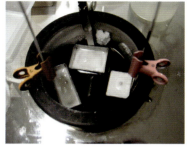

図5　ライカ㈱ UT2000F

凍結装置（上）はライカ㈱ UT2000Fの全体像であり，−100℃をキープでき，しかも使いやすい．これに使用する媒体はヘキサン/ペンタンまたはイソペンタンを1.3 L使用する．（下）装置を真上から見た凍結する部分．

(6) クリオスタット（CM3050S）

庫内冷却のみならず試料冷却機能を備えている装置が効果的である．特に油脂類などを含む試料を薄切する時には必ずお勧めしたい．

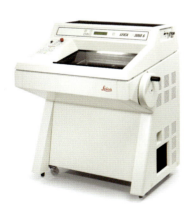

図6　クリオスタット（CM3050S）

(7) 粘着フィルム法（川本法）

凍結標本作製は表1に示したような手順に従って実施されていたが，くずれやすい試料などは粘着フィルム（Section-lab社製）を使用して薄切する（図7〜10）．この方法で有効だった試料には，米，パン，ニンジン，ゆで卵などがある．これらの試料はいずれも未固定である．

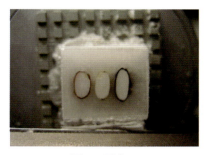

図7　面出し

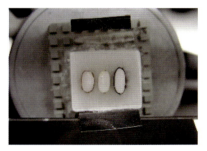

図8　フィルムを貼る

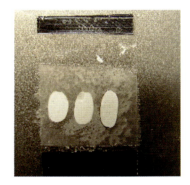

図9　薄切標本

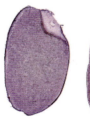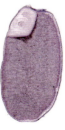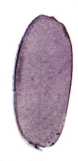

図10　米のトルイジンブルー染色
左：赤米　中：うるち米　右：黒米

崩れやすい米の場合に，古代米の赤米・普通米・黒米を並べて凍結して面出しする（図7）．切断する面に粘着フィルムを密着して貼る（図8）．粘着テープごと切片を薄切する（図9）．それをトルイジンブルー染色して観察したのが，図10である．

また，食パンの試料（図11）においても，前処理によって包埋剤を浸み込ませてから包埋し，薄切しているので，気泡部分がつぶれずに薄切されている．

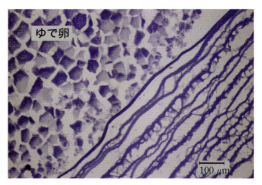

図13 ゆで卵：トルイジンブルー染色

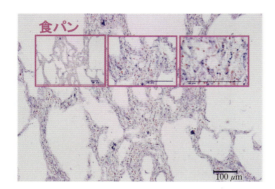

図11 食パンのトルイジンブルー・オイルレッドO染色像
赤色：脂肪部分，青色：酵母とタンパク質

ニンジン（生）においても，フィルム法を使用すると（図12），そのまま薄切でき細かい細胞壁や維管束の状態が観察できる．

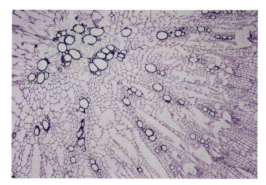

図12 ニンジン（生）：トルイジンブルー染色

ゆで卵の試料は大きく，卵黄部分が粉体になりやすい．フィルム法をしなくてもある程度薄切できるが，使用すると全体を大きく薄切できる．成分の異なる卵黄と卵白がはがれずに観察できる．

ジャガイモ（生）を薄切した場合，生のデンプン粒が移動することがあるので，粘着フィルムを使用すると便利である．同時に偏光顕微鏡で観察するこ とによってデンプンが観察できる（図14）．

偏光顕微鏡は光学顕微鏡の一種で試料に偏光を照射し，偏光および複屈折特性が観察できるので試料の中の結晶成分などの観察に用いられる．

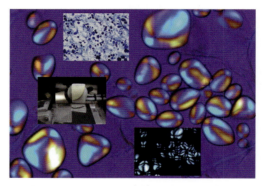

図14 ジャガイモ（生）の偏光顕微鏡像
中の写真は，薄切，その他トルイジンブルー染色

3. パラフィン標本作製

パラフィン標本切片では，凍結標本より薄い切片が得られ，永久標本として観察できることがメリットである．また，染色中にスライドグラスからはが

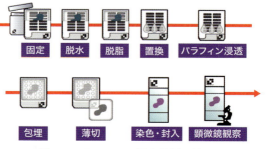

図15 パラフィン標本作製の流れ

1. 光学顕微鏡用の標本作製

れることが少ない．図15にその流れを示す

試料の切り出し：番号や試料名を明記したカセットに試料を入れて蓋をする．

(1) プロセッシング
① 固定
② 水洗
③ 70％エタノール
④ 純エタノール×5
⑤ エタノール／キシレンの混合液
⑥ キシレン×2
⑦ パラフィン×3

自動包埋装置（図16）を用いて①～⑦までの工程プロセッシングを行う．この装置は，処理時間を自由に変更でき，昼夜の時間を問わず有効活用することができる．

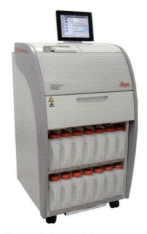

図16　自動固定包埋装置 HistoCorePEARL

(2) 包　　埋

自動固定包埋装置から試料を取り出してエンベディング装置（図17）を用いて包埋工程を実施する．カセットの蓋を開けて包埋皿に試料を移動させパラフィンを注ぎカセットを被せてさらにパラフィンを注ぐ．コールドプレートにて冷却しパラフィンをかためる．カセットを用いることで試料の切り出しから薄切後のブロック保管まで活用することができる．

(3) 薄　　切

薄切には滑走式ミクロトーム（ミノー型ミクロトーム）および回転式ミクロトーム（ユング型ミクロトーム）などがあり（図18），2～20μmぐらいで薄切する．ミクロトームの逃げ角設定は1～5度ぐらいに設定し，滑走式ミクロトームの引き角はパラフィンブロックに対して刃が入る角度が40～45度が基本である．試料が固く，切れ具合が悪い時には引き角を60度ぐらいに上げて替え刃全体を用いて薄切すると良い．

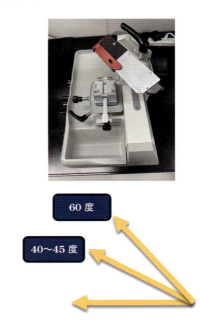

図18　滑走式ミクロトームと引き角の設定

また回転式ミクロトームには便利な機能を持つオプション機械があり（図19），ウォーターボートアダプターを活用することによって切片を水に浮かせながら薄切することができる（図20）．容易に薄切が可能となる．

薄切した切片はスライドグラスにのせて伸展バス（45～50℃ぐらい）にてしわを伸ばし，伸展プレート（45℃前後，図20）にて乾燥させる．バスの温度を高くしすぎると切片に気泡が入りやすいので注意する．

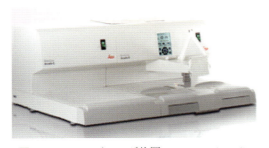

図17　エンベディング装置 Hist Core Arcadia

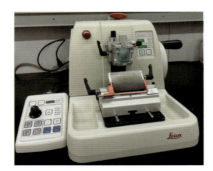

図19　回転式ミクロトーム

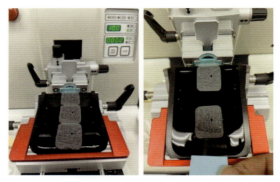

図20　ウォーターボートの取り付け

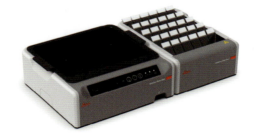

図21　Histo Core パラフィン伸展バス／伸展器

脱パラフィン系列
① キシレン
② キシレン
③ キシレン
④ エタノール
⑤ エタノール
⑥ エタノール
⑦ 70％エタノール
⑧ 水洗

脱水系列
① 水洗
② 70％エタノール
③ エタノール
④ エタノール
⑤ エタノール
⑥ キシレン
⑦ キシレン
⑧ キシレン

脱パラフィン後に，染色を行う．染色は各種目的に応じて行う．染色後は脱水系列をふまえて封入する．染色の例を示しておきたいと思う．

■ヘマトキシリン−エオシン染色（HE染色）（一般染色）
　核のみが少しずつ染まっていく進行性ヘマトキシリンと全部染めて分別で核以外の色を落としていく退行性のヘマトキシリンがある．エオシンには，多くの人が使用しているアルコール性のエオシンと凍結標本などに活用する水溶性のエオシンがある．

■進行性のヘマトキシリンの染色例
① 脱パラ系列
② マイヤーのヘマトキシリン　　3分
③ 流水水洗　　　　　　　　　5〜10分
④ 水溶性エオシン　　　　　　1〜10分
⑤ 水洗
⑥ 脱水系列，封入

■退行性のヘマトキシリンの染色例
① 脱パラ系列
② カラッチのヘマトキシリン　　10分
③ 水洗
④ 分別（塩酸アルコールを用いるが塩酸の濃度に応じて時間調整が必要である．組織全体をヘマトキシリンで染めて核のみの染色が残るくらいに色を落としていく）
⑤ 水洗
⑥ 色だし（温水，炭酸リチウムなどを用いる）
⑦ 水洗
⑧ アルコール性エオシン
⑨ 水洗
⑩ 脱水系列，封入

■トルイジンブルー染色
　核や多糖類，肥満細胞，ムチン，軟骨などを青い濃淡で染める．軟骨や酸性粘液多糖類や酸性粘液はメタクロマジー（異染性）反応して赤紫色になる．

（4）染色・封入
　切片の乾燥を十分にしたら染色に移る．
　まずはパラフィンを取り除く．脱パラフィン系列と染色後に使う脱水系列を準備する．最近は，環境や臭いの問題を回避する目的で代替キシレンを使用することも多くなってきている．代替キシレンを使用した場合，キシレンよりもパラフィンの溶融率が低下するので，時間を長くし，交換頻度をアップして使用してほしい．また，封入剤も代替キシレン用の専用封入剤にて封入する必要がある．
　左がパラフィン系，右が脱水系列である．

① 脱パラ系列
② 0.01％トルイジンブルー　　　　　3〜10分
③ 水洗
④ 95％エタノールで分別
⑤ 水洗
⑥ 脱水系列，封入

■ PAS（Periodic Acid Schiff stain）染色

グリコーゲンや基底膜などが染まる．

① 脱パラ系列
② 水洗
③ 0.5％過ヨウ素酸水溶液　　　　　5〜10分
④ 水洗　　　　　　　　　　　　　5分
⑤ 蒸留水水洗
⑥ シッフ試薬　　　　　　　　　　10〜15分
⑦ 亜硫酸水 I　　　　　　　　　　5分
⑧ 亜硫酸水 II　　　　　　　　　　5分
⑨ 流水水洗　　　　　　　　　　　5〜10分
⑩ マイヤーのヘマトキシリン　　　3分
⑪ 流水水洗　　　　　　　　　　　10分
⑫ 脱水系列，封入

■ マッソン・トリクローム染色

膠原線維・細網線維（ブルー）と細胞質や筋線維（赤），核（黒）が染まる．

① 脱パラ系列
② 水洗
③ 10％重クロム酸カリウムと10％トリクローム酢酸の等量混合液　　　　　　　　10〜15分
④ 水洗
⑤ 鉄ヘマトキシリン　　　　　　　5〜10分
⑥ 水洗
⑦ 0.5％塩酸アルコールで分別
⑧ 水洗
⑨ リンタングステン酸水溶液とリンモリブデン酸水溶液の等量混合液　　　　　　45秒〜1分
⑩ 1％オレンジ G 液　　　　　　　1分
⑪ 1％酢酸水
⑫ ポンソー・キシリジン・酸性フクシン・アゾフロキシン混合液　　　　　　　　20〜30分
⑬ 1％酢酸水
⑭ 2.5％リンタングステン酸　　　　7〜10分
⑮ 1％酢酸水
⑯ アニリンブルー　　　　　　　　3〜10分
⑰ 1％酢酸水
⑱ イソプロピールアルコール
⑲ キシレン
⑳ 封入

■ オイルレッド O 染色（脂肪染色）

脂肪が赤く染まる．

① 凍結切片をホルマリン固定する
② 水洗
③ 60％イソプロピールアルコール
④ オイル赤 O 染色液　　　　　　　10〜15分
⑤ 60％イソプロピールアルコールで分別
⑥ 水洗
⑦ ヘマトキシリンで核染色
⑧ 水洗・色だし
⑨ グリセリン・ゼラチン封入

脂肪染色として，ズダン III，スダンブラック B，ナイルブルー染色などがある．

■ ヨウ素による糖原染色（ラングハンス染色）

デンプンが青く染まり，脂肪が黄色く染まる．

① 凍結切片にルゴール液＊　　　　5〜10分
② グリセリン・ゼラチンで封入
　　＊ルゴール Lugol 液（ヨード 1 g ＋
　　　ヨードカリウム 2 g ＋蒸留水 300 mL）

4. おわりに

染色封入が終了したら，顕微鏡観察ができる．光学顕微鏡を用い，対物レンズ×5，×10，×20，×40，×100であり，低倍率から観察を始める．

光学顕微鏡観察は試料に光を照射して透過光，反射光，蛍光など試料が発する光をレンズによって結像させて観察する．

微分干渉顕微鏡は非染色の試料のコントラストを高めて観察する事が出来る装置である．

位相差顕微鏡は，光線の位相差をコントラストに変換し観察できる顕微鏡である．偏光顕微鏡は試料に偏光を照射し，偏光および複屈折特性を観察するために用いられる．

蛍光顕微鏡は生体または非生体試料からの蛍光・燐光現象を観察することによって対象を観察する顕微鏡である．LED による明るく安定した色再現性を持つ長寿命 LED 光源により一定の色温度で安定した観察が実施できる．

■ 参考文献

1) 病理学 / 病理組織細胞学　医歯薬出版株式会社
2) 最新染色法のすべて　医歯薬出版株式会社

（泉　恵子）

2 走査電子顕微鏡による食品観察法

1. はじめに

走査電子顕微鏡 (Scanning Electron Microscope, 以下 SEM) は, ナノ, マイクロ, ミリメートルオーダーの構造観察を比較的容易な試料前処理と操作により実現するため, 多くの分野で利用されている. 一方, SEM の設置には, 専用の部屋や電源などを準備する必要があり, 大学や民間企業の分析室に設置することがほとんどであった. しかし, 誰でも手軽に観察できる卓上型の SEM (図1) が開発された. これにより, 小中学校などの理科実験室にも持ち込め, 学生・児童にミクロサイエンスの体験を提供可能となった. また, 水や油分を含んだ試料を観察できる低真空 SEM は, 食品分野で食品の形態観察や混入異物の分析などに利用されている. 本稿では, SEM の原理・構造と試料前処理法について紹介する.

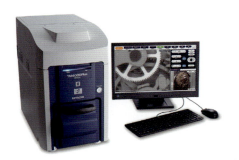

図1 卓上顕微鏡 TM4000 の外観

2. 走査型電子顕微鏡の原理と構造

2.1 SEM の原理

SEM は電子源から発生した電子線を集束レンズ (コンデンサーレンズ) で絞り, 偏向コイルを用いて試料上で X-Y 方向に二次元走査し, 試料から発生する二次電子などを検出器で検出し像形成する. また, 真空中で試料に電子線を照射すると, 電子と試料の相互作用により二次電子 (Secondary Electron, 以下 SE), 反射電子 (Backscattered Electron, 以下 BSE), 特性 X 線, などの信号が生じ, これらすべてが SEM の試料情報媒体として利用されている.

2.2 SEM の構造

一般的な SEM の構成を図2に示す. 装置内部には, 電子線の通過を妨げないように, 電子銃から試料室に至る鏡体内に電子線通路が設けられ, 真空ポンプで排気され高真空を保持している. 電子銃から発生した電子線は電子レンズや絞りによって細く絞られ, 偏向コイルにより試料上を X-Y 二次元に走査する.

試料から放出された二次電子は二次電子検出器で検出され, 光電子増倍管により増幅され, 輝度信号として像形成され, 同時にディスプレイ上にも表示される. 倍率 M は, 試料表面での電子線走査幅 L2, 表示ディスプレイ上の電子線走査幅 L1 の比 L1/L2 で定義される (図3). 対物レンズは電子

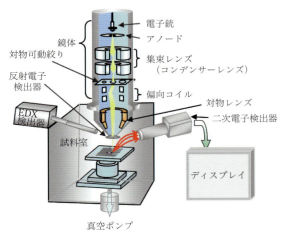

図2 SEM の構造図

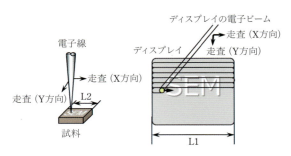

図3 電子線の走査と倍率

銃から発生した電子線のスポットサイズを試料上で最小にするレンズである．電子銃や対物レンズは，SEMの分解能を決定する重要な構成要素で，汎用SEMから高分解能SEMと用途に応じて使い分けられている[1-4]．

2.3 試料から発生する信号

バルク（固体）の試料に電子線を照射すると，図4に示す通り，電子と試料の相互作用により，SEやBSEなどが放出される．SEは，入射した電子により原子核の周りにある電子がクーロン斥力により試料外に放出されたもので，50 eV以下のエネルギーを持つ電子である．そのため，試料表面から10 nm領域からのみ試料外に放出されることから，表面形状に敏感な信号となる．一方，BSEは，入射した電子が試料内で弾性・非弾性散乱を繰り返しながら，再度，試料外に放出された電子で，試料の構成元素や結晶方位によって反射電子の数が異なるため，組成や結晶の情報を有している[5]．観察する信号は，観察目的や試料特性に応じて決定することが重要である．

また，試料から放出された特性X線は，元素特有のエネルギーを有しており，SEMのオプションとして搭載可能なエネルギー分散型X線分析装置（Energy Dispersive x-ray spectroscopy）や波長分散型X線分析装置（Wavelength dispersive x-ray spectroscopy）を用いることで構成元素の分析も可能である．

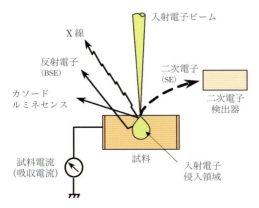

図4 入射電子と試料の相互作用

2.4 SEM観察における帯電現象とその低減方法

帯電現象（チャージアップ現象）は入射電子線の負電荷が絶縁物試料表面に堆積（チャージアップ）し，その部位の電位が変化してさまざまな像障害を生じる現象である．図5に示すように入射電子数（I_p）に対して試料から出ていく電子である反射電子数（I_{BSE}），吸収電子（I_{ab}）および二次電子数（I_{SE}）の合計が等しくないときにチャージアップが発生するが，

$I_p > I_{BSE} + I_{ab} + I_{SE}$ の場合は負に，

$I_p < I_{BSE} + I_{ab} + I_{SE}$ の場合は正に，

試料表面の電位が変化する．絶縁物試料ではI_{ab}がほとんどゼロのため帯電現象が発生する．このため，一般的に絶縁物試料の観察では，金（Au）や白金（Pt）などを試料表面に蒸着して観察[6]するが，蒸着により微細構造が埋もれ構造観察できない場合もある．このため，蒸着を実施する場合は観察目的に応じて蒸着する材料や膜厚を制御する必要がある．

絶縁物試料を無蒸着で観察する手法としては低加速電圧観察法や低真空観察法がある．低加速電圧観察法は，SEの発生効率が高い低加速電圧（1 keV付近）領域で観察することで

$I_p ≒ I_{BSE} + I_{ab} + I_{SE}$

となり帯電現象を抑えることが可能となる[7]．低真空観察法は，試料室圧力を数Pa～数百Pa程度と高くすることによって，前処理を省略し絶縁物試料を迅速に観察することが可能となる．低真空SEM法の詳細は次項に記述する．

2.5 低真空SEM（Low-Vacum SEM）法

一般的なSEMの試料室は電子の平均自由行程を改善することを目的に10^{-3}～10^{-4} Paの高真空状態に保持されている．

一方，電子銃室と試料室にオリフィスを搭載し，作動排気システムを構築すると試料室の圧力を数Pa～数百Paの低真空状態に保持することが可能となる．図6は，低真空で観察する際に帯電が軽減する原理を示した模式図である．低真空領域では，試料室内に残留ガス分子が多く存在している．そのガス分子に入射電子やBSEが衝突すると電離されプラスイオンと電子が発生する．試料表面が，

$I_p > I_{BSE} + I_{ab} + I_{SE}$

で負に帯電していた場合はプラスイオンにより中和

される．逆に，

$I_p < I_{BSE} + I_{ab} + I_{SE}$

で正に帯電していた場合は電子により中和される[8]．

　低真空領域では残留ガスの影響で電子の平均自由行程が悪化する．そのため，一般的にはエネルギーの高いBSE信号を用いて像形成を行っている．一方で低真空領域でも微細構造観察のニーズが高まっていることから，SEガス増幅信号を検出できる高感度低真空検出器（Ultra Variable-pressure Detector：UVD）も開発されている．

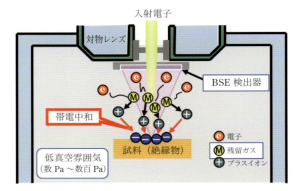

図6　低真空観察における帯電軽減の原理

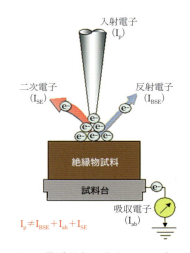

図5　帯電現象の発生メカニズム

3. 食品観察への応用

3.1 含水試料の前処理方法

　前項で述べたように，SEMでは真空中に試料を入れ，電子線を照射して観察している．そのため観察試料は①固体，②収縮・変形がなく，③電子線照射に対して安定であること，④導電性があること，⑤見たい構造が試料表面に露出していること，が必要である．

　一方，食品関連の試料は水分を含有していることが多いため，SEMで本来の形態を観察するには試料前処理が必要となる．SEMによる含水試料観察方法とその手順を図7に示し，それぞれの方法について紹介する．

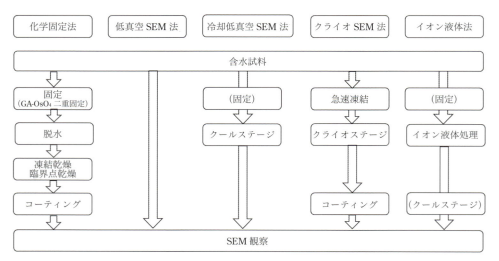

図7　SEMによる含水試料観察方法

3.1.1 化学固定法

化学固定法は細胞や組織成分を薬品で化学的に安定化する方法で，グルタールアルデヒド（前固定）と四酸化オスミウム（オスミウム酸）（後固定）に浸漬する二重固定法が用いられることが多い．グルタールアルデヒドはアミノ基間を架橋することでタンパクを固定し，通常2～3%溶液（溶媒は0.1 Mリン酸緩衝液）が用いられる．四酸化オスミウムは生体膜のリン脂質を良く固定する効果があり，1%溶液（溶媒は0.1 Mリン酸緩衝液）が用いられる．その後内部の水分をエタノールなどに置換し脱水後，最後に表面張力がない状態で乾燥させ，金属コーティングし観察する方法である．本手法は生物組織や細胞，細菌などに用いられることが多い．試料作製には熟練者が1日程度の時間を要するが，微細な形態を保持し，高倍率でも観察可能である．**図8**は生の魚卵を化学固定法により前処理をして観察した例を示したものである．図8に示す通り，魚卵表面の微細な孔構造が明瞭に観察されている．

3.1.2 低真空SEM法

2.5で紹介した低真空SEMは試料室内の真空度を数Pa～数百Paを保持できる．このため，ある程度の水分や油分を含んだ試料でも観察が可能となる．また，導電性のない試料も帯電を抑制して観察できることから，試料によっては化学固定法の試料前処理を省略して観察することが可能である．**図9**はパンケーキを切り出しそのままSEMの試料台に搭載し，50 Paの低真空で観察した例である．図9の矢印部に示す通り，焼いた生地の中のデンプン粒が明瞭に観察されている．

しかし，低真空領域においても徐々に水分が蒸発することから，長時間の観察では試料の変形が発生することが懸念されている．また，水分を多く含んだ試料では顕著にこの現象が発生する．水分の蒸発は，試料温度を低くし低真空領域で観察することで抑制することができる[9]．これを実現するためにペルチェ効果を用い試料ステージを－20℃程度まで冷却できるクールステージが開発されている．

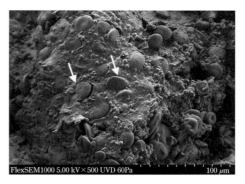

図9 パンケーキの観察例
加速電圧：5 kV，真空度：50 Pa，低真空SE像

図10にバラの花びらを①無処理で高真空観察（写真左），②化学固定法で高真空観察（写真中央），③クールステージを用いて－20℃で低真空（50Pa）観察（写真右）した例を示す．①では花びらの形状が収縮しているのがわかる．また，②では収縮は抑えられているが試料前処理により若干の収縮がみられる．③の観察では，収縮のない本来の形態を捉えられた．このように，含水率が比較的低い試料は無処理で冷却観察が有効である．含水率が比較的高い試料は冷

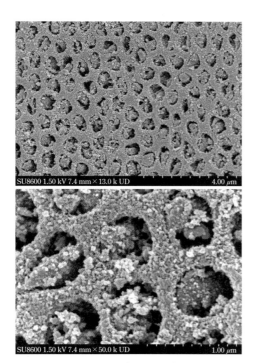

図8 カラフトシシャモ（カペリン）魚卵の化学固定法による観察例
加速電圧：1.5 kV，SE像（Pt蒸着）

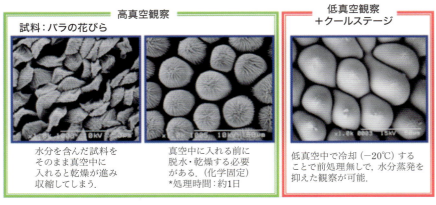

図10 バラの花びらの観察例

却しすぎると試料内の水分が凍り，氷晶により組織が破壊されることが懸念されるため，冷却温度に注意が必要である．図11に，煮たメークインの断面の観察例を示す．煮たメークインは水分を多く含んでおり，冷却温度の設定が難しく冷やしすぎると構造が壊れることが懸念される．

今回の観察では，試料ステージの温度を−7℃に制御することで，組織の収縮が見られない良好な画像が取得できた．

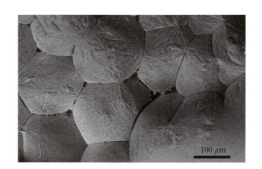

図11 メークイン（煮）断面
加速電圧：15 kV，真空度：30 Pa，ステージ温度：−7℃，BSE像

図12にエアインチョコレートの断面を観察した例を示す．チョコレートは電子線照射による熱上昇の影響で，室温の観察ではダメージを受けてしまう．しかし，クールステージを用いて−20℃で観察すると，写真中の矢印で示すようなチョコレート中の気泡や，油脂の分散状態を確認できる．

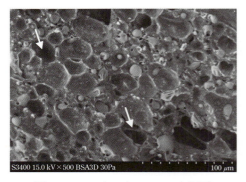

図12 エアインチョコレート断面
加速電圧：15 kV，真空度：30 Pa，ステージ温度：−20℃，BSE像

3.1.3 クライオ-SEM法

クライオ法は試料を凍結固定し，構成要素や物質を安定化して観察する方法[10]で，化学固定や脱水操作では形態の保持が困難な試料に適用される手法である．試料は化学固定せず，液体窒素，スラッシュ窒素，液体プロパン等により急速凍結した後，必要に応じて割断し，冷却されたステージにより，凍結状態のまま観察する．この手法には水分の昇華や試料ダメージを低減できるといったメリットもある．

また，急速凍結した試料の真空での割断や蒸着処理を可能とする，プレパレーションチャンバーを備えたクライオシステムが市販されている．一般的なクライオシステムの構成と観察手順を図13に示す．急速凍結した試料は，SEMに搭載されたクライオシステムのプレパレーションチャンバー内に挿入し真空排気後，必要に応じて割断を行いクライオ

2. 走査電子顕微鏡による食品観察法

のステージに移動させる．観察中は試料表面に付着した氷を昇華させるエッチングを行いながら，内部構造を露出させることも可能である．

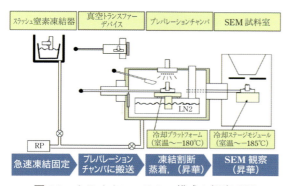

図13　クライオシステムの構成と観察手順

図14に液体窒素で急速凍結し，割断した生クリームの観察例を示す．生クリーム内に存在する脂肪球の存在が確認された．また，ゲルなどの非常に多く水分を含む試料の場合には，氷の結晶により構造が破壊されることも懸念されることから，氷晶防止剤に浸漬してから急速凍結することが必要である．図15は水分を多く含む寒天の観察例を示しているが，氷晶防止剤に浸漬することで，寒天の本来の構造である網目構造が明瞭に観察されている．

3.1.4　イオン液体法

イオン液体は常温溶融塩で，アニオン（陰イオン）とカチオン（陽イオン）で構成されている．イオン液体の特徴は，蒸気圧がほとんどなく，イオン導電性を有し，難燃性であることから，電子顕微鏡観察への応用研究が進められている[11]．特にSEM観察では，導電性付与剤としての応用に加え，脱水・乾燥処理なしに形態変化を抑制して含水試料を観察するための前処理溶液としても利用されている[12,13]．図16に日立電子顕微鏡用イオン液体 HILEM® IL1000をスライドガラス上に液滴した写真とその分子構造を示す．IL1000は電顕観察用に開発された安全性の高い無色透明の液滴で，高い親水性を示し，生体関連物質であるコリンに類似した分子構造を持つことにより[14]，生物試料や食品への前処理に多く適応されている．

イオン液体IL1000を使用する場合，5～10%程度の純水で希釈した溶液に試料20分以上浸漬させ

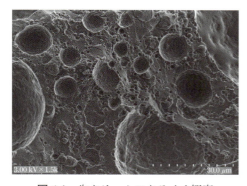

図14　生クリームのクライオ観察
加速電圧：3 kV，ステージ温度：−150℃，SE像（Pt蒸着）

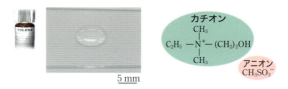

図16　IL1000のガラス上液滴のデジカメ像と分子構造

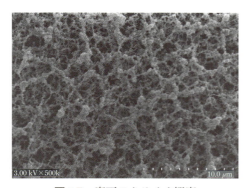

図15　寒天のクライオ観察
加速電圧：3 kV，ステージ温度：−150℃，SE像（Pt蒸着）

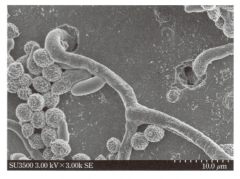

図17　カビの生えた餅
加速電圧：3 kV，SE像，10% IL1000に浸漬

ることで，真空中での水分の蒸発が抑制される．また，試料はイオン液体に覆われていることから導電性もあり，高真空での SEM 観察が可能となる．図17 にカビの生えた餅を切出し，10% IL1000 溶液に一晩浸漬し観察した例を示す．高真空 SEM 観察においても，餅の表面構造や菌糸が餅にもぐりこんでいる様子が明瞭に観察されている．

このようにイオン液体は，水分と置換することによって食品の観察に適用可能であるが，イオン液体自体には試料の固定効果が無いため，真空中で構造を保持できないやわらかい試料の観察では，グルタールアルデヒド等による化学固定が必要となる．ただし，その後の脱水処理や乾燥処理は必要なく，固定液の洗浄後，イオン液体溶液に浸漬するだけで形態を保持した観察が実現される．図18 に 2% グルタールアルデヒドで固定処理し，5% イオン液体溶液に 1 日浸漬して観察したブロッコリーの花弁の例を示すが，花の全体像（写真左）から花弁の細胞の凹凸形状（写真右）まで，水分の蒸発による収縮が抑制されているのがわかる．

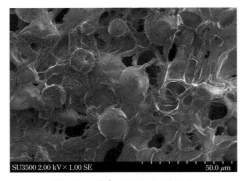

図19 吸水させたタピオカ
加速電圧：3 kV，SE 像，ステージ温度：－25℃，吸水後 10% IL1000 で置換

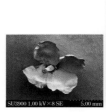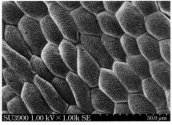

図18 ブロッコリーの花弁
加速電圧：1 kV，SE 像，5% IL1000 に浸漬

また，真空下では潰れやすく，水分を多く含む試料では，イオン液体の前処理実施後にクールステージを用いて観察することが有効である．図19 は吸水させたタピオカの水分を 10% イオン液体に浸漬することで置換した後，冷却しながら高真空下で観察した結果である．タピオカが水分を吸収したあとの断面形状は，糊状の構造に変化している様子が観察されている．また，イオン液体に置換する手法は，冷却時の氷晶の影響も抑制していることがわかった．

4．おわりに

本稿では SEM の原理・構造と食品試料を観察する前処理手法とその応用例について紹介した．水分を含有する食品においても，真空中で本来の形態の保持を実現する装置や前処理法によって，食のおいしさの原因が可視化され，豊かな食文化の発展の一助に SEM が貢献することを期待する．

■ 参考文献

1) Everhtart TE and Thornley RFM, *J. Sci. Instru*. 1960; **37**: 246.
2) Crewe AV, *Rev. Sci. Instr.* 1968; **39**: 576.
3) Wells OC, SEM/1974 (Johari O.M.ed.) IITRI, Chicago. 1, (1974).
4) Tamura H and Kimura H, *J. Electron Microsc.*, 1968; **17**: 106.
5) 走査電子顕微鏡の基礎と応用，日本電子顕微鏡学会編，共立出版，1983 年．
6) 中川美音，電子顕微鏡基礎技術と応用 2000，第 11 回電顕サマースクール実行委員会編，pp18-31，学際企画，2000 年．
7) 田辺良美．走査電子顕微鏡の基礎と応用，日本電子顕微鏡学会関東支部会編，p38, 1980 年．
8) Moncrieff DA, Barker PR and Robbinson VNE, *J. Phys. D*. 1980; **12**: 481.
9) 新・走査電子顕微鏡，日本顕微鏡学会関東支部編，pp110-111, 共立出版，1983 年．
10) Nei T, *et al. J. Electron Microsc*. 1971; **20**: 202-203.
11) Kuwabata S, *et al. Chem. Lett*., 2006; **35**: 600-601.
12) Kawai K, *et al. Langmuir* 2011; **27**, 7353-7356.
13) Nimura K, *et al. SI News* 2014; **5**: 23-31.
14) Nakazawa E, *et al. J. Electr. Microsc. Tech. Med. Biol*. 2015; **29**: 25-30.

（坂上万里）

3. 加工食品の組織構造と官能評価

1. はじめに

加工食品の開発を進める上で，食品に必要な機能として，1次機能；栄養，2次機能；嗜好性，3次機能；調節があげられる．加えて0次機能；安全，4次機能；価格供給も考える必要がある．これらすべてを満たして初めて加工食品は新たに発売される．食品の「おいしさ」は，2次機能の嗜好性を決定するものである．この「おいしさ」は咀嚼による食品構造の破壊に伴う変化の中にあると考えられる．この立場から，食品構造の形成と破壊からおいしさを追究する方法論がある（図1）．

おいしさはヒトの脳の中にあるため，経験が異なればヒトによって異なる．さらに，同じヒトでも体調が変われば異なる場合がある．しかし，ヒトそれぞれでのおいしさではなく，感性的に表現されるおいしさ，例えば「もちもち」「とろ～り」のようなオノマトペで表現される食感を持つ加工食品の開発を目指すとする．そのためにはおいしさの感性表現を官能評価による統計処理と物性測定・成分定量で見える化し，デザインする必要がある．

図1（右側）に示したように，食品のおいしさの要因として食感（Food Texture）と風味（Flavor/Taste）がある．これらは咀嚼中の食品構造の破壊に伴う変化により発現・放出される．食感は力学的要素，幾何学的（構造的）要素，その他（水・油脂）に整理されているが，食品構造の破壊過程で力学特性と幾何学特性の変化が知覚・認知され言葉で表現される．風味は味や香りを示す化合物の含量と拡散現象によるが，拡散の程度や速度は食品の破壊構造や粘度の影響を受ける．

このように，食品構造の破壊のされ方がおいしさを決定すると考えられる．このおいしさを実現するためには，特定の破壊のされ方を持つ構造をどのように形成させるかを具体化する必要がある．

すなわち，図1（左側）の「原料配合」にあるタンパク質・多糖類・油脂のような高分子量成分が食品加工（混合/加熱/冷却）でどのような過程を経て食品構造を形成するのか？ 図1右側の「食品構造」が咀嚼で破壊され，どのような力学物性と構造状態から食感が発現するのか？ 同時に風味成分がどのような構造破壊のタイミングで放出されるのか？ ①の食品構造の形成と②の食品構造の破壊の両方の視点が重要である．

2. 咀嚼における破壊方法と時間経過の重要性

ヒトが評価する官能評価には，嗜好型と分析型の2種類がある．嗜好型は文字通り好き嫌いの判断，すなわち「おいしさ」を感性的・主観的に評価する．

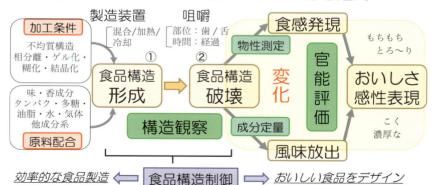

図1　おいしさを食品構造から追究
（官能評価と食品構造の位置付け）

一方，分析型はトレーニング・レベル合わせを必要とし，食品の特性を分析的・客観的に評価する．おいしさを表現する「もちもち」などのオノマトペを用いた感性的な食感表現を具体化するためには，咀嚼過程における食感発現をヒト間への刺激として感覚・知覚・認識の流れに沿って意識化し，特に咀嚼部位と時間経過に分解して分析型官能評価を行う必要がある．

咀嚼過程において，使用する口腔部位と破壊された食品構造が時間経過とともに変化する．まず咀嚼方法は部位の違い，「歯で噛む」と「舌で潰す」の2種類ある（図2）．可動部位である顎や舌は意識して動かす事が出来るが，咀嚼過程では無意識に動かしている．さらに，顎を動かし歯（切歯・臼歯）で噛み切り擦り潰す，または，舌と口蓋で圧縮し潰す，の選択も無意識で行われる．舌や唇よりも柔らかい食品は舌で，かたい食品は歯で破壊する．時間軸は第1咀嚼→第2咀嚼以降→嚥下の順である．

歯で噛む場合の破壊パターンは切断・貫入である．ここでは亀裂（クラック）の形成が食感に大きく影響する．そのため，第1咀嚼における弾性（固体的性質）が重要になる．特に，第1咀嚼における「かたさ」破壊力学特性の比重が高い．さらに，単にあるヒトが「かたい」と言っても第1咀嚼の前半（噛み初め）のかたさなのか第1咀嚼の後半（噛みしめた）のかたさなのか，どちらを重視するのかは食品の種類や評価したヒトによって異なるため，時間軸上での地点を明確にする必要がある．

一方，舌/口蓋を使う場合は，第1咀嚼では舌で食品全体を圧縮破壊する．この時生じた破片サイズ・均一性（幾何学特性・構造状態）と第2咀嚼以降の「粘り・流動性」の要素が食感に大きく影響する．そのため，第2咀嚼以降での粘性（液体的性質）が重要になる．さらに，これらの変化には唾液と体温の影響を考慮する必要がある．官能評価と機器分析（特にヒト人工唾液中での測定）を駆使すると客観性のあるデータを得ることができる．

このように，ヒトは咀嚼によって食品構造を破壊する過程で，かたさ，粗さ，粘りといった食感を知覚する．さらに，これら複数の要素の組み合わせが時間とともに変化する．これらを統合的に認知し，もちもちやとろ～り食感としておいしさを表現している．

3．口どけ食感の2次元マップ

日本語の食感を表現する言葉は他言語に比べて非常に多く，早川らによって445語が取り上げられ，日本語テクスチャー用語体系として整理されている[1,2]．この食感用語の445語は大分類3，中分類15，小分類64に分類されている．大分類である力学的特性（mechanical attribute），幾何学的特性（geometrical attribute），その他の特性（other attribute）は，ISO11036 Texture Profile の3要素と対応している[3,4]．この分類では，大分類において用語の重複を許しており，2つ以上の大分類に属している用

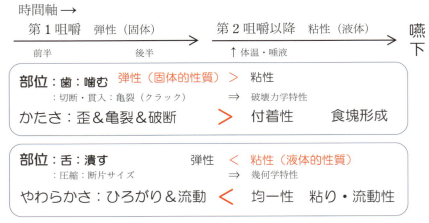

図2　咀嚼部位と破壊方法と時間経過

3. 加工食品の組織構造と官能評価

語が69語ある．なかでも，「クリーミー」と「口どけが良い」の2語は大分類3つのすべてにリストアップされている．例えば「口どけ」は，「1力学的特性1.6.3 流れやすさと濃厚感」，「2幾何学的特性2.3.3 なめらかさと口どけ」，「3その他の特性（油脂と水）3.1.2 口どけ」の3カ所にまとめられている．すなわち，「口どけ」は知覚レベルの食感3要素（力学・構造・油脂／水）すべてを含有しており，「おいしさ」を表現する複数の食品属性を統合する用語として使われていると考えられる[5]．

また，おいしさの表現としての「口どけが良い」を考える場合，口どけの意味を特定する必要がある．まず，「口どけ」を漢字で表現すると「解け・融け・溶け」と微妙に意味が異なる．「解ける」は塊がほぐれる．「溶ける」は固体が液体に同化する．「融ける」はその物自体が固体から液体へ変化する．さらに，「無くなる」の意味でも使われる．

次に，これらの程度を考える．変化速度が速い意味での「口どけが良い」と，おいしさを表現する時の「程良い」とは意味が異なる．程良いでは速ければ速いほど良いのではなく，最適値を持つと考えられる．さらに，表現対象となる食品もチョコレート・パン・ヨーグルト・ソース等多岐にわたり，種類として結晶性・含気泡低水分・ゲル・ゾルで注目される「口どけ」のポイントが異なる．しかし，抽象化して捉えると共通点も見えてくる．この時注目すべきは，時間軸と口腔内における力学特性と構造状態の変化である．破壊時の力学特性（弾性・流動性），破壊後の力学特性（粘性）・構造特性（均一性）・結晶融解（脂肪・氷）に注目する点は共通である[6]．

食品の個別例で「口どけ」を示すと，チョコレートやアイスクリームの様な結晶を含む固体食品では，体温でサッと融ける口どけ，唾液に溶けて広がる濃厚な口どけ，終的に口腔内から無くなる口どけを感じる．パンやケーキの様な乾燥食品（低水分）では唾液と混じりあった食塊が解けずに「クチャつく」食感がない意味での口どけ（咀嚼後半の解）が求められる．ヨーグルトやゼリーの様なゲル状食品では，口に入れるとやわらかくすぐ崩れて広がり，なめらかな舌触り，さらに，適度な粘りと濃厚さがある，「とろ〜り」とした口どけ感（第1咀嚼：咀嚼前半の解）が求められている．このように，食品の種類すなわち破壊の過程の違いによって，口どけが「良い」の意味は異なると考えられ，個別の開発事例において具体化することが重要である．

口どけ食感を見える化するために図3のように時間軸と咀嚼部位を軸に取った2次元上にマッピングする．時間軸は第1咀嚼，第2咀嚼以降，嚥下と大きく3段階に分けられる．使う部位は切歯／臼歯，舌／口蓋，口腔粘膜，咽頭と進んでいく．知覚レベルの食感は力学特性，幾何学特性，油脂特性が「かたさ」，「粘り」，「流動」，「均一」の言葉で示される．

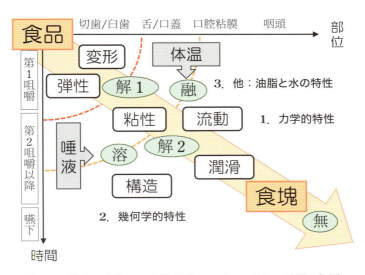

図3　口腔内の変化の2次元食感マップ―口どけの種類と位置

口どけの意味を示す漢字は図3内に示されている第1咀嚼の【解1】，第2咀嚼以降の【解2】，体温による【融】，唾液との一体感【溶】嚥下後の残存感無し【無】がマップ上に配置される．これによりイメージ化がしやすくなり，「口どけが良い」を具体的に考えることができる[6]．

この『食感のマッピング』により，例えば「口どけがよい」で表現されるおいしさを，ヒトそれぞれの一言で終わらせるのではなく，テクスチャーマップ上のどの物性をどのタイミングで重要視するのかが異なるためと視覚的にわかりやすく説明でき，さらなる食品開発につながると期待される．

4. 結 論

食品開発では，分析型の官能評価である知覚レベルの食感表現（かたさ・粒の大きさ）ではなく，嗜好型の官能評価のおいしさを具体的に示す感性的な食感表現（もちもち等）の実現が求められている．そのための方法論の1つとして，食品構造からおいしい食品をデザインする『食品構造工学』がある[7-9]．おいしい食感をデザインするためには，ヒトからのアプローチ（ことづくり：官能評価）と食品からのアプローチ（ものづくり：構造観察）の両方が必要である．1つは，ヒトが感じる心理学をベースとしたターゲットとしてのおいしさ（感性），もう1つは製造する工学をベースとしたプロセスとしての原料・装置である．これらをつなぐために食品構造による見える化が必要である．具体的には，ヒトが評価する官能評価で，咀嚼による「もちもち」や「クリーミー」のようなおいしい感性食感表現をかたさ

や粘り等の物理的単位と相関性のある知覚レベルの食感へ翻訳する．また，咀嚼のモデル破壊として機器分析で力学特性とマクロレベルの破壊構造を計測し，ミクロレベルの構造状態を電子顕微鏡で観察することで，破壊のメカニズムを明らかにする．特に，おいしい食感をデザインするためには食品構造がどのように破壊されるかを理解することが重要である．実際の食品は複数成分が多様な局在構造をとる個別事例である．しかし，ヒトが評価する「おいしい」壊れ方をする不均質構造をいかにして安定的に製造するかの視点から食品構造を見える化することで，効率的ものづくりとおいしい食品の開発に貢献できると期待している．

■ 参考文献

1) 早川文代．日本語テクスチャー用語の体系化と官能評価への利用，日本食品科学工学会誌，2013; **60**: 311-322.
2) Hayakawa F, *et al.* Classification of Japanese texture terms, *Journal of Texture Studies*, 2013; **44**: 140-159.
3) Szczesniak AS, Kleyn DH. Consumer awareness of Texture and Other Food Attributes, *Food Technol.* 1963; **17**: 74-77.
4) 合谷祥一．テクスチャーとおいしさ，化学と生物，2007; **45**: 644-649.
5) 中村 卓．食品の食感とおいしさ，高分子，2018; **67**: 593-594.
6) 中村 卓．食品テクスチャーの見える化，日本官能評価学会誌，2023; **27**: 11-14.
7) 片岡明日香，中村 卓．糖質食品のおいしい食感と物性と構造の解析，日本応用糖質科学会誌，2019; **9**: 243-248.
8) 片岡明日香，中村 卓．おいしい食感へのアプローチ技術─食品構造工学─，トライボロジスト，2021; **66**: 3-9.
9) 木﨑玲奈，中村 卓．食感と食品構造の関係，高分子，2022; **71**: 578-579.

(中村 卓)

4 調理食品の組織構造と官能評価

1. はじめに

調理は，食材料を可食状態にするための重要な操作である．材料由来の栄養素を有効に使い，機能性成分の効果がうまく発揮できるようにし，また，不要な成分は取り除くなど，調理方法を工夫しなければならない．そして，材料の調理特性がきちんと発現するように，調理条件（温度管理，水分配合割合，撹拌・混和速度など）を的確に調整することが大切である．さらに，最終的な調理品は，喫食者が"おいしい"，と感じて満足できる状態に仕上げることが必須である．

こういった調理について，様々な手法を用いて現象をデータ化して再現性を確認し，調理方法の確立や，より良い調理品の獲得を目指す学問分野が調理科学である．調理科学研究は現在，家庭の台所での調理に留まらず，広く食品産業界において重要なものとなっている．

調理食品に起こる現象のデータ化には，①機器測定 ②官能評価 ③組織観察を柱とした総合考察が有用である．機器測定は，含まれている味成分や匂い成分を高速液体クロマトグラフィーやガスクロマトグラフィーにより測定したり，物性値をレオロジー測定器により測定したりするなどが挙げられる．レオロジー測定機には，破断強度や粘弾性など，様々な測定項目があり，各種対応した機器として，レオナー（別称クリープメーター），レオメーター/レオメータ，テクスチャーアナライザーなどと呼ばれている．いずれも，適切な測定条件を検討して利用することが重要である．そのうえで，これらの機器測定値が，喫食者にとって，適度な濃度なのか，濃すぎる/薄すぎるのか，また，適度な物性値なのか，かたすぎる/やわらかすぎるのか，については，実際「人」が五感をとおして知覚しなければ，評価はできない（官能評価）．そして，知覚された成分分布や，物性を発現させる組織の構造がどのような状態になっているのかを顕微鏡観察することで，機器測定値と官能評価の裏付けを取ることができる．本稿では，最終調理品の"おいしさ"の判定にかかわる，これらの手法について，組織構造観察と官能評価を中心に概観する．

2. 調理操作の多様性

調理操作には，大きく加熱操作と非加熱操作があり，その内容は実に様々である（**表1**）．各操作は複数の要素，例えば加熱操作の「揚げる」であれば油と食材の相互作用に温度の影響が加わり，非加熱操作の「洗浄」であれば水と食材の相互作用，「和える」であれば調味料液と食材の相互作用がある．こういった，同時に複数の要素が連携した複雑な現象が，調理操作と言える．各食材の成分も，デンプン系，タンパク質系，水分の多いもの・少ないもの，繊維質のものなど，種類が多く，各調理操作における成分変化や構造変化も多様である．

3. 調理科学分野における組織観察研究

（一社）日本調理科学会の学会誌「日本調理科学会誌[※1]」1995年〜2023年の27年間の自然科学系掲

表1 様々な調理操作

加熱操作	水分が多い状態	茹でる 煮る 蒸す だしを取る 灰汁を抜く
	水分・油分が少ない状態	焼く 炒める 煎る
	油分が多い状態	揚げる
	他	濾す 電子レンジ加熱
非加熱操作		計量 洗浄・浸漬 練る 擂る・潰す しめる・固める ねかす 漬ける ゲル化 エマルション化 泡立てる 切る 混ぜる 和える 冷やす 凍結・解凍調味

※1 旧称「調理科学」を改称した「日本調理科学会誌」は1995年から発刊

載論文（報文とノート）は561報あり，そのうち，顕微鏡を用いた研究は187報（33.3%）認められた．顕微鏡手法が1/3の研究に用いられていたことは，調理科学研究における顕微鏡観察の有用性を物語っている．

観察試料の内容を見ると（**表2**），実に様々なものが観察されていた．

使用顕微鏡の内訳（**表3**）は，走査型電子顕微鏡（SEM）が最も多く（50.8%），次いで光学顕微鏡（31.6%）であり，その他の割合は少なかった．以下，主なものについて述べる．

3.1 SEM観察

SEMは試料の表面構造を立体的に観察することに長けていることから，調理食品の表面構造，あるいは，割断試料の表面構造，すなわち試料の内部構造を把握することが可能である[1]．

(1) 高真空SEM（一般には「高真空」は付さず，単にSEMと表記）

SEMといえば，一般的には高真空下（$10^{-3} \sim 10^{-4}$Pa）で試料を観察するものを指し，1960年代後半から汎用されてきた[1]．試料には高真空下で変形が起こらないような固定操作（グルタールアルデヒド固定，四酸化オスミウム固定）が施され，その後，

表2　(一社) 日本調理科学会誌で報告されている顕微鏡観察試料の内訳（1995 ～ 2023）

食品分類		観察試料	のべ観察数	割合[%]
穀類	コメ	コメ（ジャポニカ米　インディカ米）　タイ米　無洗米　玄米／飯　粥　炊飯液　強飯　冷凍飯　米粉　米粉パン　玄米粉　凍み餅　切り餅	34	12.7
	コムギ	クッキー　ビスケット　スポンジケーキ　シュー　マフィン　パン　ベーグル　ボーロ　うどん　そうめん　パン粥　ホワイトソース　バッター　ドウ	46	17.2
	他	大麦　ハト麦　ソバ　アマランサス　キヌア　ホワイトソルガム	6	2.2
いも類		ジャガイモ　サツマイモ　エビイモ　自然薯　こんにゃくゾル／マッシュポテト　きんとん　梨もどき	16	6.0
でん紛類		コメでん粉　コムギでん粉　ジャガイモでん粉　ナガイモでん粉　タピオカでん粉　ソバでん粉	17	6.4
豆類		大豆　黒豆　金時豆　ムクナ豆／豆乳　おから　水羊羹	11	4.1
種実類		ごま／すりごま　ごま豆腐	4	1.5
野菜類		カボチャ　キャベツ　キュウリ　コマツナ　ダイコン　パセリ／ニンジンピューレ　野菜チップス　大根餅	11	4.1
果実類		モモ　ユズ／リンゴチップス　レモンマーマレード	4	1.5
菌類		シイタケ／干しシイタケ粉	2	0.7
藻類		コブ　メカブ　ワカメ	3	1.1
魚介類・海産物		カツオ　スケトウダラ魚卵　冷凍メカジキ　煮汁／かまぼこ　はんぺん　キンコ　サメ皮	15	5.6
肉類		豚肉　牛肉　牛肉パティ　名古屋コーチン　ゼラチン	15	5.6
卵類		鶏卵黄　鶏卵白　名古屋コーチン卵黄　ダチョウ卵（卵殻　卵殻膜　卵黄　卵白）特殊卵卵黄／卵液ゲル　卵白ゲル　泡立て卵白　メレンゲ　冷凍茹で卵　卵焼き　プディング	45	16.9
乳類／乳製品		クリーム　ホイップクリーム	3	1.1
油脂		エマルション	3	1.1
他	結晶	シュウ酸カルシウム　ルチン　セルロース	6	2.2
	多糖類ゲル	カードラン　カラギーナン　キサンタンガム　ローカストビーンガム　ペクチン　ナタデココ	10	3.7
	糖液	各種糖液	13	4.9
	花粉 (茶花)		1	0.4
	γ-オリザノール		1	0.4
	食器	ビアカップ内壁	1	0.4
総計			267	100.0

4. 調理食品の組織構造と官能評価

表3 （一社）日本調理科学会誌で報告されている顕微鏡
を用いた研究の使用顕微鏡の内訳（1995 ～ 2023）

顕微鏡の種類		[%]	
実体顕微鏡		6.4	
光学顕微鏡		31.6	
走査型電子顕微鏡（SEM）	高真空 SEM	31.0 (61.0)	50.8 (100)
	低真空 SEM	10.2 (20.1)	
	クールステージ付低真空 SEM	2.1 (4.1)	
	クライオ-SEM	5.9 (11.6)	
	チルド-SEM	0.5 (1.0)	
	高分解能電界放出型 SEM（FE-SEM）	1.0 (2.0)	
透過型電子顕微鏡（TEM）		2.7	
共焦点レーザー顕微鏡		1.1	
蛍光顕微鏡		1.1	
倒立顕微鏡		0.5	
偏光顕微鏡		2.7	
マイクロスコープ		3.2	
総計		100.0	

脱水・乾燥，金属蒸着を経て，ようやく観察にこぎ
つける．調査した学会誌においても（表3），この
高真空 SEM の使用割合が最も高かったのは（SEM
の中の 61.0%），その使用の歴史が長いことによると
考えられる．欠点は，観察のための固定操作に時間
がかかることや，元々試料に内在していた成分が固
定溶液に溶出してしまって観察できないといった事
例が発生していることを挙げることができる．この
様な点に注意すれば，調理科学におけるこれまでの
報告での画像提示が多いことから，自分で得た画像
とこれらを比較することで，様々な情報を得ること
が可能である．

（2）低真空 SEM

従前の高真空 SEM に対して，低真空下（1 ～ 300
Pa）での観察を可能にした低真空 SEM が近年使わ
れるようになってきた（表3，20.1%）．観察前の煩
雑な固定操作が無く，従前に比べて安価な小型の卓
上製品も販売されていることから，卓上 SEM とも
呼ばれている．使い勝手が良いことから，今後ます

ます利用されことになるであろう．乾燥品や，スポ
ンジケーキ，クッキー，パンなどの小麦粉製品の観
察が容易にでき，また，野菜類でも，無処理のまま
の観察が可能である．ただ，長時間の観察で試料の
劣化も生じるなど，注意点も必要である．

（3）低温観察 SEM

SEM の中には，観察時に低温下で試料を観察す
るものがあり，クールステージ付の SEM（表3, 4.1%）
や，クライオ-SEM（11.6%），チルド-SEM（1.0%）
が挙げられる．調理品の中には，低温での調理操作
を必要とするものもあり，こういった試料の観察に
適しているほか，多水分系のゲル試料の観察でも用
いられている．

3.2 光学顕微鏡観察

光学顕微鏡を用いた観察は，スライドガラスにエ
ポキシ樹脂などで包埋した観察試料の切片を載せ，
食品の成分や組織ごとに発色が異なる染色を施すこ
とにより観察する．染色の違いにより，試料の成分

や組織の分布を明確に視覚化できることが最大の利点である．先記の SEM では，X 線による元素分析が可能ではあるが，それで得られる結果はあくまでも元素応答のみであることから，細かい成分の違い（タンパク質・脂質・多糖類・デンプンなど）や組織毎の分布（核・コラーゲン組織・筋繊維など）を情報として得るのであれば，光学顕微鏡観察が優れている．観察試料の製作には，技術習得が必要であるが，先記SEMの表面構造の観察と合わせて用いることで，さらに威力を発揮する．

4. 官能評価

　先の日本調理科学会誌調査における顕微鏡使用報告（187 報）のうち，80 報（42.8%）では官能評価が併用されていた．先記のように，人が五感をとおして知覚する評価は，官能評価でしか得ることができず，機器測定の数値とは別の重要な指標となる．

　官能評価には様々な評価方法があり[2]，評価したい調理品に適した方法を用いて，統計処理をして，有意差判定を行う．例えば，温度管理が難しい試料の場合，一度に多くの試料を供試することは，試料を準備する側にも，評価する側にも負担がかかり，また，正しい評価結果は得られない．そして，評価品に対して，訓練されたパネリストが必要なのか不要なのか，など，予め計画しなければならない．

　官能評価のうち，特に触覚により得られる「食感」はテクスチャーとも呼ばれ，顕微鏡観察で得られる組織構造の違いがよく現れる．このため，双方の関連性を見ることが重要である．例えば，若干生煮えのジャガイモは，おいしいとは判定されず，組織観察をすれば，未糊化のデンプン粒を観察することが可能であろう．そして，機器測定で得られるレオロジー特性との関係性を把握することで，調理操作の善し悪しをコントロールすることに結び付く．

5. 結　論

　調理品を調製するためには，習熟した調理技術が必要であり，個々の操作に熟練し，各操作を組み合わせて調理を行う．各操作段階での仕上がりが良ければ，最終製品の仕上がりも充分評価の高いものに繋がる．こうした調理上の課題に応える研究手法として，機器測定，官能評価，そして組織構造観察の重要性を見てきた．

　（一社）日本調理科学会誌においても，過去に 2 度にわたる【講座】を掲載して（1 度目は 1998 年～2000 年の 6 回シリーズ[3-8]，2 度目は 2018 年～2019 年の 3 回シリーズ[9-11]），顕微鏡観察の手法を紹介している．

　機器測定値と官能評価値との関係性の把握を行い，そして，これに組織構造観察を併せて考察することで，調理品の総合的な"おいしさ"評価を行うことが可能となる．顕微鏡観察の技術や，官能評価手法の習得には実践的な訓練が必要ではあるが，これらを会得することにより，研究の幅が大いに広がるものとなるであろう．

■ 参考文献

1) 牛木辰男. 走査電子顕微鏡の生物応用とその現状，表面科学，2015; 36: 189-194.
2) 井上裕光. 官能評価の理論と方法，日科技連，2012.
3) 田村咲江. 光学顕微鏡観察用試料の合成樹脂包埋法，日本調理科学会誌，1998; 31: 157-160.
4) 木村利昭. 走査電子顕微鏡法（1），日本調理科学会誌，1998; 31: 336-340.
5) 木村利昭. 走査電子顕微鏡法（2），日本調理科学会誌，1999; 32: 171-178.
6) 木村利昭. 走査電子顕微鏡法（3），日本調理科学会誌，1999; 32: 269-275.
7) 木村利昭. 走査電子顕微鏡法（4），日本調理科学会誌，2000; 33: 86-93.
8) 木村利昭. 走査電子顕微鏡法（5），日本調理科学会誌，2000; 33: 408-415.
9) 峯木眞知子. 食品組織学研究のすすめ - 入門編（Ⅰ），日本調理科学会誌，2018; 51: 359-363.
10) 峯木眞知子. 食品組織学研究のすすめ - 入門編（Ⅱ），日本調理科学会誌，2019; 52: 29-32.
11) 鈴木 惇. 食品組織学研究のすすめ - 入門編（Ⅲ），日本調理科学会誌，2019; 52: 114-118.

（小竹佐知子）

Part 2 米・小麦食品の組織構造

5 米と飯

1. はじめに

米はイネ科の植物で，炭水化物を多く含み，食味も貯蔵性も良いことから，東南アジアでは主食として利用されている．米の品種は，短粒型のジャポニカ米と長粒米のインディカ米の大きく2つに分類される．米の主成分であるデンプンを構成するアミロースとアミロペクチンの割合により，うるち米ともち米に分類される．また，果種皮に色素をもつ有色米（赤米や黒米）もある．近年では，洗米の手間を省く精白米のサブアリューロン層を除去した無洗化処理した無洗米も使用されている．また，腎臓疾患の透析者の食事療法では，低タンパク米が使用される．

米100gの栄養価はエネルギー342 kcal，タンパク質6.1 g，脂質0.9 gで，タンパク質のほとんどは，米粒の外側の糊粉層に存在している．低タンパク米は，その外層部分を除いて，タンパク質量を調整している．また近年，特A評価の米も多種栽培され，米のおいしさが着目されている．

2. おいしさの科学的評価

市販される米の食味は，専門家による飯の官能評価による．飯のおいしさは，テクスチャーの影響が最も高く，次いで味との報告[1]もある．咀嚼中の飯はテクスチャーや風味が変化するので，喫食者が受ける感覚の時間的変化を測定できる官能評価手法 Temporal Dominance of Sensations（TDS）法[2,3]と，試料喫食後の全体的な評価手法の一つである Check-All-That-Apply（CATA法）を用いた．また，機器測定では，飯粒の物性測定および，におい識別装置による計測を行った．

2.1 試料

米試料には，生産量の多い"コシヒカリ"（魚沼産），テクスチャーが異なる低タンパク米"真粒米"（新潟県産），低アミロース米[4]の"ミルキークイーン"（滋賀県産），"ササニシキ"（山形県産）の計4種を用い[5]，いずれも生産者のわかる玄米を同程度に精米した．

2.2 レオナーによる物性測定

電気炊飯器で炊いた飯の機器測定値をみると（**表1**），コシヒカリは4種の飯の中で最もかたさが大きく，凝集性および付着性も大きかった．低タンパク米のかたさは比較的小さく，凝集性および付着性は最も小さかった．ミルキークイーンは，コシヒカリと似た性状で，ササニシキでは，かたさが最も小さく，凝集性は高く，付着性は低い傾向であった．

表1 4種の飯の機器測定値

米の種類 / 項目	かたさ（×10^7 Pa）	凝集性	付着性（×10^7 J/m³）
コシヒカリ	5.04±1.38 [a]	0.40±0.06 [a]	0.18±0.08 [a]
低たんぱく米	3.22±1.39 [ab]	0.34±0.03 [b]	0.05±0.01 [c]
ミルキークイーン	3.63±1.14 [ab]	0.39±0.06 [a]	0.15±0.08 [b]
ササニシキ	2.62±0.58 [b]	0.42±0.04 [a]	0.09±0.03 [c]

1) 値は平均値±標準偏差
2) 項目間の異符号に有意差あり（$p<0.05$）
3) 測定条件：飯一粒を試料台に置き円形プランジャー径20 mmを使用
4) a, b, c：異なる符号間で有意差あり（$p<0.05$）
測定速度 0.5 mm/sec．ひずみ率80%，1試料につき，30粒測定

2.3 におい識別装置による測定

4種試料のにおい識別装置による測定では，"におい"の強さを示す臭気指数相当値は，コシヒカリ 21.9±0.24，低タンパク米 23.8±0.04，ミルキークイーン 23.7±0.08，ササニシキ 22.1±0.19 であった．それぞれの間に3以上の差がなかったことから，4種の飯のにおいの強さは同程度であると判断された．

各基準ガスとの類似性で"におい"の質を表した類似度では，低タンパク米が特徴的なにおいを示した．低タンパク米は，腎疾患者が主食として食べる米であり，消費を伸ばすためには，風味をさらに良くする必要がある．低タンパク米については，その製法は明らかではなく，今回用いた米は一例に過ぎないが，製品の中でも最もおいしいとされている商

表2 TDS法より得られた口腔内感覚で注目すべき優位な食感用語

測定時間	0—10秒	10—30秒	30—45秒
コシヒカリ	もっちり	⇒ 弾力がある	⇒ 粘りがある
低タンパク米	⇒ もっちり・粘りがある	⇒ べちゃっとした・弾力がある	⇒ べちゃっとした
ミルキークイーン	もっちり	⇒ もっちり	⇒ 弾力がある
ササニシキ	⇒ もっちり・あっさり・弾力がある	⇒ 弾力がある	⇒ しっとり

パネリスト20名

品であった[8].

2.4 官能評価

4種試料について20名のパネリストでTDSによる官能評価を行った（**表2**）．コシヒカリは喫食直後の「もっちり」に続いて「弾力がある」に変化し，最後に「粘りがある」と知覚された．低タンパク米では粘りや弾力を示す評価が優位で「べちゃっとした」が問題であった．ミルキークイーンでは，口に入れてからすぐに「もっちり」と感じられ，それが長く続く．ササニシキでは「あっさり」といった評価が優位であり，最後に他の飯では見られなかった「しっとり」と評価された点が注目された．

CATA法による飯の官能評価では，有意差のあった用語は，好きな味，嫌いな味，程よい粘り，ねっとりとした，渋味であった．好きな味の飯と回答したのは，パネリスト18名のうち，コシヒカリ13，低タンパク米0，ミルキークイーン10，ササニシキ15名であり，ねっとりとした飯の回答ではササニシキを上げた者はなかった．

以上，機器測定および官能評価において，4種の飯はそれぞれ特徴が明らかに異なっていた．

3. 組織構造観察と考察

組織構造では，米の割断面を卓上SEMで観察し（**図1**），飯はクリオスタット切片を作成して観察した（**図2**）．

3.1 炊飯前の米の組織

玄米では，果皮，種皮・糊粉層の外層の構造がかたく[6]，水分の侵入を妨げるので，一般にこの層を取り除くために搗精が行われる．搗精された米が精白米である．

精白米の表層には，タンパク質を含むサブア

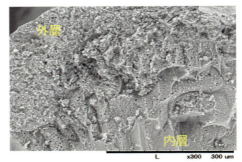

図1 うるち精白米（コシヒカリ）の断面SEM像
d：デンプン粒　　　　（日立ハイテク㈱提供）

リューロン層が見られる．中央の横断面には，胚乳部の周縁部から中心部までに石垣状の胚乳細胞が見られ（図1上），胚乳細胞はデンプン粒が充満している．米のデンプン粒は複粒なので，五角形のデンプン小粒が存在している（図1下のd）．中央にいくにつれてデンプン粒は小さく，密度も低くなっている[6]．胚乳細胞には，タンパク質や脂質がほとんど存在しない．また，この石垣構造のために水が中央まで入りにくいので，炊く場合には，あらかじめ米を水に浸漬させる必要がある．

次に，低タンパク米とインディカ米について，精白米外観と低真空SEMで観察した割断面を示した（図2）．低タンパク米では，タンパク質を多く含む外層部のサブアリューロン層が観察されず，内層の

5. 米と飯

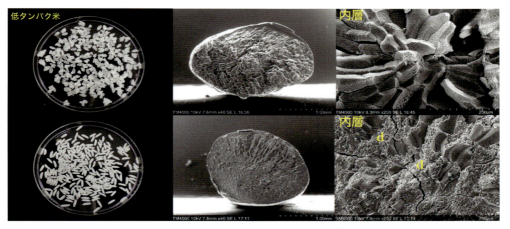

図2　低タンパク米とインディカ米の外観および割断面のSEM観察
d：デンプン粒　　　　　　　　　　　　（一部日立ハイテク㈱提供）

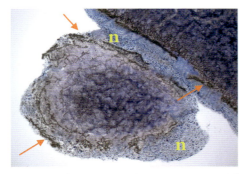

図3　炊きたてのうるち精白米の光学顕微鏡像
（クリオスタット切片10μm，ヨード反応，n：おねば）
↑飯の外層部（タンパク質多い）

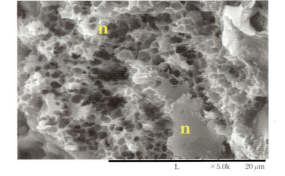

図4　おねばのSEM像
n：おねば

石垣状の胚乳細胞は，崩れが少ない．インディカ米は，コシヒカリ（図1）と同様に，石垣状構造の崩れた部分からデンプン粒が観察されたが，コシヒカリより，石垣状構造が短くみえる．

3.2　炊飯後の飯の組織

飯では，デンプンが糊化するためにSEMでは細胞壁などが観察しにくい．このため，飯はクリオスタット切片（10μm）にして，ヨード反応を行うのが適している．炊き立ての飯では，飯と飯の間に表層から流出した糊化デンプン層（図3のn）が「おねば」として存在し，ヨードで染色されているのが観察できる．炊飯の加熱により壊れた外層部にはタンパク質が含まれるので，茶色（↑）にみえる（図3）．中心部のデンプン粒の形状は膨潤しているのが観察できる．このおねば層の厚さと量が付着性に関与すると考えられる．また，外層部の広がり，中心部の胚乳細胞の膨潤度が凝集性やかたさに影響する．おねば部分のSEM像を示した（図4）．炊き立てから時間を経るとおねば層は減り，24時間後の構造を見ると，デンプンの形が明瞭化する（図表示なし）．

4種の飯（炊飯米）を観察すると（図5），デンプンは青色に染色され，米粒の外層部にあたるサブアリューロン層[7]はそれに含まれているタンパク質が茶色に染色されている（図5の↑）．コシヒカリのおねば部分は密で濃く染め出されている．低タンパク米の外層部は，加工処理により外層部を排除することでタンパク質量を調整しているので，茶色に染めだされる部分はほとんどなく，加熱により溶出した表層のおねば部分が一部茶色にみえる．また，

瞭ではなく，デンプン粒子が凝集し，形状が崩れているように観察される．この形状がかたさに影響したと考えられる．また，飯内部のデンプン粒には形が残っている部分があることは，星野[6]も観察している．

4. 結論―調理・加工への応用

おいしい飯は，おねば層が幅広く，内部の胚乳細胞が膨潤していることが必要である．これが飯のおいしい構造の目安になると考える．今回用いた米は，低タンパク米を除いて，おいしいと判定された飯であった．今回，女子大学の教員・学生のパネルには，粘り気のあるコシヒカリの嗜好性も高いが，あっさりしたササニシキが最も好まれ，ミルキークイーンも好成績であった．これはパネルの年齢，性による違いも関係したかもしれない．料理に合わせて米を選ぶ時代が来ると思われる．

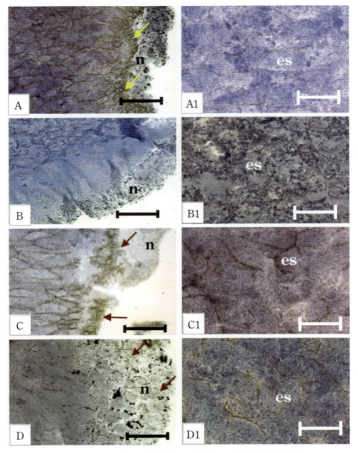

図5 4種の飯の外層部、内層部の光学顕微鏡像
A, A1：コシヒカリ　　B, B1：低タンパク米
C, C1：ミルキークイーン　　D, D1：ササニシキ
A, B, C, D：外層部　A1, B1, C1, D1：内層部のデンプン胚乳細胞
n：おねば　↑：タンパク質部分　es：胚乳細胞
クリオスタット切片10μm，ヨード染色，ミクロンバーは100μm

外層部には細胞壁が観察されない．ミルキークイーンは，サブアリューロン層の茶色部分が明瞭であるが，おねば層の染色性は薄い．ササニシキでは，外層部のサブアリューロン層の茶色の部分の境界が明瞭でなく，おねばの部分の幅は広いが染色性は薄い．コシヒカリ試料の付着性が高く，低タンパク米の付着性が低いのは，このサブアリューロン層とおねば部分の状態が関与していると考える．

内層部の胚乳細胞の輪郭をみると，コシヒカリでは細長い形状であるが，ササニシキでは，大きく膨潤した形状を示した．低タンパク米は，加工技術によるものと推定されるのだが，胚乳細胞の輪郭は明

■ 参考文献

1) 楠本正勝．食べ物のおいしさに対する各感覚特製の貢献度，日本調理科学会誌，2002; **35**: 32-36.
2) 川崎寛也．Temporal Dominance of Sensations (TDS) 感覚の経時変化を測定する新たな手法，日本調理科学会誌，2016; **49**: 243-247.
3) 市原 茂，峯木眞知子，他．時系列官能評価TDS法による炊飯米の官能評価，日本家政学会誌，2016; **67**: 653-654.
4) 佐藤宏之，井辺時雄，他．低アミロース米品種「ミルキープリンセス」の育成，作物研報，2008; **9**: 63-79.
5) 島村 綾，峯木眞知子，他．めしの官能評価の時系列評価，日本家政学会誌，2017; **68**: 478-485.
6) 星野忠彦，松本ヱミ子，高野敬子．第5章 農産食品の組織，食品組織学，星野忠彦 監修，pp203-212，光生館，1998年．
7) 田村咲江，鈴木 惇，稲谷真一．第2章 米・飯粒，食品・調理・加工の組織学，pp5-19，学窓社，1999年．
8) 田中隆介，峯木眞知子．低タンパク米・でんぷん米の調理特性および嗜好特性，日本食品科学工学会，2017; **64**: 365-372.

（峯木眞知子）

6. 冷凍米飯

1. はじめに

冷凍米飯は1970年代にバラ凍結技術（Individual quick freezing）が開発されたことをきっかけに国内商業生産が始まった．その後，家庭用電子レンジの普及とともにその市場は大きく広がった．そして，2022年には家庭用冷凍食品の工場出荷額は過去最高となった．これは商品レベルの向上のみならず，コロナ禍における食シーンおよび消費者意識の変化に起因している．さらには流通多様性への適応や売り場拡大なども要因となり，各々の相乗効果として成長を後押ししている．このような市場全体の大きな変化に加えて，食品ロスの観点からも冷凍食品は社会的に大きな注目を集めている．これらの市場において，炒飯やピラフ類などの冷凍調理米飯は長年にわたり国内生産量の上位品目として挙げられている[1]．

冷凍米飯に関しては，炊飯から冷却[2]，凍結および解凍といった各工程における品質への影響[3-7]や品質向上の検討，さらには喫食に伴う健康面への影響[8]など数多く報告されている．冷凍米飯の組織構造の変化は，凍結による氷結晶の形成および成長によって引き起こされる．この構造変化を明らかにすることは，産業における冷凍米飯の品質向上やそれを実現する製造工程の開発につながるだけでなく，ホームフリージングにおける冷凍米飯の品質維持にも活用されることが期待できる．

2. おいしさの科学的評価—官能評価

凍結（−5℃，−15℃，−45℃）および凍結保存（0～1日間，90日間）した米飯を室温および電子レンジ加熱によりそれぞれ解凍した後，官能評価により得られた食感に関する評価スコアについて主成分分析した結果，第1主成分を付着性・粘り，第2主成分をかたさとした（**図1**）．ここでは，未凍結試料と比較し，付着性・粘りおよびかたさの変化が大きくなると，凍結解凍による品質劣化が進行していると判断した．

この結果より，−5℃の凍結保存では保存期間に

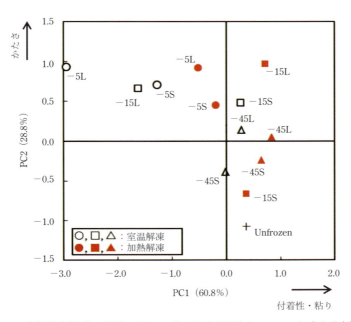

図1 凍結保存温度・期間の違いに基づく官能評価スコアの主成分分析[7]
凍結保存温度：−5，−15および−45℃
凍結保存期間：S；0～1日，L；90日

関わらず顕著にかたくなることがわかった．また，加熱解凍により付着・粘りの低下は軽減された．-15℃の凍結保存では短期間かつ加熱解凍によって品質劣化を抑制できるが，長期保存や室温解凍では大きく品質劣化することがわかった．-45℃での凍結保存では解凍方法にかかわらず，わずかにかたさは増加するものの，付着・粘りの顕著な変化はみられなかった．

これらより，冷凍米飯の品質劣化を長期間抑制するためには凍結保存温度を低く保つことが効果的であることが示された[6]．

3. 組織構造観察と考察—光学顕微鏡像

冷凍米飯内に形成された氷結晶の観察には，凍結切片とローダミンによる蛍光染色を組み合わせた手法を用いた[9]．**図2**に凍結・保存中の冷凍米飯内部の蛍光顕微鏡像を示す．なお，顕微鏡写真中において黒く抜けている部分が氷結晶を示している．また，これらの氷結晶の平均等価円直径の変化を**表1**に示す．-5℃の区分では，凍結にて大きな氷結晶が形成され，保存中に氷結晶がさらに大きく変化したことより，再結晶化が進行していることが明らかとなった．-15℃の凍結ではやや小さな氷が形成されていたが，長期間保存すると氷の成長がみられた．

表1 凍結保存における冷凍米飯中の平均等価円直径の変化

凍結および保存条件(℃)	保存期間（日）			
	0	10	30	90
-5	55.5±2.5	86.5±3.6	118.4±7.6	112.0±4.3
-15	16.9±0.4	8.8±0.6	31.9±1.2	45.2±3.2
-45	11.4±0.2	11.9±0.2	12.2±0.2	12.7±0.2

表中数値：平均等価円直径(μm)±標準誤差

図1，2および表1の結果より，-15℃では長期保存中に氷が成長し構造損傷を与えるだけでなく，凍結濃縮の進行に伴う濃縮相内でのデンプン老化などの生化学的な変化が生じていることも推察され，粘弾性に大きく影響を及ぼしている可能性が示唆された．

他方，-45℃の凍結にて形成された小さな氷結晶は，保存中においても再結晶化はほとんど進行しないことがわかった．

これらのことより，氷結晶サイズが冷凍米飯の品質劣化に関連する可能性が示された．この氷結晶の変化を予測するために，凍結保存温度および保存期間に基づいた氷結晶サイズ予測モデルを構築した（**図3**）．本モデルの構築には3層構造のシンプルなニューラルネットワークを採用した．このモデルより-15℃以上の保存温度では保存日数とともに氷結晶が成長し大きくなることが示された．また，

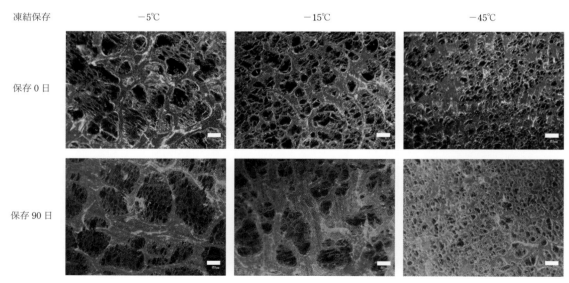

図2 凍結保存による氷結晶の形成と成長

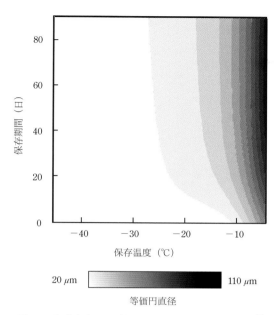

図3 冷凍米飯の氷結晶サイズ変化予測モデル[7]

−25℃以下では再結晶化はほとんど認められず，長期保存においても氷結晶サイズは維持されることが明らかとなった[9]．

4. 結論—調理・加工への応用

　冷凍米飯中の氷結晶の形状は凍結保存による構造変化を顕著に示しており，氷の成長に伴う凍結濃縮の進行は解凍後の冷凍米飯の粘弾性特性に大きく影響を及ぼしている可能性がある．このように食品内部の氷結晶構造を指標にすることによって，凍結・保存による劣化をできるだけ抑制しつつエネルギー効率を最小限にする最適な操作条件を見出せる可能性がある．

■ 参考文献

1) 一般社団法人 日本冷凍食品協会，https://www.reishokukyo.or.jp/statistic/top20item/ (2023.6.1)
2) Yu S, Ma Y and Sun DW, Effects of freezing rates on starch retrogradation and textural properties of cooked rice during storage, *LWT- Food Sci Tech*, 2010; **43**: 1138-1143.
3) Perdon A, *et al*. Starch retrogradation and texture of cooked milled rice during storage, *Food Chem. Toxicol*. 1999; **64**: 828-832.
4) 矢内和博, 他. 冷凍米飯の品質に及ぼす凍結, 貯蔵および解凍条件の影響, 食品科学工学会誌, 2001; **48**: 777-786.
5) 白川慎一, 角 勇悦, 長根幸人. 冷凍調味米飯の品質に及ぼす貯蔵温度の影響, 青森県ふるさと食品研究センター研究報告, 2008; **5**: 47-51.
6) Kono S, *et al*. ANN modeling for optimum storage condition based on viscoelastic characteristics and sensory evaluation of frozen cooked rice, *Int. J. Refrig.*, 2017; **84**: 210-219.
7) 河野晋治, 鍋谷浩志, 相良泰行. 食品の凍結・保存プロセスにおける氷結晶特性の評価法と実用操作への展開, 食品科学工学会誌, 2018; **65**: 290-308.
8) 柴田（石渡）奈緒美, 他. 冷凍米飯の品質に及ぼす炊飯後の冷まし工程と冷凍保存条件の影響, 調理科学会誌, 2017; **50**: 264-271.
9) Kono S, *et al*, Optimum storage temperature of frozen cooked rice predicted by ice crystal measurement, sensory evaluation and artificial neural network, *Int. J. Refrig.*, 2015; **56**: 165-172.

（河野晋治）

7 パン

1. はじめに

パンは，小麦粉のグルテン形成を利用し，イースト（酵母）によって膨化させた食品である．食パンでは，強力粉，イーストフードの砂糖，牛乳，卵，バターなどを用いる．その構造を図1に示す．デンプン粒をグルテン（赤で染色）が包み込んで連続層を形成し，大小の気泡（ac）から構成されている．詳細に見ると，小麦粉のデンプン粒は，大きなものでは膨潤して細長く（↑），グルテンの連続層内（グルテンネットワーク）に散在し，糊化・変形している（図1 B,C）．トルイジンブルーに濃く染まった小球形がイースト菌である．パンでは，グルテン網に方向性がみられ，気泡や水分が熱膨張して，それを取り囲むグルテンがスポンジ状になり，グルテンに沿って変形したデンプン粒がみられる[1]．

豊かな食生活に伴い，パンの需要が伸び，多種多様なパンが市販されている．天然酵母を用いたパンは，自然食品を嗜好する消費者の関心が高い[2]．

天然酵母には，発酵種づくりの煩雑さ，不安定さというデメリットはあるが，これを改善し，手軽に使用できる天然酵母が市販されている．その中から，ドライタイプの白神こだま酵母（S），種起こしが必要な生種タイプのホシノ天然酵母（H）パン種，一般に対照酵母としてインスタントドライイースト（D）を用いたパンを使用して，その品質およ

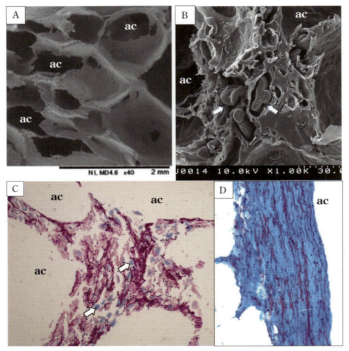

（東北大学機能形態講座提供）

図1　食パンの構造

A, B：グルタールアルデヒド・オスミウム酸の二重固定による高真空走査型電子顕微鏡像，↑：糊化変形したデンプン粒
C：パラフィン切片，アクロレインシッフ・トルイジンブルー染色，グルテン層が赤く，デンプン粒は青色，中には赤く染まっているものもある．↑：青染しているデンプン粒
D：Cと同じ染色法を用いたフランスパンの構造．細いグルテンが隙間なくつながっている．

び食味特性を比較する[3].

2. おいしさの科学的評価

3種の酵母（D, S, H）で作ったパンの断面，重量，テクスチャー測定などの結果を示す（**表1**）.

各酵母で作ったドウの発酵時間[4]（**図2**）では，S酵母の発酵による体積増加は大きく，特にイーストフードである砂糖を添加したドウの体積はD酵母と同様に良い．しかし，H酵母では，2時間たっても砂糖添加の影響は少なく，4時間の発酵時間でもドウの体積は，他の2種の酵母より低い．しかし，表1に示すように食パンの比容積は3試料ともに，良く膨らんでおり，その違いは少ない．パンのかたさでは，S試料がD試料とH試料より有意にかたく，凝集性では，D試料が有意に高い．7段階評点法による嗜好型官能評価では，総合評価の項目のほか，S試料，H試料の香りも評価する．香りでは，H試料が7点中4.6±1.2で他試料より好まれる．おいしさ（総合評価）では，いずれも7点中4.4～4.6で「どちらでもない」の4点以上の評価を得ており，いずれも好まれる製品と評価される．

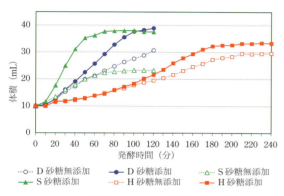

図2　3種酵母のドウの発酵体積の変化

3. 組織構造観察と考察

これら3種のパンを5 mm角に切り出し，低真空SEMで気泡を観察した（**図3**）．

D試料では，気泡（ac）が大きく，気泡を囲むグルテンネットワークがしっかりと連続して形成され，膨化がよい．S試料は，気泡の大きさが比較的均一にみえる．H試料は，小さな気泡が多く，気泡膜の小孔（↑）は他の試料より多く確認できる．Hは材料に麹を含み，麹由来のプロテアーゼがグルテ

表1　食パンの断面，体積，重量，比容積，水分含有率

試料	D（ドライイースト）	S（白神こだま酵母）	H（ホシノ天然酵母）
断面			
体積（cm³）	1944.1 ± 158.2	1867.2 ± 160.6	1889.9 ± 110.6
重量（g）	406.2 ± 12.0	405.8 ± 6.4	412.0 ± 2.3
比容積（cm³/g）	4.80 ± 0.51	4.61 ± 0.47	4.59 ± 0.29
水分含有率（%）	46.5 ± 0.3[a]	46.1 ± 0.1[a]	45.4 ± 0.4[b]
かたさ（×10⁵ Pa）	1.02 ± 0.24[b]	1.87 ± 0.65[a]	1.22 ± 0.18[b]
凝集性	0.71 ± 0.03[a]	0.67 ± 0.05[b]	0.65 ± 0.02[b]
付着性（×10² J/m³）	1.38 ± 0.51[b]	3.48 ± 0.36[a]	2.66 ± 0.94[ab]

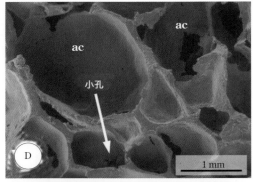
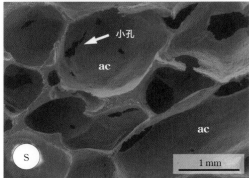
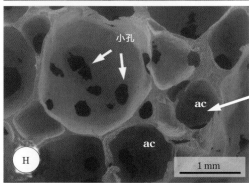

ac：気泡　　　　　　　（山田密穂氏提供）

図3 酵母の違う食パンの低真空SEM像（切断面を観察）

ンのペプチド鎖を切断したため，グルテンネットワークが形成されにくく，同時に気泡膜にも小孔が生じた[5]と推察される．木村・藤井[6]のスポンジケーキの報告では，気泡に多数の小孔が開いていることが，気泡壁がしなやかにつながると報告されている．H試料の組織構造で観察された小孔が気泡壁のしなやかさに寄与し，テクスチャー測定でのかたさ，凝集性の値が低いことにも影響を与えた可能性がある．

気泡の長短軸比では，D試料が1.38±1.47で最も大きい．S試料は1.25±1.12，H試料は1.27±1.44で，S試料およびH試料間に違いはない（$p < 0.05$）．いずれの酵母を用いたパンも長短軸比は1.0以上で，気泡は縦に伸びており，本試料のような山型タイプの食パンの内相の気泡として良好だといえる[7]．

4. 結論－調理・加工への応用

木村・藤井は，スポンジケーキにおける気孔（気泡）の状態により製品良否を検討している．気泡の大きさや形状はパンのふくらみを表し，パンの品質を見るのに適している．気孔（気泡）は低真空下で，固定せずに観察できる．

一方，気泡壁の接したデンプン粒や脂質まで成分レベルを観察するには，パンの組織試料に固定を施す必要がある．気泡壁に接したデンプン粒やグルテンの状態は，食感や老化にも関与する構造が推定できる．固定を施せば，高真空でも低真空下でも低倍での観察像は大差ないが，高倍での観察は高真空での観察が必要である．例えば小麦粉にトレハロースを添加したパンを固定して高倍で観察すると，気泡壁に露出したデンプン粒をグルテン膜が包み込んでいる状態が多くみられ[8]，老化を抑制し，食感に関与していることが理解できる．

■ 参考文献

1) 星野忠彦．食品組織学，p215，光生館，1998年．
2) 阿古真理．第2章　歴史を変えたパン焼き人たち，「なぜ日本のフランスパンは世界一になったのか」，pp26-95，NHK出版，2016年．
3) 山田密穂, 他．酵母の違いがパンの品質に与える影響，日本家政学会誌，2021; **72**(12): 796-807．
4) 峯木眞知子, 他．泡あり・泡なし清酒酵母の違いが食パンの構造およびおいしさに与える影響，日本官能評価学会誌，2011; **15**: 98-106．
5) 佐藤友太郎, 他．製パンにおけるプロテアーゼの利用に関する研究　第一報．日本食品工業学会誌，1962; **9**: 326-331．
6) 木村利昭, 藤井淑子．第3章　小麦粉製品, 食品・調理・加工の組織学，田村咲江 監修，pp21-48, 学窓社，1999年．
7) 山本剛史．製パンの基本の確認と試作実験　PART2　より特徴のある製品作りを目指す　18　ハードトースト(1)ハードトーストの製法．製菓製パン，2014; **11**: 231-238．
8) 山田密穂, 小泉昌子, 峯木眞知子．*New Food Industry* 2024; **66**: 197-210．

（峯木眞知子）

8 パン，パイ
（生地中の油脂の存在状態）

1. はじめに

パン，パイはいずれも小麦粉，水，油脂など主原料とした生地を焼成して作るが，そのテクスチャーは大きく異なる．配合量や製法の違いによる各成分の混合状態による構造の差が，テクスチャーの違いに影響していると思われる．以下，具体的な構造観察の文献を紹介する．

パンの構造に関する研究は多く，前田ら[1]はマイクロスライサー画像処理システム（MSIPS）でパンの内層を画像化し，パンの内層の気泡構造を解析している．内層の状態については，走査型電子顕微鏡（SEM）で観察しているものが多く，オカラや卵などの添加効果の確認[2,3]や，配合を大きく変更した低糖質のパン[4]さらには，酵母の種類[5]による構造変化に関する報告がある．このほか，Naito[6]，松下ら[7]は，パンのデンプンを洗い流す手法でグルテンのネットワークと冷凍耐性について考察している．さらに，Naitoらはパンの内層を磁気共鳴画像診断装置（MRI）で観察している．

パンにおける油脂の役割について考えてみる．吉野ら[8]には油脂の役割として，コクを加えておいしくすること，また，生地の伸展性をよくすることの2つを挙げている．生地に練り込まれた油脂の可塑性を利用し伸展性が向上，これにより加熱時によく膨らむ，とある．本項ではこの油脂の分布に焦点を絞る．

パンにおける成分の分布についての研究も多い．星野ら[9]ではパンやクロワッサンの光学顕微鏡観察に関する記述があるが，デンプン・タンパク質はパラフィン切片であるのに対し，油脂は別の手法で凍結切片を作製してスダンブラックによる単染色で観察している．これは，パラフィン切片では油脂の形態を保持できないためであると考えられる．また，庄司と峯木は，性状の異なる油脂を使用したパンについて，透過型電子顕微鏡（TEM），SEM，光学顕微鏡で観察した結果を複合的に考察している．この報告では光学顕微鏡観察をTEM用の樹脂ブロックの厚切り切片をトルイジンブルー染色する方法で行っている[10]．

油脂と他成分の相互作用も重要である．パン生地のミキシングにおけるタンパク質と油脂の相互作用については，すでに福留らの報告がある[11]．共焦点レーザー顕微鏡（CLSM）で油脂とタンパク質を蛍光ラベルして観察している．具体的には，ナイルレッド（油脂：ショートニング）とタンパク質の蛍光染色に用いられる酸性フクシンの波長の近似を避ける手法として，タンパク質についてはグリアジンとグルテニンの抗体を作製し，免疫学的手法で観察している．特にグルテニンの膜に小さな油滴の分布を確認し，ガス保持性などパン生地の物性について考察している．このように油脂の観察は難しいため様ざまな工夫がなされている．

2. おいしさの科学的評価

パイでは，製法の違いによって食感が大きく異なることが良く知られている．これは油脂の分布状態により，焼成後の構造が異なるため，食感の「おいしさ」において油脂の分布は重要である．

3. 組織構造観察と考察

旧来一般的であったパラフィン切片法は，脂質の流失の課題があり，タンパク質などほかの成分の観察とは別に切片を用意する必要がある．樹脂切片法は，脂質が固定時に褐変することを利用して光学顕微鏡で観察することは可能だが，前処理が煩雑である．分光イメージング法では，処理の煩雑さはないが，専用の観察装置が必要であり，例えば赤外・近赤外顕微鏡では分解能が低く，Raman顕微鏡では，植物由来原料を含む多くの食品において自家蛍光の課題がある．また，前述のCLSM法は，単一成分，複数成分の画像合成や3次元再構築が可能な優れた手法であるが，汎用の光学顕微鏡に比較して高価である．

このように食品の油脂の観察には様々な手法があるが，それぞれに課題がある．身近な食品であるパ

ンについて，より汎用的な顕微鏡で観察することができないかと考え，これらの課題を解決する観察手法の検討を行い，以下に述べる二重染色法を見出した．

3.1 二重染色法の検討

油脂の形態の保持を重視し，溶剤処理を経ない凍結試料作製法を用いた．包埋した試料を−100℃で凍結後，凍結ミクロトーム（CM3050, Leica）で厚さ 10 μm の切片を作製した．切片は剥離防止スライドグラスに定着し，各種染色液で処理して，デジタルスコープ（VHX-600, VHX-2000, Keyence）で観察した．なお，本手法においては，化学固定は行っていない．

従来から脂質染色に用いられるスダンブラック B による染色では図 1 a に示すように，染色時の加温の影響と思われる油脂の部分合一（矢印）が確認された．一方，オイルレッド O 染色後に Hematoxylin（分別なし）の組み合わせで，パン生地における油脂・タンパク質が同時に染色でき，青紫色に染まる小麦タンパク質のネットワークと，その周囲に赤く染まる油脂を観察することができた．（図 1b）．染色時間も 5 分程度で，デジタルスコープのほか，汎用の光学顕微鏡でも観察することが可能である．また，偏光フィルタの組み合わせではデンプンや油脂の結晶状態の有無も確認することができるなど，光学顕微鏡ならではの利点も多い．従来，連続切片を作製し，別の染色を施した複数の切片を観察していたが[9]，本手法[12]では 1 枚の切片でデンプンを含む 3 種類の成分を観察できることから，構造の解釈が容易になった．

この手法を応用して，Kokawa らとの研究では，蛍光指紋イメージングにおいて，成分分布の検証に用いた[13]．また，小麦製品以外の豆類にも応用できることを確認している[14]．

本手法を用いて，パンにおける主要成分である油脂，タンパク質，デンプンの 3 成分の存在状態を明らかにできた．そこでコッペパン，パイについて，生地における油脂の存在状態を観察し，その後のマクロ構造や物性（構造的特徴）にどのように影響するか考察した．

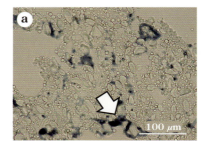

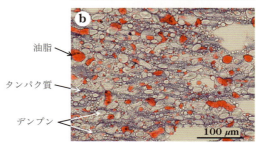

図 1　二重染色法・従来手法との比較

3.2 油脂の添加量の異なるパンの構造

コッペパンにおいては，油脂を過剰量添加すると膨化しにくい傾向がある．小麦粉に対して油脂 10% を添加（対粉 10%）したパンと 20% 添加（対粉 20%）のパンおよびその切片を観察した．内層については，Naito らの報告では MRI を用いているが，ここでは，パンの断面をスキャナーで画像化し，高さおよび幅を測長した．さらに Photoshop® を用いて白黒を反転させて内層の様子を可視化した．対粉 10% では，キメが整い良く膨らんでいる（図 2a,b）のに対し，対粉 20% は，キメが粗く（図 2c），特に底部（破線四角）は密な構造で，確かに膨化が低下していることがわかった（図 2d）．

切片の顕微鏡観察の結果を図 3 に示す．対粉 10% では，細長く伸展したクラムの構造において，油脂は微細な油滴として細かく均一に分散していた．一方，対粉 20% では，油脂の一部が合一・粗大化し，大きな油滴（O）となって存在していた．また，タンパク質が密に偏在している箇所（P）も散見された．このような構造は亀裂部分に多く存在しており，大きな油滴が存在することで，生地のグルテン骨格が寸断され，これにより構造の連続性が失われ，生地の伸びやガス保持性に影響し，膨化が低下したと推察された．

8. パン，パイ（生地中の油脂の存在状態）　　　　　　　　　　　　　　　　　　　　　　　　　35

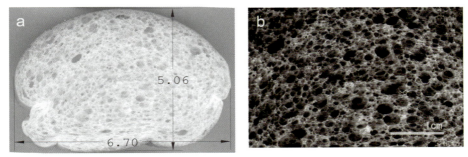

図2　焼成後のパンの大きさと内層の様子

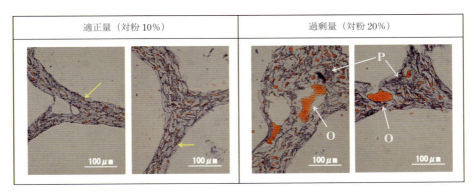

図3　パンの内層の微細構造
P：タンパク質，O：油脂

3.3　製法の異なるパイの構造

パイについては，バターと生地（染色したデトランプ）を用いて，折パイの層状構造を撮影した画像が報告されている[15]．また，一般にパイ生地の構造は，模式図でわかりやすく示される[16]．パイにはいくつかの製法があるが，ここでは，練パイと折パイについて述べる．製法と焼成後のパイの特徴は次のようになる．

① 練パイ（練り込みパイ）：全体に約3 mmの油脂粒が残るようにミキシングし，リタード後は，折り込み無しで展延する．焼成後は保形性が良好で，か たくしっかりしている．

② 折パイ（折り込みパイ）（108層）：グルテンのネットワークが出るまでミキシングしてドウを作り，この生地にロールマーガリンを折り込む．焼成後の保形性は弱く，衝撃に対し崩れやすい．

これらの生地の状態を図4上段に示す．練パイは，油脂粒が残るように軽くミキシングした生地で，混捏工程を経ないため，タンパク質の偏在（黄色矢印）があり，油脂も不均一に分布していた．これに対し，折りパイ（108層）の生地は，よくこねたドウを使用しており，グルテンはデンプンを覆いネットワー

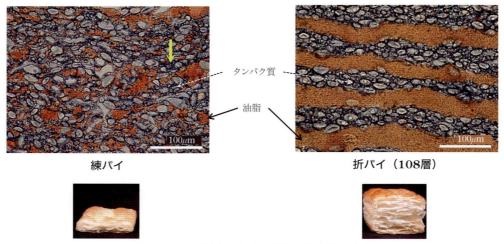

図4 パイの製法・生地の状態と焼成後の構造

クを形成していた．さらに，このドウとマーガリンが交互に層状構造を成していた．

焼成後の様子を図4下段に示す．生地に連続性のない練りパイでは，ほとんど膨化していないが，ドウを使った折パイでは多層に浮き上がっていた．焼成時には，生地やマーガリン中の水分が水蒸気となって生地を浮き上がらせる．河田の著書によれば，焼成時の水分が水蒸気になる際，体積はおよそ1,700倍になるとの記述があり[16]水蒸気の力でこのように膨化していると考えられた．

4. 結論──調理・加工への応用

パン，パイのミクロ構造における各成分の存在状態は，どちらも焼成後のマクロ構造に大きく影響していると推察された．

油脂の物性を考慮した調理・加工が重要であることは，もともと経験則として知られており，イメージとして模式図で示されてきた．これを，実際に構造として観察することで，さらに知見が深まる可能性を感じている．

■ 参考文献

1) 前田竜郎，都 甲洙，杉山純一．パン生地中における気泡形状の計測法，日本冷凍空調学会論文集，2006; **23**(3): 321-328.
2) 石橋ちなみ，松本 茜，渡壁奈央．卵がパン生地のレオロジー特性と焼成後のパンの性状に及ぼす影響，日本調理科学会誌，2022; **55**(6): 281-289.
3) 堀内理恵，杉原好枝，福田 満．乾燥オカラ添加が製パン性に及ぼす影響，日本食生活学会誌，2004; **14**(4): 328-338.
4) 矢野裕之．大豆タンパク質と卵白を主成分とする高タンパク質・低糖質パンの開発，農研機構研究報告，2021; **2021**(9): 45-49.
5) 山田密穂，小泉昌子，赤石記子，他．酵母の違いがパンの品質に与える影響，日本家政学会誌，2021; **72**(12): 796-807.
6) Naito S, Fukami S, Mizokami Y, *et al*. Effect of Freeze-Thaw Cycles on the Gluten Fibrils and Crumb Grain Structures of Breads Made from Frozen Doughs, *Cereal Chemistry*, 2004; 8(1): 80-86.
7) 松下耕基，田村綾乃，五嶋大介，他．超強力粉含有国産小麦粉ブレンド粉の冷凍生地製パン適性，日本食品保蔵科学会誌，2018; **44**(2): 51-62.
8) 吉野精一．パン「こつ」の科学，第5版，柴田書店，1996年．
9) 星野忠彦，松本エミ子，高野敬子．食品組織学，光生館，1998年．
10) 庄司善哉，峯木眞知子．油脂の性状の違いによるパンの微細構造，秋田大学研究紀要，2003; **58**: 1-8.
11) 福留真一，西辻泰之，隈丸 潤．ミキシングによるパン生地のタンパク質と油脂の相互作用とタンパク質の変化，化学と生物，2014; **52**(7): 460-465.
12) 芦田祐子，特許第4780099号．
13) Kokawa M, Yokoya N, Ashida H, *et al*. Visualization of Gluten, Starch, and Butter in Pie Pastry by Fluorescence Fingerprint Imaging, *Food and Bioprocess Technology*, 2015; 8: 409-419.
14) 芦田祐子，佐藤亮太郎．食品成分の局在を観察する手法の検討，家政学会大会，P-043, 2023年．
15) 中山弘典，木村万紀子．科学でわかるお菓子の「なぜ？」基本の生地と材料のQ&A231, 辻製菓専門学校監修，第14版，柴田書店，2020年．
16) 河田昌子．新版お菓子「こつ」の科学，柴田書店，2013年．

（芦田祐子）

9 パスタのおいしさ

1. はじめに

近年，パスタ（スパゲティ，マカロニ）は生，乾燥および冷凍スパゲティ（調理済み）など多様な形態で販売されている．一般社団法人日本パスタ協会によると，日本でパスタが一般化したのは昭和30年(1955年)以降であり，昭和61年(1986年)からデュラム・セモリナ100%の国産パスタが家庭でも使われるようになった[1]．2023年4月現在の国内供給量は，104.3 tで過去5年間における変動はほとんどない[1]．パスタ1人当たりの年間消費量は，イタリアの25.3 kgに対して日本では2.2 kg[1]とイタリアの1/10ほどである．

パスタは，小麦粉，水で作るが，卵を使う場合もある．割卵をそのままではなく，撹拌して泡立ててから用いる料理人もいる．そこで，本稿では，この製法で生じる現象を確認するため，特に卵白に着目し，撹拌して泡立てた卵白を加えて調製したパスタの組織構造を調べた．

2. おいしさの科学的評価

パスタのおいしさは，小麦粉の種類，ゆで終わった麺の弾力と味の仕上げに用いる調味料との調和および麺の形状が関連する．麺は，髪の毛1本分の芯が残る状態（al dente）でゆで上げ，すぐに提供するが，ゆで上げから提供までの間に，余熱による芯の糊化が完了する．

2.1 パスタ調製方法

自家製パスタには，手打ちと専用の機器（一般にヌードルメーカーと呼ばれる．以下，機器）を用いて作る方法がある．パスタに使用した材料（**表1**）は，手打ちと機械使用とで，それぞれに適したかたさになるように配合したため，分量が異なっている．なお，本稿では PHILIPS 製 HR2365/01 型を使用した．

パスタの製造で加える卵白は，割りほぐして加える従来の方法を無調整卵白とした．これに対し，泡立て器を用いて1分45秒間撹拌したもの（以下，手動泡立て）およびハンドミキサーを用いて2分間撹拌したもの（以下，完全泡立て）を加えた試料を調製し，全部で3試料間の比較を行った．卵黄は軽くほぐした後，泡立卵白の混合前に加えた．麺帯は，2 mmに切断後手打ちパスタは4分間，機器使用パスタは5分間ゆでた．

表1 材料および配合（g）

材 料		手打ち	機器
小麦粉	薄力粉	200.0	75.0
	強力粉	—	175.0
卵	卵 黄	38.5	18.0
	卵 白	72.0	37.0
水		—	40.0

2.2 官能評価

手打ちパスタの評価（学生3名，21歳女性）では，無調整卵白のパスタよりも2種類の卵白泡立てパスタの方が，ゆで直後から60分後まで，弾力性がより強いと評価された（**表2**）．

表2 手打ちパスタの弾力性[2]

	無調整卵白	手動泡立て	完全泡立て
直 後	+	+++	+++
40分後	+	++	++
50分後	−	++	+
60分後	−	++	+

表3 機器使用パスタの弾力性[3]

	無調整卵白	手動泡立て	完全泡立て
直 後	+	++	++
40分後	+	++	++
50分後	−	++	++
60分後	−	+	+

弾力性：＋＋＋…かなり強い，＋＋…やや強い，
＋…弱い，−…なし

一方，機器使用パスタの弾力性は，手打ちパスタと同様，無調整卵白のパスタよりも2種類の泡立てパスタの弾力性の方が強かったが，ゆでた後50分

を過ぎると弾力性が弱くなった（表3）．

3. 組織構造観察と考察

3.1 ゆでパスタの観察方法

卵白の添加状態が異なる3種類のパスタは，ゆで終了直後にカルノア固定液に浸漬させた後，パラフィン標本を作製し，8 μmに薄切して過ヨウ素酸シッフ（PAS）染色をして，光学顕微鏡により観察した．また，観察時に，簡易偏光装置により，標本内の未糊化のデンプン粒子および細胞壁などによる複屈折性の有無も確認した．

3.2 ゆでパスタ観察

ゆで後のパスタ断面の形状は，手打ちパスタは楕円形に，一方，機器使用パスタでは円形に膨潤した．膨潤後の組織構造は，手打ちと機器使用での傾向の違いはなく，いずれも表層（A）は密で気泡が無く，

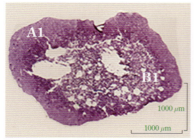 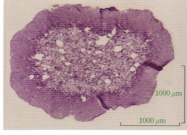 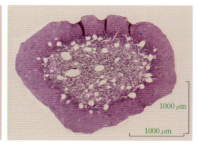

① 無調整卵白　　　　　　　　② 手動泡立て　　　　　　　　③ 完全泡立て

図1 手打ちパスタ断面の組織構造（4分間ゆで直後，×4）

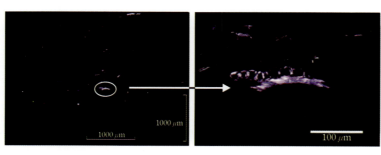 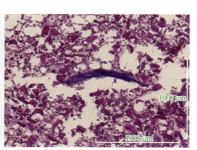

① 無調整卵白の同一視野（×4）　　② 拡大図（×20）　　　　　　③ 偏光なし（×20）

図2 無調整卵白視野の複屈折性の画像

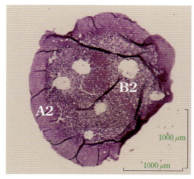 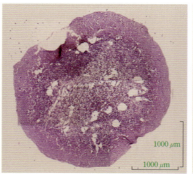 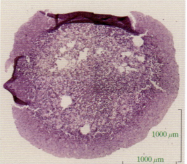

① 無調整卵白　　　　　　　　② 手動泡立て　　　　　　　　③ 完全泡立て

図3 機器使用パスタ断面の組織構造（5分間ゆで直後，×4）

9. パスタのおいしさ   39

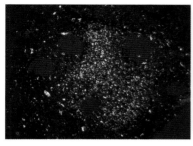
① 無調整卵白

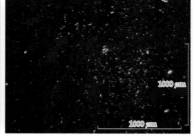
② 手動泡立て

③ 完全泡立て

図4 機器使用パスタ断面中心部の複屈折性の画像（×4）

内層部（B）は粗となり，大〜小の多数の気泡が存在した（図1，図3）．

無調整卵白では，手打ち（B1）と機器使用（B2）の両方の内層部に大きな気泡が存在したが，混捏時に混入した空気か卵白による気泡かは不明であった（図1①，図3①）．手動泡立てでは，手打ちパスタおよび機器使用パスタの両方の内層部に中〜小サイズの気泡が存在した（図1②，図3②）．完全泡立てでは，手打ちパスタでは内層部に気泡が多数存在したのに対し，機器使用パスタ内層部には気泡が少なかった（図1③，図3③）．

これらの標本を偏光装置で観察すると，手打ちパスタでは，ほとんどのデンプンは糊化して複屈折性は消失していたが（図2①），複屈折性を示す物質がわずかにみられ（同図白丸囲い）．画像の形状から小麦粒子の表層を形成するコムギフスマであると推測した（図2②，③）．

一方，機器使用の無調整卵白には，複屈折性を示す物質が多かった（図4①）．これらは十分に糊化していないデンプン粒子およびコムギフスマと推測した．手動泡立てでは複屈折性が無調整卵白より弱く（図4②），完全泡立てでは複屈折性は消失した（図4③）．

4. 結論-調理・加工への応用

手打ちパスタの製造において泡立てた卵白を加えると，大きな塊のドウ（dough）をシート状に伸ばして切断した際に大きさの異なる気泡が多数存在して，加熱直後の弾力性が無調整卵白のものより強かった．特に手動で泡立てた卵白によるパスタでは，加熱後の弾力性が60分間持続した．

他方，機器の使用では，ドウが圧力により麺状に押し出される．この押し出されるときに内部の気泡の状態に影響すると考える．

手打ちおよび機器使用では，材料の分量およびゆで時間が異なる場合でも，卵白を泡立てて加えると弾力性が持続するため，パスタのゆで上がりと喫食時間がずれても食べられる．

以上の結果から，薄力粉や強力粉を用いるパスタ製造においては，卵白を泡立てて加えることが，ゆでたパスタの弾力性の持続に有効な方法であることが確認された．

■ **謝　辞**　本研究にあたり資料作成ならびに写真撮影など多大な協力をしていただいた玉川美里さんに感謝いたします．

■ **参考文献**
1) 日本パスタ協会（pasta.or.jp）．
2) 平成29年日本調理科学会ポスター発表「泡立てた卵白を用いた手打ちパスタの組織構造」．
3) 平成30年日本調理科学会ポスター発表「泡立てた卵白を用いたヌードルメーカーによるパスタの組織構造」．

（佐藤靖子，大久保美里）

10 パスタ製造と構造の関係

1. はじめに

日本では，JAS 規格のマカロニ類品質表示基準として，『成形機から高圧で押し出した後，切断し，及び熟成乾燥したもの』と定められている．この乾燥パスタの製造での，押出成形（エクストルーダー）のダイの材質（テフロン・ブロンズ）と乾燥温度（高温・低温）はパスタの品質に大きな影響を与える．これらの条件を組み合わせたパスタの構造を比較し，食感の違いと関連づける．

2. おいしさの科学的評価

一般的に高温乾燥したパスタはプリッとした食感で，低温乾燥したパスタはモチッとした食感を示すことが知られている．また，ダイの材質がブロンズタイプで製造されたパスタは濃厚なスープとの絡みが良く，テフロンタイプで製造されたパスタはさらっとしたソースと合うと言われている．

3. 組織構造観察と考察

テフロンダイ（TD）とブロンズダイ（BD）の2種類のダイと，乾燥温度を高温（85℃）と低温（55℃）の2つの条件の組み合わせで製造した4種類のパスタを比較した．

3.1 表面構造の比較

乾燥パスタをそのままで試料台に張り付けてオスミウム蒸着し，表面構造を高真空 SEM で観察した結果を図1 に示した．（A）と（B）では滑らかなで，丸いデンプン粒が埋め込まれている様子が観察された．一方，（C）と（D）では粗く，丸いデンプン粒が露出し，空隙（↑）が観察された．ゆでパスタの表面構造（図示なし）も同様の傾向を示したことから，ブロンズダイ押出しパスタの表面が粗い構造であるため，濃厚なスープとの絡みが良いと考えられる．

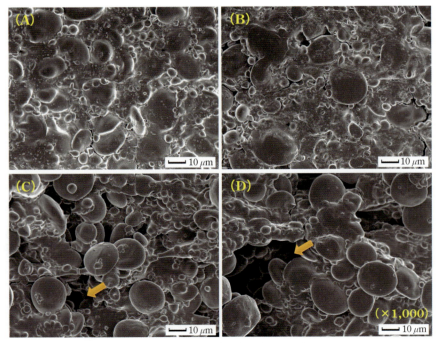

図1 乾燥麺表面の高真空 SEM 像
(A) TD85℃，(B) TD55℃，(C) BD85℃，(D) BD55℃

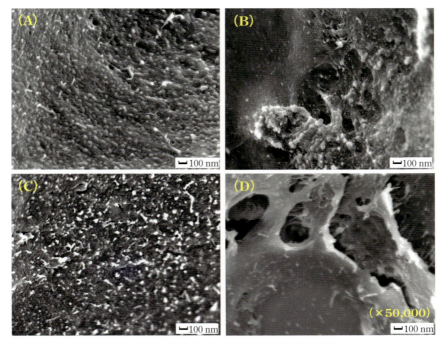

図2　ゆで麺中心グルテンの高真空SEM像
(A) TD85℃, (B) TD55℃, (C) BD85℃, (D) BD55℃

3.2　内部構造の比較

2.2倍重量になるまで沸騰水でゆでたパスタの断面の中心付近のグルテンの部分を高真空SEMの50,000倍で観察した結果を図2に示した．なお，前処理は通常の化学固定，アルコール脱水，臨界点乾燥，オスミウム蒸着を行った．(A)と(C)では均質で緻密なタンパク質構造であったが，(B)と(D)では粗い不均質な構造が観察された．このことから，パスタの内部構造はダイの材質に関わらず，85℃で乾燥させたパスタの方が55℃で乾燥させたパスタよりもグルテンが密で均質な構造をしており，SS結合によるタンパク質重合度と相関が認められた．このシッカリとしたグルテン構造によりプリッとした食感を発現すると考えられる．

4．結論―調理・加工への応用

製造条件と構造と食感・物性の関係を明らかにできれば，安定的な品質や望む品質を持った加工食品を製造できると期待される．

■ 参考文献

1) Johnston KW, Dintheer W. Pasta drying. U.K.: Oxford; 2001. 詳細は後から
2) Degidio MG, Mariani BM, Nardi S, Novaro P. VISCOELASTOGRAPH MEASURES AND TOTAL ORGANIC-MATTER TEST - SUITABILITY IN EVALUATING TEXTURAL CHARACTERISTICS OF COOKED PASTA, *Cereal Chemistry*, 1993; **70**: 67-72.

(中村　卓)

11 パスタの構造観察

1. はじめに

パスタの主成分は，デンプン（約75％）とタンパク質（約12％）である．小麦粉に加水して混捏すると，30μm程度のデンプン粒をグルテンが取り囲む構造を形成する．混捏前に食塩やグルテンなどを添加する，あるいは製麺条件を変えると，特にパスタ内部のグルテンの構造が大きく変化する．グルテンの構造は，ゆでた際のパスタ内部の水分分布（ゆで水と接するパスタの表面付近は，水分量が多く，パスタの中心へいくほど水分量が減少する）とともに，食感を決める主な因子である．

パスタは，工業的な製造において，多くの場合，押出し成型により造られる．伝統的にはブロンズ製の型（ダイス）で押出し成型されてきたが，近年では，生産性の良いテフロン製のダイスが多く用いられるようになっている．こういったダイス素材によりパスタの表面形状は影響を受ける．また，乾麺を製造する際の温度によってもパスタの表面の構造は変化する．パスタの表面の構造は，ゆで時間などに影響を及ぼす．

2. おいしさの科学的評価

パスタの構造観察には，一般的な食品の観察法が適用される．パスタの表面形状に着目する場合には，共焦点レーザー（形状計測）顕微鏡や電子顕微鏡，原子間力顕微鏡で観察する．一方，デンプンやグルテンなどの成分を区別して観察する場合には，蛍光観察や明視野観察が主に適用される．

3. 組織構造観察と考察

3.1 共焦点レーザー（形状計測）顕微鏡観察

共焦点レーザー顕微鏡を用いて観察した，ブロンズ製とテフロン製のダイスで押出し成型したパスタの表面を図1に示す．ブロンズ製のものは表面が粗く，テフロン製のものはなめらかである[1]．表面が粗いほど表面積が大きくなるため，同じ直径のパスタでは，ゆでた際の吸水速度が大きくなる[2]．ただし，最適な調理状態までのゆで時間（乾麺で10分程度）に比べると，僅かな差である．粗い表面の方が，パスタソースが良く絡むと言われることもあるが，ソースの特性による部分が多く，乾燥温度の影響の方が大きい場合もある[3,4]．

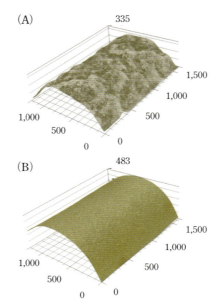

図1 パスタの表面形状[1]
ブロンズ製（A）とテフロン製（B）のダイスで押出し成型したパスタ．数値の単位はμm．

3.2 走査型電子顕微鏡観察

乾燥パスタの表面を高真空走査型電子顕微鏡（SEM）で観察した画像を図2に示す．SEMは低倍率から高倍率まで連続して観察できるという利点がある．30μm程度の扁平楕円体がデンプン粒である．前処理（コーティング）をせずに観察すると，パスタ表面の微小な亀裂を容易に見ることができる（前処理をしてしまうと，微小な亀裂がコーティングに埋もれてしまうことがある）．パスタをゆでると，この微小な亀裂にゆで水が即座に入り込み，パスタの表面付近のみ急激に水分量が増える[5]．

3.3 原子間力顕微鏡観察

乾燥パスタの表面を原子間力顕微鏡（AFM）で観

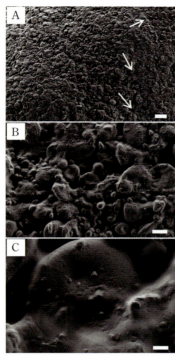

図2 乾燥パスタの表面
低倍率から高倍率に拡大して観察した画像．A～C中のスケールバーは，それぞれ40 μm，10 μm，2 μmを示す．A中の矢印は微小な亀裂を示す．

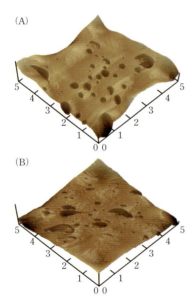

図3 異なる温度で乾燥したパスタの表面[3]
低温(A)と超高温(B)で乾燥したパスタ．数値の単位はμm．色の濃淡は高低差を示す．

きる点が前項SEMより有利である．パスタの工業的な製造では，ひび割れを防止するため，乾燥時の温度と湿度を段階的（あるいは連続的）に変える．伝統的な製法では，低温（30～50℃）で乾燥するが，近代では乾燥時間を短縮するため，高温（50～70℃）や超高温（50～90℃）での乾燥が採用されている．超高温で乾燥すると，水銀圧入法で計測される細孔分布における平均直径（約1 μm）がわずかに大きくなる[3]が，本AFMの画像だけでは，範囲が狭いこともあり，その判別が容易でない．多くの箇所を観察して，全体の特徴を把握したうえで議論することが重要である．

3.4 蛍光観察

近年の学術論文では，麺内におけるデンプンとグルテンの構造を蛍光観察する事例が多い傾向にある．本稿では，SoROCS試薬[6]に麺を浸漬することで，まるごと透明化した麺の例を示す．Thiolite™ Greenで蛍光染色した麺内部のグルテンは，二光子励起顕微鏡で三次元的に観察することができる（**図4**）．このように立体的に観察することで，グルテンの構造把握が容易となる．20%のグルテン添加は，実際の製造としては極端な配合ではあるが，麺内部において，全体としてグルテンをより高い密度で発展させている．このよ

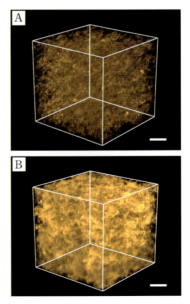

図4 麺内部でのグルテンの構造[6]
A：小麦粉麺．B：小麦粉にグルテンを20%添加した麺．スケールバーは100 μmを示す．

察した画像を図3に示す．AFMは，ゆで麺など，水分を多く含む試料を前処理なしに高倍率で観察で

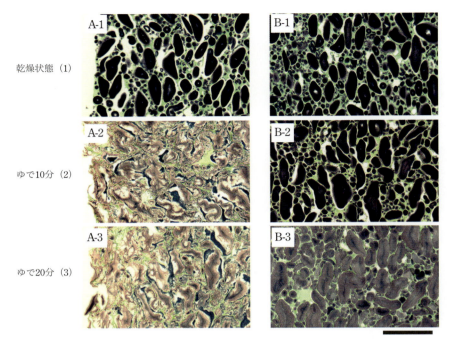

図5　パスタをゆでた際の内部の様子
パスタの表面（A：画像の左側でゆで水と接しており，右側が麺の中心方向である）と中心（B）において，それぞれ，乾燥状態（1），10分（2），20分（3）ゆでた際の様子．デンプンとグルテンはそれぞれルゴール溶液とライトグリーンで染色した．スケールバーは50 μmを示す．

うなグルテンの構造は，麺を強固にし，クリープメーターで麺を計測すると，圧縮に大きな力を要する[6]．

3.5　明視野観察

乾燥パスタをゆでた際の内部の状態変化を明視野観察した画像を**図5**に示す．乾燥時はグルテン（図5，A-1，B-1の薄緑色）のネットワーク構造内のデンプン粒（黒色）がくっきりと観察されている．ゆでたパスタの表面では，デンプン粒からアミロース（図5，A-2，3の濃青色）が溶出し，デンプン粒（薄茶色）は形を留めず大きく変形した．一方，パスタの中心部では，10分ゆででも大きな変化は見られない（図5，B-2）．20分ゆでる（過調理）と，デンプン粒の内部において，色の分布が見られるようになる（中心部は黒色が残っているが，周辺は薄墨色に変化）．ゆで加熱中のパスタの吸水によるデンプン粒の膨潤崩壊が，パスタ表面と中心部で大きく異なることを捉えることができた．

4.　結論──調理・加工への応用

パスタの表面および内部の構造は，材料や製麺条件で劇的に変化する．これらの構造を詳細に理解することで，調理特性や食感の良いパスタの開発につながると期待できる．

■ 参考文献

1) Yoshino M, Ogawa T, Adachi S. Properties and water sorption characteristics of spaghetti prepared using various dies. *J. Food Sci.*, 2013; **78**: E520–525.
2) Ogawa T, Adachi S. Effect of surface roughness on rehydration kinetics of spaghetti. *Jpn. J. Food Eng.*, 2014; **15**: 101–104.
3) Ogawa T, Chuma A, Aimoto U, *et al*. Characterization of spaghetti prepared under different drying conditions. *J. Food Sci.*, 2015; **80**: E1959–1964.
4) Ogawa T, Chuma A, Aimoto U, *et al*. Effects of drying temperature and relative humidity on spaghetti characteristics. *Drying Technol.*, 2017; **35**: 1214–1224.
5) Ogawa T, Adachi S. Measurement of moisture profiles in pasta during rehydration based on image processing. *Food Bioprocess Technol.*, 2014; **7**: 1465–1471.
6) Ogawa T, Matsumura Y. Revealing 3D structure of gluten in wheat dough by optical clearing imaging. *Nat. Commun.*, 2021; **12**: 1708.

（小川剛伸）

12 素　　麺
（手延素麺と機械素麺）

1.　はじめに

　素麺のもととなった菓子の一種（索餅）は，奈良時代に中国から遣唐使が伝えたものとされる．その後，鎌倉時代中頃に，素麺づくりが京都で始まり，今の兵庫，奈良へ広がった[1]．

　手延素麺は小麦粉と塩水を一緒にこね合わせ生地を作り，板切り工程を経て麺状にしたものを数本合わせて1本にし，その1本をさらに数本合わせて1本にする工程を繰り返す．麺の表面に油を塗布し，よりをかけながら引き伸ばして成形し乾燥させる．

　一方，機械素麺は小麦粉と塩水をこね合わせて作った生地をローラーで薄く平らに延ばした麺帯を切り刃で細く切って乾燥させた乾麺である[2]．

　手延素麺は機械素麺より食味が良いといわれている．これは，手延素麺では生地を麺線方向によりをかけながら引き伸ばすことに起因するとされ，その結果，ゆでた麺には強い弾力があり，口当たりがなめらかで，歯切れがよく，歯応えがでる[2]．

　また，手延素麺の食味は，貯蔵期間にも影響を受ける．手延素麺の製造期間は，11月から翌年3月末頃までの寒い時期だが，それ以降に巡ってくる梅雨期に貯蔵することにより，油臭さがなくなって，独特の風味を有するようになり，同時にかたく弾力のある食感となる[2]．この梅雨期の貯蔵中に起こる現象を厄といい，梅雨を経た，すなわち厄を越した「古もの（ひねもの）」の素麺の食味が好ましいとされる．

　手延素麺の厄を越すことによる変化について，成分と物性について多くの研究がある．新原らは，手延素麺の厄現象の主原因は，貯蔵中に脂質の加水分解が起こり，遊離脂肪酸の大幅な増加がデンプン粒の膨潤やグルテンの性質に影響を与えることであり，厄1回では脂質の酸化とタンパク質の変化は抑えられるが，厄2回を越すと脂質酸化とタンパク質の変性が急激に起こることを報告している[3-5]．ま

た，手延素麺の厄による変化は，主として麺線の表面近くで大きいと推察されている[6]．塚田らは，厄を越すと，ゆでぶとり抵抗性が発現することを報告し，また，ゆで麺の表面に比較的小さな空間が見られたことを走査型電子顕微鏡により観察している[7]．

　本稿では，素麺の製造工程の違い（手延素麺と機械素麺との比較），および手延素麺の貯蔵期間の違い（0カ月，6カ月，12カ月，24カ月の比較）[8]について，官能評価と走査型電子顕微鏡および放射光X線マイクロCTによる組織構造観察を紹介する．

2.　おいしさの科学的評価

2.1　試　　料

　手延素麺は，製造直後，すなわち貯蔵0カ月（以下，0カ月）と，貯蔵6カ月（6カ月），貯蔵12カ月（12カ月），貯蔵24カ月（24カ月）の乾麺を用いた（兵庫県たつの市製造会社の製品）．機械素麺は貯蔵0カ月および貯蔵12カ月の乾麺を用いた（兵庫県姫路市製造会社の製品）．官能評価では，乾麺試料150 gを95〜100℃の沸騰水1.5 Lで1分30秒間ゆで，ざるで10回湯切りし，流水で1分間冷却後に10回水切りしたものを使用した．

2.2　製造法の影響

　素麺の製造工程の違いとして，手延素麺と機械素麺（0カ月貯蔵）の「風味」，「かたさ」，「噛みやすさ」，「飲み込みやすさ」，「総合的なおいしさ」の5項目を比較したところ，有意差は認められなかった．

2.3　貯蔵期間の影響

　手延素麺の貯蔵期間の違いとして，分析型評価項目と嗜好型評価項目を設定し，5段階採点法で評価した．分析型評価項目は，「つや」，「におい」，「表面のなめらかさ」，「かたさ」，「こし」，「のど越し」の6項目とした．嗜好型評価項目は，「かたさ」，「こし」，「総合的な好ましさ」の3項目とした．「こし」は，適度にかたく粘りがあって，やわらかいがプツンと切れにくいこと[9]，とした．

　分析型評価項目では，24カ月試料でつやがなく表面がなめらかでないと有意に識別された（**表1**）．

表1 貯蔵期間の異なる手延素麺の官能評価[8]

		5段階採点法			貯蔵期間			
		1	⇔	5	0カ月	6カ月	12カ月	24カ月
分析型評価	つや	ある	⇔	ない	1.61 ± 0.92[a]	2.22 ± 0.94[ab]	2.56 ± 0.92[b]	2.89 ± 1.08[b]
	におい	良い	⇔	悪い	2.72 ± 1.02	2.50 ± 0.92	2.39 ± 0.98	2.56 ± 0.86
	表面のなめらかさ	ある	⇔	ない	2.22 ± 0.73[a]	2.11 ± 0.97[a]	2.17 ± 0.86[a]	3.11 ± 0.90[b]
	かたさ	かたい	⇔	やわらかい	3.22 ± 1.11	2.72 ± 1.07	2.50 ± 0.86	2.22 ± 0.94
	こし	ある	⇔	ない	2.44 ± 1.20	2.89 ± 1.13	2.28 ± 0.83	2.78 ± 1.06
	のど越し	良い	⇔	悪い	2.56 ± 0.92	2.39 ± 1.04	2.22 ± 1.06	2.61 ± 0.78
嗜好型評価	かたさ	嫌い	⇔	好き	2.39 ± 0.98	2.11 ± 1.13	1.94 ± 0.87	2.06 ± 0.94
	こし	嫌い	⇔	好き	2.28 ± 1.13	2.33 ± 0.97	2.28 ± 0.96	2.39 ± 0.92
	総合的な好ましさ	嫌い	⇔	好き	2.06 ± 1.16	2.06 ± 1.16	1.83 ± 0.86	2.61 ± 0.98

n=18. 対象者の平均年齢：21.2 ± 0.81歳
a, b：異符号は有意差があり（$p<0.05$），無符号間は有意差が認められなかったことを示す．

新原らは，厄を越すことで，手延素麺のゆで麺のかたさが増すことを述べている[3]．柴田ら[10]は，手延素麺では2年貯蔵によりかたい食感となり，評価が向上することを報告している．本研究の嗜好型試験による総合的な好ましさには有意差は認められなかった．手延素麺の好ましさとして，かたさに加え，表面のなめらかさが影響したため，貯蔵期間が24カ月と長い試料では有意差が生じなかったことが推察された．柴田ら[10]と本研究での評価の差異として，官能評価のパネルの影響が考えられ，柴田らは，製粉会社の専門家あるいは専門家に近いパネルを含んでいるのに対し，本研究では20歳代の学生であった．また，食物の嗜好に関して，年齢による変化が大きいことから，パネルの年齢の差も影響していることが考えられた．

3. 組織構造観察と観察

3.1 走査型電子顕微鏡観察

貯蔵期間の異なる手延素麺と機械素麺について走査型電子顕微鏡（日本電子㈱製 JCM-5000）を用いて，試料表面の観察を行った（図1）．乾麺試料はNeo-Coater（MP-19010NCR）で1分間金蒸着し，高真空モード，加速電圧10 kV，測定倍率2,000倍とした．すべての手延素麺試料において大小異なるデンプン粒とグルテンののびが観察された．加藤ら[11]は，手延素麺の表面のグルテン層には麺線方向の配向構造が認められ，デンプン粒とグルテンの網状構造が認められること，この構造は機械素麺では認められなかったことを報告している．本観察においても，手延素麺（a）～（d）では麺線方向にのびたグルテンにデンプン粒が付着して保持された構造が確認され

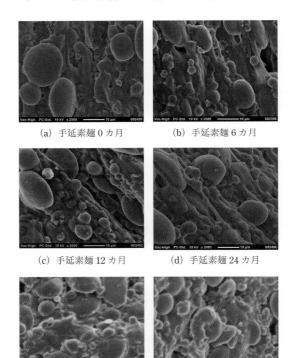

(a) 手延素麺0カ月　　(b) 手延素麺6カ月

(c) 手延素麺12カ月　　(d) 手延素麺24カ月

(e) 機械素麺0カ月　　(f) 機械素麺12カ月

図1 手延素麺と機械素麺の表面の走査型電子顕微鏡写真[8]

た．手延素麺では，はっきりとした丸いデンプン粒が観察されたが，機械素麺(e)ではデンプン粒が損傷しているものもみられた．機械素麺はローラーで薄く平らに延ばし，切り刃で細く切って乾燥させるのに対し，手延素麺は麺表面に圧力をほとんどかけずに引き伸ばすことから，手延素麺ではデンプン粒に負荷がかからずに繊維状のグルテンにより保持されたものと推察した．

3.2 放射光X線マイクロCT観察

放射光X線マイクロCTによる乾麺試料の3次元構造観察を行った．指向性が高く高強度な放射光X線を用いることで，サブミクロンの空間分解能で定量性の高いCT像を得ることができる．計測は大型放射光施設SPring-8の兵庫県IDビームラインBL24XUにて，X線波長を1.24 Åに設定して実施した[12]．検出器は，Ce:GAGGシンチレータ(応用光研)，リレー光学系，CMOS検出器（浜松ホトニクス(株)製C11440-22CU）からなる間接型X線検出器（ピクセル分解能 0.65 μm）を用い，試料－検出器間距離を10 mmとした．投影像1枚当たりの露光時間を0.15秒とし，0.15°間隔で1,200方向の投影像を取得して，線吸収係数をコントラストとした3次元像を再構成した．デンプンや食塩等の線吸収係数を，化学組成および密度を基に計算し，乾麺成分の3次元分布の推定に用いた．

素麺試料の放射光X線マイクロCT観察を図2に示した．内部には麺線方向にのびた隙間構造が見られ，表面と同様にデンプン粒はグルテン束に保持されていた．この隙間構造は，デンプン粒間の微細な空隙により，表面へと通じているものと推察された．この隙間構造の増加により，手延素麺(a)～(d)では水分の浸透が促進されることが推察された．一方で機械素麺(e)では麺線方向にのびる隙間構造は観察されなかった．

また，手延素麺乾麺表面には線吸収係数の大きな構造物が見られた（手延素麺断層像中の白い物体，ただし機械麺のそれはX線の屈折効果で空隙が強調されたものであることに注意）．この構造物の線吸収係数は，デンプンやタンパク質の化学組成や密度から計算される値（5.7 cm^{-1}および4.9 cm^{-1}）より著しく高い値（> 21 cm^{-1}）を示した．有機物より高い線吸収係数値であることから何らかの無機成分の析出物であると推察され，手延素麺原料に唯一含まれる，製麺時に添加して乾麺全体に分布した食塩（線吸収係数値 85 cm^{-1}）が高濃度に局在したものと予想された．図3にこの析出物の3次元分布を示した．0カ月，6カ月貯蔵試料と比較し，12カ月，24カ月貯蔵試料では，析出物（シアン色の部分）が大きく，多数観察された．乾麺試料の水分量がいずれも約11％と試料間に差がないことから，貯蔵中の乾燥状態に変化は無く，これらの構造物は貯蔵過程で生じる成分の凝集や流動によるものと考えられた．また，そのために貯蔵24カ月の乾麺を茹でた際の官能評価では，表面がなめらかでないと評価されたものと推察された．

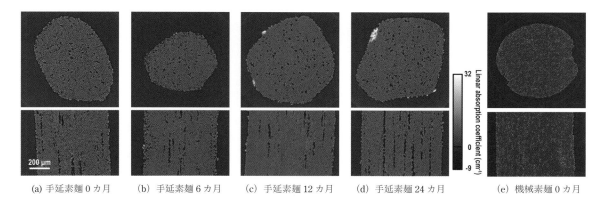

(a) 手延素麺0カ月　　(b) 手延素麺6カ月　　(c) 手延素麺12カ月　　(d) 手延素麺24カ月　　(e) 機械素麺0カ月

図2 手延素麺と機械素麺の放射光X線マイクロCT観察[8]

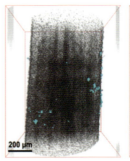 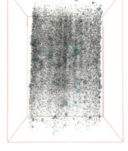

(a) 手延素麺 0 カ月　　(b) 手延素麺 6 カ月

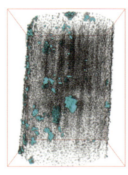 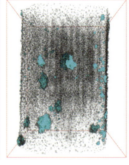

(c) 手延素麺 12 カ月　　(d) 手延素麺 24 カ月

図3　手延素麺の3次元分布[8]

4. 結論 - 調理・加工への応用

　手延素麺と機械素麺，手延素麺の貯蔵期間の比較から，素麺のおいしさに乾麺の製造工程や貯蔵期間が影響することが推察された．乾麺の構造観察では，デンプン粒の形状や麺線方向の隙間構造の違い，貯蔵過程での成分の流動・析出が推察され，構造から茹で素麺のおいしさのメカニズムの理解や製造・貯蔵工程へのフィードバックが可能になることが期待できた．

■ 引用文献

1) 井上 猛 編．兵庫県手延素麺協同組合百三十年史，pp3-21，兵庫県手延べ素麺組合，2017 年．
2) 杉田浩一，平宏 和，田島眞他 編．日本食品大事典 第 3 版，pp37-39，医歯薬出版，2013 年．
3) 新原立子，西田好伸，米沢大造，他．手延素麺製造中の脂質ならびにタンパク質の変化と麺の性状変化について，日本農芸化学会誌，1973; **47**: 423-433.
4) 新原立子，松本幸雄，米澤大造．手延素麺粉末糊のレオロジー特性の厄による変化―厄により増加する遊離脂肪酸の役割，日本食品工業学会誌，1985; **32**: 188-194.
5) 新原立子，米沢大造．手延素麺の厄現象に関する研究―厄による素麺の脂質構成の変化とその影響―，日本食品工業学会誌，1990; **37**: 779-785.
6) 小川玄吾．メンのうまさ，化学と生物，1974; **12**: 386-392.
7) 塚田扶美子，的場輝佳，長谷川喜代三．手延べそうめんの茹でぶとりについて，家政学研究，1988; **35**: 87-91.
8) 細田捺希，高山裕貴，吉村美紀，他．貯蔵期間の異なる手延べそうめんの性状と構造観察，日本調理科学会誌，2019; **52**: 386-394.
9) 三木英三，平田紀子，難藤晴美，他．茹でめんのテクスチャー評価，香川大学農学部学術報告 1995; **47**: 133-142.
10) 柴田茂久，今井 徹，稲荷佐登美．乾麺の貯蔵に関する研究（第 2 報）貯蔵中の乾麺の品質変化，日本食品工業学会誌，1978; **25**: 57-65.
11) 加藤丈雄，高木正敏．手延べソウメンの微細構造について，愛知県食品工業試験所年報，1986; **26**: 113-118.
12) Takano H, Urushihara Y, and Matsui J. High-resolution three-dimensional computed tomography for materials from industrial field, SPring-8 Research Frontiers 2010, 2011: 140-141.

（吉村美紀，高山裕貴）

13. キヌア，アマランサス，もち麦

1. はじめに

穀類の分類には諸説あるが，主穀，雑穀，疑似雑穀，油穀，菽穀に分けられる（図1）．雑穀とは「イネ科作物の種子」，疑似雑穀は「イネ科以外の小さな種子」を食用とする作物をそれぞれ指す．

ヒエ・アワ・キビ等の雑穀は，縄文時代から食べられてきた作物である．この理由として，優れた栽培環境適応能力，調理への幅広い利用性，高い栄養価があり[1]，1960年代頃まではよく米飯に混ぜられていた[2]．その後，白米のみの喫食が普及したが，2000年代に入ってから，高い栄養価が見直され，昔ながらの雑穀食が再び注目されるようになってきた．それと同時に，これまで日本ではほとんど利用されてこなかったキヌアやアマランサスといった南米産の疑似雑穀にも関心が寄せられ，市場で目にするようになっているため，本稿で取り上げる．

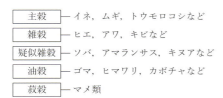

図1 穀類の分類

キヌア・アマランサスは，主穀のイネ・ムギや雑穀での含量が少ない必須アミノ酸のリジンを豊富に含み，ミネラルや食物繊維の含有量が高い．こうした高い栄養価により，アメリカのNASA（航空宇宙局）はキヌアを「21世紀の主要食になる」と1993年に発表し，これをきっかけに注目されるようになった．アマランサスも，1975年アメリカ科学アカデミー特別委員会において「有望な経済価値を有する開発中の熱帯植物」としてキヌアとともに名前が挙がった[3]．

2試料に加え，以前より白米に混食されていた主穀ムギ類のもち麦も，比較対象として観察した．

2. おいしさの科学的評価

雑穀や疑似雑穀を食べられる状態にするには，水浸漬や加熱をする必要がある．使用した3試料の調製条件を，表1に示した．

表1 各試料の調製条件

種類	ゆで加熱方法
キヌア	3倍量の水に入れ，沸騰後15分間加熱．
アマランサス	3倍量の水に入れ，沸騰後10分間加熱．
もち麦	たっぷりの沸騰水に入れ，15分間加熱後，水洗い．

加熱前後の試料の外観を図2に示した．加熱の有無に関わらず，粒外径の大きい順に，もち麦＞キヌア＞アマランサスであった．キヌアとアマランサスは加熱により「プチプチ」した食感に，またもち麦は加熱後も外皮が剥がれることはなく，「もちもち」とした食感になった．

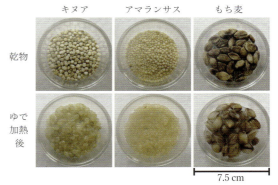

図2 加熱前後の各試料

3. 組織構造観察と考察

3.1 キヌアの加熱前後の構造および元素分布

乾燥キヌアをスライスおよび割断した断面を，卓

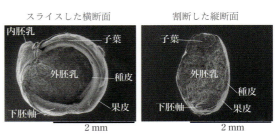

図3 電子顕微鏡による乾燥キヌアの断面構造

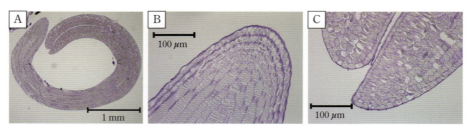

図4　加熱後に外れたリング状の胚芽
A：リング状の胚芽　B：内胚乳の先端　C：子葉の先端

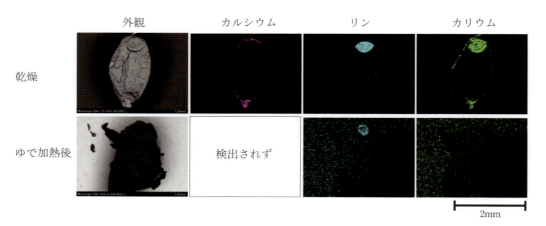

図5　乾燥および茹でキヌアにおける割断面の元素分布

上走査型電子顕微鏡を使用し，低真空で観察した（図3）．キヌアの直径は，2〜3 mm 程度であった．内部構造は，中心部に外胚乳（デンプン粒）が存在し，周囲を内胚乳，子葉および胚軸が囲んでいた．これらはまとめて，「リング状の胚芽」と呼ばれる[5]．アマランサスの直径は1.5 mm 程度であり，内部構造はキヌアに酷似していた（データ未掲載）．

表1の通りにゆでると，物理的にリング状の胚芽が外れた．そのため，10 μm の厚みの切片にしてPAS染色を施し，光学顕微鏡で観察した（図4）．細胞壁は紫色に染色され，細胞内部は染色されなかったため，内部は多糖類を含まないことが確認された．

次に，キヌアの乾燥およびゆで加熱試料について，電子顕微鏡の元素分析により，ミネラルの存在部位を確認した（図5）．乾燥試料では，外側の果皮および種皮にピンクのカルシウム（Ca），上部の子葉に水色のリン（P）や黄緑のカリウム（K）が，それぞれ存在した．しかしゆでると，種皮のCaが物理的にはがれ，子葉に含まれるPやKはほとんど残存していなかった．

3.2　各試料のデンプン粒の観察

乾燥キヌアは，小さなデンプン粒が集合してタンパク質の膜に包まれている．タンパク質の膜が破れた部分は，デンプン粒が流出していた（図6 A-1）．キヌアとアマランサスのデンプン粒は，いずれも小さい多角形であった（図6 A-2, B）．一方もち麦は，デンプン粒のサイズが大きく，丸みを帯びていた（図6 C）．

加熱試料は水分含有量が多く，無処理のまま低真空で電子顕微鏡により観察することが難しかったため，Au-Pd コーティングを施した後に観察した．これによりキヌアのデンプン粒が，タンパク質の膜に包まれた状態で加熱された様子を観察することができた（図7A）．光学顕微鏡観察では，トルイジンブルー染色により，細胞壁が濃い青色，デンプン粒が薄青色に染色された（図7B）．

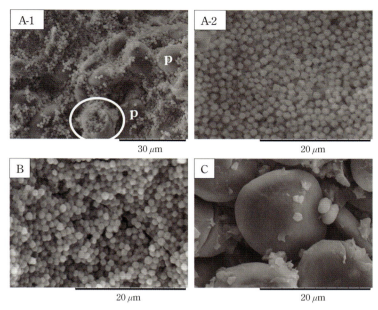

図6 電子顕微鏡による乾燥試料のデンプン粒
A-1, 2：キヌア　　B：アマランサス　　C：もち麦
p：タンパク質の膜
○：タンパク質の膜が破れてデンプン粒が流出した状態

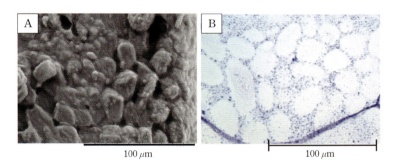

図7 加熱後のキヌアのデンプン粒
A：電子顕微鏡（Au-Pd コーティング後）
B：光学顕微鏡（トルイジンブルー染色）

4. 結論―調理・加工への応用

　ミネラルを豊富に含む疑似雑穀は，ゆでることにより栄養成分が流出していた．そのため，米への混合やスープの具材にするなど，ゆで汁も喫食できる調理方法を選択することで，効果的に栄養を摂取できることが示された．

■ 参考文献

1) 井上直人, 倉内伸幸. 雑穀入門, 初版, pp11-13, 日本食糧新聞社, 2010 年.
2) 真鍋 久. 雑穀ブームの背景を探る, 日本調理科学会誌, 2005; **38**(5): 440-445.
3) National Research Council. Amaranth Modern prospects for ancient crop, National Academy Press, 1984.
4) 広田直子, 三田コト. 長野県における雑穀の栽培状況と調理法, 長野県短期大学紀要, 1989; **44**: 19-28.
5) 平野 茂, 小西洋太郎. キノア種子の分画とその栄養成分, 日本栄養・食糧学会誌, 2003; **56**(5): 283-289.

（小泉昌子）

14 じゃがいも

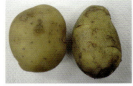
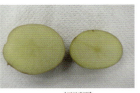

全体像　　　　　　　　　切断面

図1 男爵（左）とメークイン（右）の新いも画像

1. はじめに

日本でよく食べられている主ないも類は，さつまいも，じゃがいも，さといも，やまのいもである．

じゃがいも（男爵）の100g当たりの栄養価は51kcal，タンパク質は1.4g，炭水化物17.2g，水分81.1gで炭水化物が主な成分である（日本食品標準成分表2020年版）．さつまいもに比べると糖分や食物繊維が少なく，淡白な味で長期貯蔵が可能であり，調理・加工の範囲が広い．調理でよく使用される片栗粉は，じゃがいもデンプンである．また，マッシュポテトの原料に適している粉質系と，煮物などに適している粘質系に大別されているが，品種や比重により加工特性が異なることは明らかになっている．このため，低比重じゃがいもはベイクド向け，高比重じゃがいもはマッシュポテト向きと用途を分けている[1]．

じゃがいもの代表的種類は，男爵，メークイン，キタアカリ，ベニアカリ，インカのめざめ，シンシアなどである．男爵は粉質系で，メークインは粘質系とされている．粉質系いもは加熱により膨潤したデンプンが詰まった細胞が分離しやすい．しかし，男爵でも低比重のものは粘質系の特徴を，メークインでも高比重のものは粉質系の特徴を示すことが報告されている[1]．細胞の分離性には，いもの比重のほか，細胞壁多糖の量[2]やペクチンの溶解性[3]も影響するとされている．また，収穫時期や産地によっても，デンプン粒の存在が異なる[4]ことが報告されている．

冨岡ら[5]は，男爵とメークインを試料に生と水煮の構造を光学顕微鏡で観察して，デンプン粒の大きさを測定し，両いも食感の差異はいも細胞壁の厚さに由来する可能性を指摘している．また，星野[6]は男爵のデンプン粒は豊富で，大中小のデンプン粒があり，細胞膜はやや薄く，メークインでは，細胞膜は厚く，細胞内の細胞質が多く，細胞内のデンプン粒の数が少ないことを上げている．しかし，実験に用いたいもの産地や重量，成熟度については記載がない．

低真空SEMは，生じゃがいものデンプン粒や細胞壁の観察が容易である．木下ら[7]は，男爵の新いもと貯蔵いもについて低真空SEMで観察し，貯蔵いものデンプンの方が多いことを報告している．しかし，いもの種類の違いは観察していない．新いもは低比重であり，また春より秋に収穫したいもの方が比重は高い傾向にあったという報告もある[4]．

2. おいしさの科学的評価

6月中旬に購入した男爵（長崎県産）およびメークイン（熊本県産）の新いも，いずれも同重量（**図1**）を用いて，デンプン粒の流出がない「蒸す」操作を沸騰継続30分間行って，全体がやわらかくなったいもの外髄中央部分を1.5cm角に切り出し，破断測定を行った（**図2**）．

生試料の比重（比重＝重量／体積）は，男爵1.040±0.02，メークイン1.046±0.03であり，両者の間に有意差はなかった．両試料の破断波形も同じ傾向を示し，荷重は破断点のあとにゆっくり低下し，粘る性質がみられた．破断荷重も両者の間に有意差は

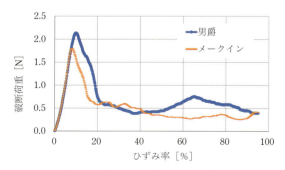

図2 加熱いも（蒸）の破断曲線
測定条件：プランジャーくさび型，プランジャー速度1mm/sec

みられなかった．

3. 組織構造観察と考察

生いもおよび破断測定と同じ加熱試料について，光学顕微鏡と低真空 SEM で観察した．

3.1 光学顕微鏡

光学顕微鏡の観察では，いも（生）の断面の 1/4 程度の大きさを切片にしたので，皮相部，外髄，内髄，維管束部も一視野で観察できた（図 3）．

じゃがいもの表皮は周皮があり，その内部に皮層がある．さらにその内部は外髄と内髄からなる（図 3, D 外，M 外）．内髄はいも中央の肉眼的に透明な部分である．髄の柔細胞はデンプン粒を多く含み，内髄は外髄に比べてその量は少ないと星野[5]は報告している．

生じゃがいもの皮層部では，デンプン粒が見当たらず，外髄ではデンプン粒が多く，内髄ではデンプン粒が少なかった．この結果は，星野[5]・富岡[6]と同様であった．

男爵の皮層部はメークインより薄く，密であり，外髄に密着していた．メークインでは外髄との間の維管束環が明瞭にみえた．男爵の維管束部に存在する物質は PAS 染色で染まっているが，メークインでは，染まっていないものもあった．また，男爵とメークインの細胞壁を比べると（図 3, D 中，M 中），

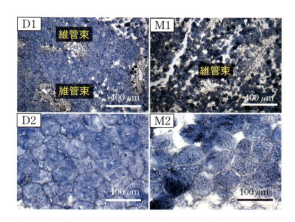

図4 男爵とメークインの加熱いも（蒸）の光学顕微鏡像
パラフィン切片 10 μm，ヨード反応，
D：男爵，M：メークイン
1：維管束部を含む柔組織　　2：外髄の柔組織

メークインの方が PAS 染色に濃く染まって厚かった．また，細胞は男爵がやや小さく，デンプン粒も小さかった（図 3）．

蒸した男爵の細胞は，ヨードによって濃染したが，メークインの細胞は染まっていないものもあり（図 4 M2），男爵の細胞の大きさは，メークインよりやや小さくみえた（図 4）．また，メークインでは皮部と外髄が離れやすく，そして皮層も男爵より疎な構造なので，皮がはがれやすいと考えられる．また，新いもではデンプン粒が少なく，種類による構造的な差異も少なかった．

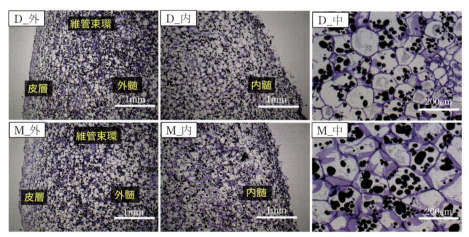

図3 男爵とメークインの生いもの光学顕微鏡像
パラフィン切片 10 μm，PAS 染色，D：男爵，M：メークイン

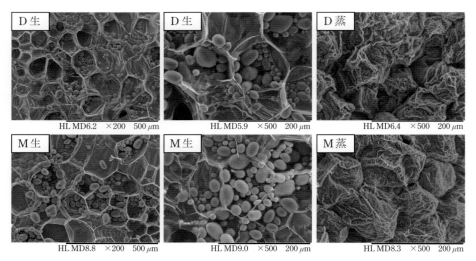

図5 男爵とメークインの低真空SEM像
D：男爵，M：メークイン
D生・M生：切断面を観察　D蒸・M蒸：グルタールアルデヒド固定後乾燥観察

3.2 低真空SEM

生いもの観察は横断面を8つ切りにし，それを試料台にとりつけて観察した（図5 D生，M生）．一方，加熱いも（蒸）は，そのままでは明瞭な画像が得られなかったので，2.5％グルタールアルデヒド溶液（pH 7.4，0.1 Mリン酸緩衝液）を用い，5℃下2時間の単固定を行い，洗浄・脱水・乾燥後に低真空下で観察した（図5 D蒸，M蒸）．

生いもデンプン粒の大きさは，男爵で小さく，一方，メークインには大きな粒が多かった．また，細胞壁は，男爵では薄く，メークインではシャープな線状が観察されたものの，厚さの差異は低真空SEMでは明らかではなかった（図5）．

加熱じゃがいも（蒸）のデンプン粒は，加熱により膨潤して互いに融合し，細胞内全体を満たしていた．男爵の細胞はメークインより小さくみえたが，細胞壁は明瞭ではなかった（図5 D・M蒸）．

5. 結論─調理・加工への応用

新いもでは，比重や蒸したいもの破断波形には違いが少ないので，同じような食感であると考えられる．また，デンプンも少なく，細胞の分離性が低いと推察する．このことから，新いもでは，いもの種類を気にせずに，煮物などの調理に適していると考えられる．

■ 参考文献

1) 佐藤広顕．熱帯農業研究，2014；**7**(1): 16-19.
2) 大谷貴美子．調理特性の異なる馬鈴薯の非澱粉性の構造（第1報）．日本家政学会誌，1989；**40**: 593-601.
3) 佐藤広顕，高野克己．比重の異なるバレイショの蒸熱による物性およびペクチンの性状変化の比較，日本食品保蔵科学会誌，2000；**26**: 17-21.
4) 佐藤広顕，山崎雅夫，高野克己．バレイショの加工特性と品種および比重との関係．日本食品保蔵科学会誌，2005；**31**(4): 155-159.
5) 星野忠彦，松本ヱミ子，高野敬子．食品組織学，pp232-233，光生館，1998年．
6) 冨岡佳奈絵，大友佳織，横山 恵．男爵とメークインにおける食感と組織構造の関係，修紅短期大学紀要，2009；(30): 21-28.
7) 木下枝穂，小池 恵，堂薗寛子，他．収穫時期の異なるジャガイモ中のデンプンの煮熟による変化，共立女子短期大学生活科学科紀要，2010；**53**: 41-47.

（峯木眞知子）

15. フライドポテト

1. はじめに

フライドポテトは，じゃがいもを揚げた代表的な調理品である．味が淡白で誰にでも好まれる．最近では，揚げてから冷凍した商品も販売され，電子レンジ加熱で食べることができる．

2. おいしさの科学的評価

市販冷凍フライドポテトの栄養成分表示は表1に示すとおりで，原材料は，じゃがいも，植物油脂，粉末状植物性タンパク質，食塩，デンプン，乾燥卵白／加工デンプン，増粘剤，乳化剤である．

3. 組織構造観察と考察

フライドポテトは電子レンジで加熱後，10％ホルマリン液で固定し，パラフィン切片後，PAS染色およびヨード染色を行い，光学顕微鏡で観察した．また，同様の試料を2.5％グルタールアルデヒド・1％オスミウム酸固定後，脱水・乾燥，Au-Pdコーティングしたものを，低真空SEMで観察した（図2）．

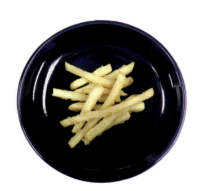

図1　フライドポテト外観

表1　フライドポテト100g当たりの栄養成分表示

項　目	栄養成分表示
エネルギー（kcal）	246
タンパク質（g）	3.6
脂　質（g）	12.6
糖　質（g）	28.9
食物繊維（g）	3.3

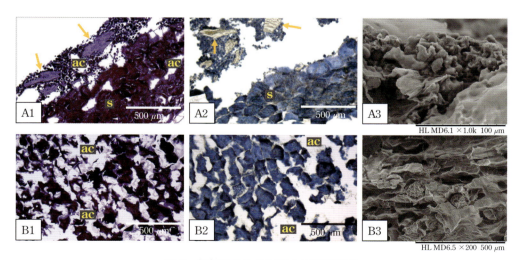

図2　加熱後フライドポテトの組織構造

A：外層部　　B：内層部
1：パラフィン切片10μm、PAS染色　　2：パラフィン切片10μm、ヨード染色
3：グルタールアルデヒド＋オスミウム酸固定，Au-Pdコーティング　低真空下で観察
↑：最外層部にみられるタンパク構造物　　ac：空隙　　s：デンプン細胞

フライドポテトの外層部（A1）は，薄紫色に染まる大きな楕円形物質と，それを囲む微細な小顆粒で構成される最外層が観察され，その下層に加熱されたじゃがいものデンプン細胞の層が存在していた．

同じ切片をヨード染色で見ると，A1の薄紫色の物質は，茶色に染色され（A2），その内部構造は繊維状にみえた．また，周囲を囲む小顆粒はPAS染色およびヨード反応で濃染されていた．原材料のじゃがいもとは異なるデンプンの形状であった．そこで，低真空SEMにて，その部分を観察すると（A3），楕円球の物質とそれと同じ電子密度の不定形物質および，微細な脂肪球と思われる物質が最外層に観察された．スライスしたじゃがいもを，油脂や，タンパク質，加工デンプンを含んだ衣で包み，その接着には，乾燥卵白を使用していると考えられる．加工デンプンを揚げ衣に添加すると，結着性が高まることはよく知られている[1]．また，フライドポテトを家庭で作る際に片栗粉をまぶして揚げると，外側がホクホクしておいしいとされている．その応用として，じゃがいもの周りにホクホク感を与えるバッター（batter）をつけて揚げていると推定する．外層部の細胞を見ると，じゃがいもデンプンが充満した丸いデンプン細胞が観察されるが，内層部は，高温の揚げ加熱により，細胞の形が変形して角張って，一定の方向を示している．PAS染色像を見ると，デンプン細胞の空隙が広く，そのなかに薄く染まる不定形のもの[2]があり，加工デンプンと考えられる．ヨード染色ではいずれも濃く染まって，不定形の物質は見えない．低真空SEMで観察すると，丸い微細な構造を持つ塊の部分が多数みえる．これも加工デンプンであろう．

4.　結論—調理・加工への応用

フライドポテトなどの加工品では，異なる染色像の光学顕微鏡観察だけでなく，低真空SEMでの観察を併せることで，より多くの知見が得られる．

■ 参考文献

1) 村山篤子，松下恭子．加工でん粉（PCS）の揚げ物への利用について，調理科学，1987; **20**(2): 150-155.
2) 高崎禎子，峯木眞知子．馬鈴薯でん粉あるいは化工馬鈴薯でん粉添加が製パン性に及ぼす影響，日本調理科学会誌，2001; **34**(1): 53-61.

（峯木眞知子）

16 ダイコン，レタス

1. はじめに

低真空走査型電子顕微鏡の普及に伴い，観察試料の固定や脱水を行わず，そのまま観察することが可能となってきた．

本稿では，根菜類や葉類などの多水分試料を低真空走査型電子顕微鏡で観察する際に注意する点を，ダイコンとレタスを例にして述べる．

2. おいしさの科学的評価

ダイコンのサラダを食べる場合，どのようなダイコンをおいしいと思うかを調査した結果，「歯触りがよい」（66%），「甘みがある」（61%），「水気が多い」（43%）の順に多く回答された[1]．また，レタスをサラダで食べる場合，どのようなレタスをおいしいと思うかを調査した結果，「歯ごたえがある」（73%），「水気が多い」（63%），「甘みが少しある」（47%）の順に多く回答された[1]．このように，水分を多く含む生野菜のおいしさは，細胞内の水分により発生する膨圧が，「歯触りがよい」，「歯ごたえがある」食感をもたらしている．食品成分表[2]によると生ダイコンの水分含量は 94.6%，レタスの水分含量は 95.9%となっている．

3. 低真空走査型電子顕微鏡観察の方法

3.1 試料

ダイコン（青首大根）およびレタス（結球性のヘッドレタス）はスーパーマーケットから購入した．

ダイコンは長軸の中央部を長軸に垂直になるように輪切りにし，表皮と中心柱の間に存在する皮層から，厚みの異なる（5 mm，2 mm，0.3 mm）3 種の平板を約 10 mm × 10 mm に切り出して観察試料とし，切り出し直後に顕微鏡試料台に設置した．

レタスは最外葉から 2 枚目を取り出し，葉部および茎部から繊維方向に沿って約 10 mm × 10 mm に切り出して観察試料とし，切り出し直後に顕微鏡試料台に設置した．

3.2 顕微鏡観察手順

加速電圧 15 kV，100 倍の倍率で 50 Pa 下で，観察を開始した．まず，試料台に設置した観察試料全体像を撮影後，試料の 5 カ所を選び観察し，その後，試料全体像を再び撮影後，再度，先に観察した 5 カ所と同じ観察座標を再観察し（2 巡目），観察終了時に再度，試料全体像を撮影した．電子線による影響や時間経過に伴う変化を確認するために，上記手順にて観察を行った．後述の観察画像は，5 カ所のうち 2 カ所を提示した．観察開始後の経過時間も記載した．

3.3 観察試料の検証測定

1) 水分含量測定

観察前後の試料の水分含量を常圧加熱乾燥法により測定した．測定は 3 回繰り返した．

2) 試料観察

撮影した観察試料全体像を ImageJ により画像解析して試料の上面積を計測し，観察開始 0 分を 100 とした時の，各経過観察時の面積比率を算出した．

4. 低真空走査型電子顕微鏡観察の結果

4.1 ダイコン

表 1 に，観察結果を示す（左右は同一巡の異なる場所，上下セットは同じ場所の異なる巡）．細胞壁に囲まれた細胞の切断面を観察することができた．厚みの異なる（5 mm，2 mm，0.3 mm）試料の 5 カ所の観察を 2 巡行うのに，それぞれ 14 分，18 分，13 分を要した．試料水分含量は観察前 95.4%であったものが，観察終了時にはそれぞれ，90.7%，81.8%，70.0%と減少し，厚みの薄い試料ほど，水分蒸散が大きかった．また，試料全体像撮影から算出した試料の上面積比率も，観察時間経過に伴って減少し，観察前を 100 とした場合，観察終了時にはそれぞれ，91.1，82.3，89.8 と，試料の収縮が生じていることが認められた．0.3 mm 厚の収縮が 2 mm 厚より少なかったのは，0.3 mm 厚試料が薄く，試料台に貼

りついた状態であったことから，収縮を妨げたものと考えられる．

画像を見ると，いずれの厚みの試料においても，1巡目の観察後の2巡目の観察で，細胞膜の皺の増加が見られた（写真黄色円形部）．また，0.3 mm試料においては，維管束周辺の細胞の変形が認められた（写真黄色四角部）．

表1 ダイコンの低真空走査型電子顕微鏡観察時の観察時間に伴う画像変化

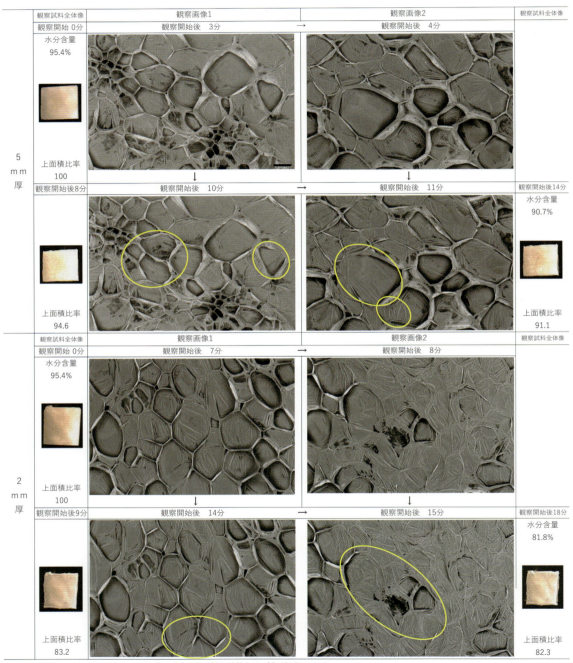

最上段左画面のスケールは100μmを示す．黄色円形で囲んだ部分では皺が発現していた．

16. ダイコン，レタス

(続き)

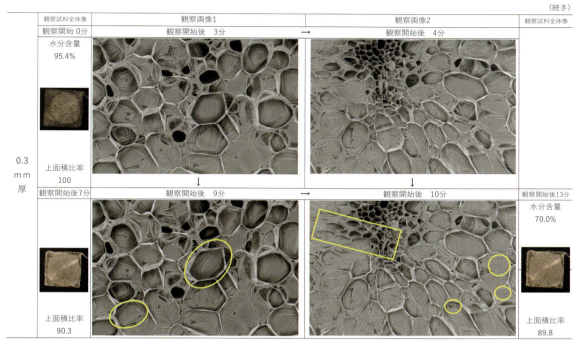

黄色円形で囲んだ部分では皺が発現し，黄色四角で囲んだ部分の細胞は変形が見られた．

表2 レタスの低真空走査型電子顕微鏡観察時の観察時間に伴う画像変化

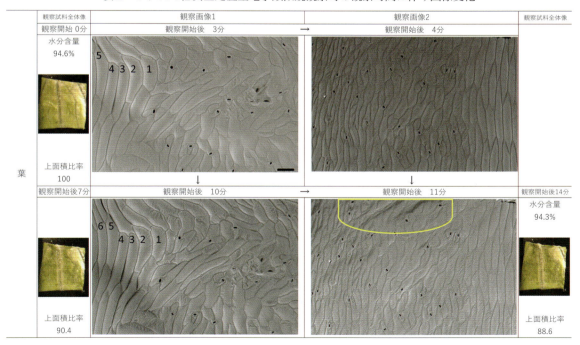

(続く)

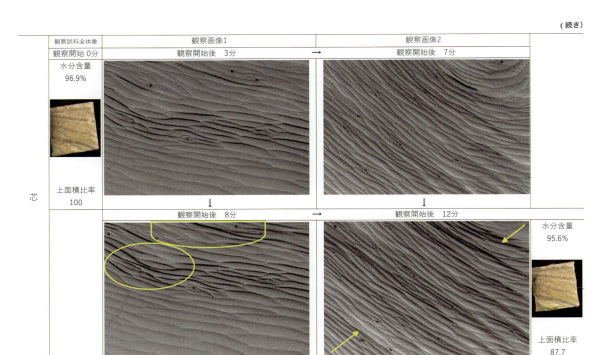

最上段左画面のスケールは100μmを示す．黄色で囲んだ部分では皺や撚れが発現していた．黄色矢印は，画像全体が矢印の方向に委縮している．

4.2 レタス

表2に，観察結果を示す．レタス表面の細長い細胞を観察することができた．葉および茎試料の5カ所の観察を2巡行うのに，それぞれ14分および12分を要した．試料水分含量は，観察前の葉が94.6%であったものが，観察終了時には94.3%に，観察前の茎が96.9%であったものが，観察終了時には95.6%に減少した．この減少率は，前項ダイコンに比べて小さく，これは，レタス表面のクチクラワックスにより，観察面からの水分の蒸散が抑えられ，側面の切断面から主に生じたため，と考えらえた．そして，試料全体像撮影から算出した試料の上面積比率は，観察時間経過に伴って減少し，観察前を100とした場合，観察終了時には葉で88.6，茎で87.7となり，試料が萎びているのが目視できた．

画像を見ると，葉および茎試料ともに，1巡目の観察後の2巡目の観察で，皺や撚れが認められた．

5. 結論─調理・加工への応用

多水分食品の低真空走査型電子顕微鏡観察においては，電子線による観察表面の劣化や経過時間に伴う変形に注意しながら，手早く行うことが重要である．特に野菜の観察では，種類や部位で観察経過時間によるダメージが異なるため，観察目的に応じて個別に配慮する必要がある．

■ 参考文献

1) 農林水産省 消費・安全局 消費・安全政策課，食品品消費モニター，第3回定期調査結果「野菜のおいしさについて」，2007
2) 日本食品標準成分表（八訂）増補2023年

（小竹佐知子）

17. 冷凍タマネギ

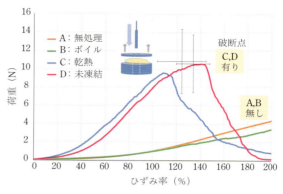

図1 突き刺し（破断強度）試験　試料挟み込み貫入型

1. はじめに

　凍結は食品の貯蔵寿命を延ばすために用いられるが，凍結することで野菜の食感は劣化することが知られている[1-5]．さらに凍結前にボイルや乾熱等の異なる処理を施すと，解凍後の食感も変わることがわかっている．しかし，冷凍前の処理がなぜ食感を変化させるのかは具体的には明らかでない．そこで，凍結前処理の異なる3種の冷凍タマネギと生タマネギを用いて，官能評価・物性測定・構造観察を行い，食感変化のメカニズムを力学的要因・構造的要因から見える化した．特に破壊構造を観察する有用性を示した．

2. おいしさの科学的評価

　凍結前に，無処理（A）・ボイル（B）・乾熱（C）のいずれかを施した3種の冷凍タマネギと冷凍されていない生タマネギ（D）を試料とした．それぞれのタマネギを所定の方法で調理して官能評価に用いた．官能評価では自由な言葉出しとそのコレスポンデンス分析を行った．また，見た目のボリューム感・シャキシャキ感・歯切れのよさ・水っぽさ・食感を重視した嗜好性の5項目について順位法を行った．官能評価の結果，嗜好性は無処理（A）とボイル（B）が低く，乾熱（C）と生（未凍結）（D）が高く評価された．さらに統計処理の結果から，タマネギの食感の嗜好性と，歯切れの良さ・シャキシャキとした食感に正の相関があり，一方で歯切れの悪さ・水っぽさに負の相関があった．

　物性測定ではレオナーを用いて突き刺し試験を行った（図1）．試験後の試料の様子を図2に示した．突き刺し試験の結果でも官能評価と同様に，無処理とボイル，乾熱と生の2つのグループに分かれた．無処理（A）とボイル（B）は試料が潰れるのみで破断破断点を示さず，測定後の試料に貫入穴が生じなかった．乾熱（C）と生（D）は破断点を示し，貫入後の穴を生じた．乾熱と生は破断荷重・破断ひずみ率ともに有意差がなく，乾熱処理したタマネギは凍結解凍後でも生とほぼ同じ破断物性を保持することが明らかとなった．

3. 組織構造観察と考察

　構造観察では，低真空SEMを用いて凍結状態の試料を観察した．また，実体顕微鏡を用いて凍結解

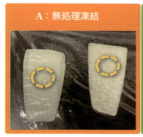
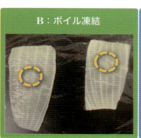
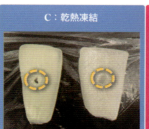
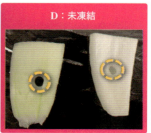

図2　突き刺し（破断強度）試験後の試料の様子（貫入穴の有無）

凍後の突き刺し前後の試料を0.02%トルイジンブルー溶液で染色し観察した．突き刺し後の破壊構造の観察場所を図3に示した．

低真空SEMによる内部構造観察（図4）では，無処理（A）とボイル（B）で損傷が激しい細胞が多く観察された．一方，乾熱（C）と生（D）で無傷でハリのある細胞が多く観察された．実体顕微鏡による内部の観察（図5）では，（A）と（B）で大きな空隙が観察され，凍結によって生じた大きな氷結晶によるものであると考えられた．一方，（C）と（D）では空隙が見られず，（C）は比較的ハリのある細胞，（D）ではハリのある細胞が密に並んだ様子が観察された．

突き刺し試験後の破壊構造観察（図6）では，破断点を生じなかった無処理（A）とボイル（B）は細胞のサイズが元の3割程度に潰れた様子が観察された．一方，破断点を生じた乾熱（C）では細胞自体に亀裂は入らないが細胞間で亀裂が入った様子，生（D）では細胞間での亀裂と細胞自体に亀裂が入った様子が観察された．これらの様子を模式的に図7

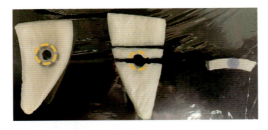
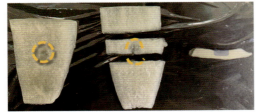

図3　突き刺し試験後の破壊試料構造観察部位（右側断面）

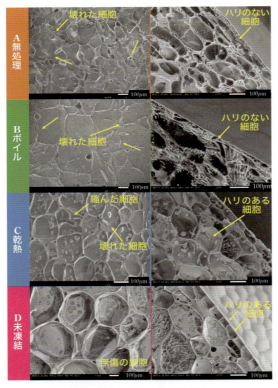

図4　低真空SEM観察像
右：内部　左：表面を含む断面

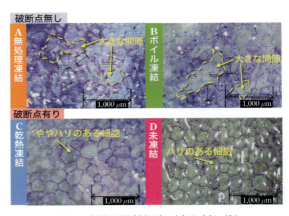

図5　実体顕微鏡観察（突き刺し前）

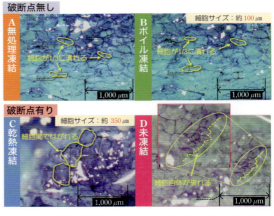

図6　実体顕微鏡観察（突き刺し後，貫入破壊）

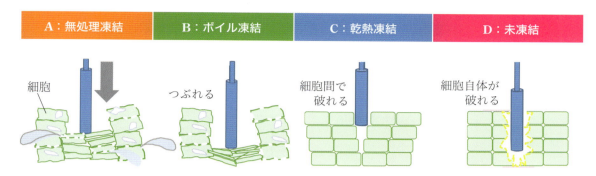

図7　破壊の模式図

に示した．突き刺しによる破壊のされ方が冷凍による細胞の損傷具合の違うタマネギで，異なることが明らかとなった．

凍結前処理の違いにより，冷凍タマネギの食感・物性・構造に違いが生じる破壊メカニズムについて以下のように考察した．凍結前に無処理またはボイル処理を施したタマネギは，凍結により大きな氷結晶を形成し，細胞損傷を生じる．そのため，噛んだ時には損傷部分から多くの離水を伴って潰れ，水っぽく歯切れの悪い食感となり，嗜好性が低下する．

一方，乾熱処理を施したタマネギでは，前処理によって水分含量の低下と細胞壁の硬化が生じたため，大きな氷結晶の形成が抑制される．さらに損傷を受けにくくなり，凍結解凍後も比較的元の構造を保持できた．そのため，噛んだ時には細胞間で剥がれるように破断し，シャキシャキとして歯切れの良い食感となり，嗜好性が高く評価されたと考えられる．

4．結論―調理・加工への応用

以上のように，異なる凍結前処理を施したタマネギの食感変化のメカニズムを細胞の破壊構造の違いから明らかにした．これは，凍結前処理によって細胞への凍結損傷を制御できることを示し，より良い食感の冷凍野菜の開発への応用が期待される．さらに，食品の破壊構造を明らかにすることにより食感をデザインできる可能性を示している．

■ 参考文献

1) 渕上倫子．調理・加工による食品物性の挙動と組織に関する総合的研究，日本調理科学会誌，2013; **46**: 65-74.
2) 山田浩輔，中山逸平，石黒裕康．特許番号 6463554, 2019.
3) Ando Y, Maeda Y, Mizutani K, *et al.* Impact of blanching and freeze-thaw pretreatment on drying rate of carrot roots in relation to changes in cell membrane function and cell wall structure, *LWT - Food Science and Technology*, 2016; **71**: 40-46.
4) Jha PK, Xanthakis E, Chevallier S, *et al.* Assessment of freeze damage in fruits and vegetables, *Food Research International*, 2019; **121**: 479-496.
5) Li D, Zhu Z, Sun D. Effect of freezing on cell structure of fresh cellular food materials, *Trends in Food Science & Technology*, 2018; **75**: 46-55.

（中村　卓）

18 梅（カリカリ梅）

1. はじめに

ウメの利用は古く，中国殷時代の遺跡からウメの核（一般にタネと呼ばれる部位）が見つかっている[1]．日本へは6世紀ごろに渡来したと考えられ，古来は未熟果を燻製にした'烏梅（うばい）'が漢方薬として使われた[1,2]．

現在の日本でのウメ加工の中心は'梅干し'であり，熟果を塩蔵後に天日干して製造され，やわらかい果肉が特徴である．これとは対照的な歯応えを呈する'梅漬け（通称，カリカリ梅）'は，未熟果をカルシウム塩と共に塩蔵することで，「カリカリ」とした独特の食感が発現する．本節では，このカリカリ梅を取り上げ，特徴的な食感発現のメカニズムを探る．

2. おいしさの科学的評価

2.1 カリカリ梅の原料果

カリカリ梅のおいしさは，その名称の「カリカリ」とした食感にある．原料果には10 g以下の小ウメ（小粒品種）が多く用いられるが，中粒品種（10 g～25 g）や大粒品種（25 g以上）も加工が可能である．最も多く使用されている品種は竜狭小梅（りゅうきょう）[3]である．

カリカリ梅の原料果は，未熟果の使用が絶対的な条件で，熟度の進んだ果実では「カリカリ」と知覚する硬度を得ることはできない．図2は甲州小梅を5/11～6/22に収穫したデータで，成熟するにつれて重量（◆）が増加するとともに，有機酸の一つであるクエン酸（■）も増加することを示している．この間，果肉硬度は収穫日5/18～6/1にピークとなり（●，約12 M Pa），これを適熟果としてカリカリ梅の加工に供す．5/11収穫果はサイズが小さすぎ，また6/8以降の収穫では果肉が軟化しすぎて，カリカリ梅には適さない．

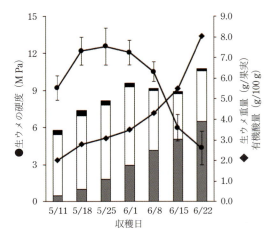

図2 生ウメ成熟期における硬度・重量・有機酸量の変化[4,5]

2.2 カリカリ梅の製造方法[4-8]

カリカリ梅の製造は，適熟果を立塩法（たてじお）（食塩を振りかけるのではなく，食塩水に漬け込む方法）により塩蔵する際，硬化剤としてカルシウム塩を添加するのが一般的である．漬け込み液の初発食塩濃度は5%とし，23日間毎日加塩して，最終食塩濃度を20%とする．このように食塩濃度を徐々に上げることで，果実の収縮を抑える．

水酸化カルシウムをウメ重量に対して0%（対照区），0.15%（低Ca区），0.30%（高Ca区）で塩蔵し，縫合線と反対側の果肉部を切り出し，硬度を最大破断荷重により測定した（図3）．

高Ca区では生ウメの硬度が保持されたのに対し（表1），対照区では著しい軟化が起こり，また，

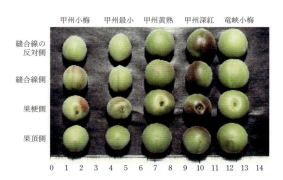

図1 ウメの品種例（小粒品種）[4]

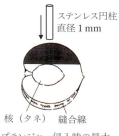

図3 果肉部硬度測定方法[9]

表1 生ウメおよび塩蔵梅の状態と硬度[4,5]

試験区	生ウメ	塩蔵梅		
		対照区	低 Ca 区	高 Ca 区
水酸化 Ca 濃度	—	0%	0.15%	0.30%
果実				
硬度（MPa）	11.4	1.4	4.2	11.0

低 Ca 区では表面に皺がよる萎縮と軟化が発生した[5,6]．低 Ca 区の委縮は，添加カルシウム量が不十分で，果肉全体にいきわたらなかったために生じたと考えられる．カリカリ梅製造では，収穫時の適熟果を使用したとしても，塩蔵中に十分なカルシウム塩の添加がなければ，高い硬度を得ることができないのである．

2.3　「カリカリ」食感の官能評価[9,10]

「カリカリ」とした食感の知覚は，果肉硬度が 7.5 MPa 以上必要であり，それ以下では「フニャ」梅と判定されることが官能評価により判明した．十分な硬度を得るためのカルシウムイオン濃度は，原料ウメ重量の 0.16% 以上であり，硬度測定により，水酸化カルシウムの他に，乳酸カルシウム，酸化カルシウム，グルコン酸カルシウムも硬度保持剤として利用できることが示された．

2.4　カリカリ梅製造における Ca の作用

細胞壁構成糖を測定した結果[11]，ペクチン質画分の主構成糖であるガラクツロン酸[12,13]が，高 Ca 区のセルロース画分で多く検出された．これは，ペクチン質－セルロース微繊維間をカルシウムが架橋して強固に結合させたことから，生ウメに比べて，高 Ca 区では細胞壁の構造がより緻密な状態になり，それが「カリカリ」とした歯ごたえの発現に繋がっていると推定された．

3.　組織構造観察と考察

3.1　【走査型電子顕微鏡】[14]

走査型電子顕微鏡観察の部位を図4に示す．

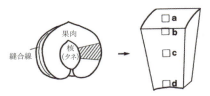

図4 走査型電子顕微鏡観察試料

3.1.1　高真空走査型電子顕微鏡（HV-SEM）観察

切り出した試料をグルタールアルデヒドと四酸化オスミウムによる二重固定後，エタノール・酢酸イソアミル脱水して，臨界点乾燥後に割断し，金蒸着の後，割断面を観察した（図5 左列，×500）．

細胞壁の状態は，低 Ca 区では波状や歪んだ箇所が観察されたのに対し，高 Ca 区では構造が保たれていた．また，高 Ca 区の細胞壁により囲まれた空隙には球状構造物（＊）が観察され，添加した水酸化カルシウムの結晶と考えられた．

3.1.2　低真空走査型電子顕微鏡（LV-SEM）観察

前記 3.1.1 の HV-SEM と同じ部位を切り出し，そのまま低真空下での観察に供した（図5 右列，×500）．

HV-SEM 対照区の波状や歪んだ状態は LV-SEM では観察されず，これらの変形は，固定・脱水・乾燥中に生じたアーティファクトと考えられた．また，LV-SEM の高 Ca 区では，細胞壁の内側に薄膜状に

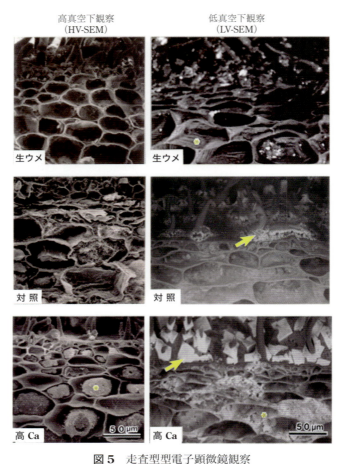

図5　走査型電子顕微鏡観察
（図4に示した観察試料のa～bの範囲を表示）水酸化カルシウム0%（対照），0.30%（高Ca）

貼りついた構造物が観察され(*)，これが添加した水酸化カルシウムの結晶と考えられた．したがって，HV-SEMの高Ca区細胞壁空隙内の球状結晶も，固定・脱水・乾燥中に生じたアーティファクトと考えられた．さらに，LV-SEMでは生ウメ細胞壁内壁に皺(*)が観察され，高Ca区の果実表面では，食塩の結晶と考えられる立方体状の構造物（↑）が観察された．HV-SEMでは，固定液や脱水溶液中に食塩が溶解し，観察できなかったと考えられた．

LV-SEMでは，併せてエネルギー分散型X線分光器（Energy Dispersive Spectrometer，EDS）による元素分析も行い，高Ca区ではカルシウムがウメ果実表面から果肉内部まで（図4のa～d）全体に分布していることが確認された．

3.2 透過型電子顕微鏡（Transmission Electron Microscope，以下TEM）

3.2.1 超薄切片観察

果肉を1 mm以下の小片に刻み，グルタールアルデヒドと四酸化オスミウムによる二重固定後，エタノール脱水して，エポン樹脂包埋した．ミクロトームにより超薄切片とした後，ウラン-クエン酸鉛による染色を行い，カーボン蒸着し，TEMにより細胞壁を観察した（図6）．

生ウメの細胞壁（幅1～2 μm）の内部には繊維状組織（*）が，また電子密度の高い中葉（↑）も観察された．一方，対照区の細胞壁は幅が増大し（最大約7 μm），所々に変形（くびれ・断裂（↑））が観察された．高Ca区では生ウメに近い形状が保たれ，密に詰まった繊維状組織（*）と中葉（↑）が観察された．

3.2.2 急速凍結ディープエッチングレプリカ法

果肉部分を $4 \times 3 \times 2$ mm に切り出し，液体窒素により冷却した純銅板に圧着させて急速凍結させ，割断後，真空度 10^{-7}〜10^{-8} Torr 下で，温度を $-95℃$ から $105℃$ に上昇させ，ディープエッチング（氷の昇華）をかけた．白金を斜めより回転蒸着後，さらに炭素を蒸着してレプリカ膜を補強し，得られたレプリカ膜を TEM により観察した．

高 Ca 区の繊維は，対照区に比べて細く，繊維と繊維の間が密に詰まっていた．高 Ca 区の繊維の幅は 24.9 ± 0.02 nm で，対照区の 28.9 ± 0.03 nm に比べて有意に細いことが判明した（t 検定，$p < 0.01$）．

4. 結論——調理・加工への応用

植物組織の硬化を目指す食品加工において（野菜類の軟化防止など），細胞壁成分のカルシウム塩による架橋作用は効果を発揮すると考えられる．

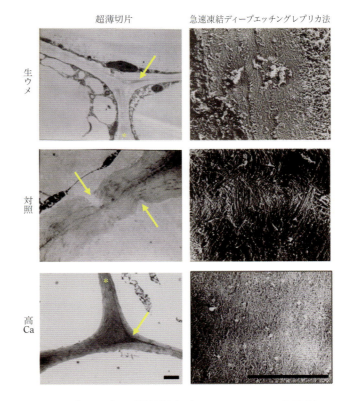

図 6 透過型電子顕微鏡観察（スケールは 1 μm を示す）

■ 参考文献

1) 梅田操．『ウメの品種図鑑』，pp.2〜6，誠文堂新光社，2009 年．
2) 田尾龍太郎，「ウメ」『果実の事典』，杉浦昭・宇都宮直樹・片岡郁雄・他編，pp.151〜155，朝倉書店，2009 年．
3) （一社）日本果樹種苗協会・（国研）農業・食品さん号技術総合研究機構・（国研）国際農林水産業研修センター．『図説果物の大図鑑』，pp.130〜136，マイナビ出版，2016 年．
4) 小竹佐知子，乙黒親男．カリカリ梅におよぼすミネラル成分の影響，日本海水学会誌，2103; 67: 212〜218.
5) 乙黒親男，小竹佐知子．カリカリ梅の製造工程とそのテクスチャーの変化，New Food Industry, 1997; 39: 69〜82.
6) 乙黒親男，金子憲太郎，小竹佐知子，他．小ウメ漬けの硬度と組織構造に及ぼすカルシウム化合物の影響，日本食品工業学会誌，1993; 40: 552〜557.
7) 乙黒親男，金子憲太郎，小竹佐知子，他．硬化ウメ漬けの萎縮に及ぼす果実熟度と水酸化カルシウム添加の影響，日本食品工業学会誌，1993; 40: 720〜726.
8) 乙黒親男，金子憲太郎，小竹佐知子，他．硬化ウメ漬けの萎縮と水酸化カルシウムの添加方法について，日本食品工業学会誌，1993; 40: 863〜866.
9) 小竹佐知子，乙黒親男，金子憲太郎．梅漬けの硬度に及ぼすカルシウム化合物の影響およびその官能評価，日本家政学会誌，1995; 46: 641〜648.
10) Odake S, Otoguro C, Kaneko K. Effect of calcium gluconate addition on the properties of ume fruit (Japanese apricot) products, *Food Science and Technology, Res*. 1999; 5: 227〜233.
11) Otoguro C, Odake S, Kaneko K, Amano Y. The Relationship between the Constituents of Cell Wall Polysaccharides and Hardness of Brind Ume Fruit, *Nippon Shokuhin Kogyo Gakkaishi (J. Jpn. Soc. Food Sci. & Technol.)*, 1995; 42: 692〜699.
12) 西谷和彦，梅澤敏明．植物細胞壁，pp.9-61，講談社，2013 年．
13) 横山隆亮，鳴川秀樹，工藤光子，西谷和彦．植物細胞壁—高次構造の構築と再編—，化学と生物，2015; 53: 107〜114.
14) Odake S, Otoguro C, Kaneko K. Scanning Electron Microscopic Observation of Fresh and Salted Ume Fruit — Image Comparison between Conventional SEM and Low-Vacuum SEM and Calcium Distribution Measurement with an Energy Dispersive Spectrometer —, *J. Home Economics of Japan*, 1995; 46: 1141〜1150.

（小竹佐知子）

19 やまのいも
（ながいもとやまといも）

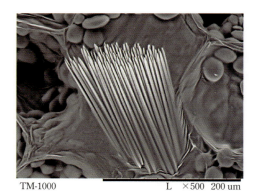

図1　やまといもにみられる針状結晶
（日立ハイテク提供）

1. はじめに

やものいもは，自然薯，ながいも，いちょういもなどがある．ながいもは水分が多くて粘りが少ないため，山かけやあえ物に向く．いちょういもは，関東ではやまといもと呼ばれ，なめらかで粘りが強いので，とろろ汁に向く．その他には，つくねいもや自然薯などがある．今回はながいもとやまといもを扱う．

100 g 当たりの栄養成分（日本食品標準成分表 2020 年版）は（**表1**），いもの種類により水分量や炭水化物量が異なるが，主成分は炭水化物である．ながいもは水分が 82.6% で多く，やまといもは 66.7% である．ながいものエネルギーや炭水化物，タンパク質は，やまといもの半分の値であり，この成分組成の違いが，粘度の差にも影響している．

表1　いも 100 g 当たりの栄養成分

食品名	エネルギー(kcal)	たんぱく質(g)	脂質(g)	炭水化物(g)
ながいも	64	1.5	0.1	15.9
やまといも	119	2.9	0.1	28.2

いずれも粘質物はムチンで，グロブリン様タンパク質にマンナンが結合した糖タンパク質[1]である．加熱すると粘性を失うが，生のまますりおろすなどの操作で粘性がでる．この粘性を活かして，そばのつなぎのほか，起泡性を利用したはんぺん，お好み焼き，薯蕷（じょうよ）まんじゅう，鹿児島名物かるかん[2]などがある．また，すりおろしたとろろ汁や，せん切りにして酢の物，あえ物にも用いる．

2. おいしさの科学的評価

やまのいも類は生食可能な食品である．これは α-アミラーゼによる消化を受けやすく，細胞壁の厚みが薄く，セルロース含量も少ないことがその原因と言われている．やまのいもには，シュウ酸カルシウムの針状結晶が存在し（**図1**），すりおろす際に，針状結晶が細胞外に出て，皮膚を刺激するので，かゆくなる[3]．かゆくなった場合には，薄めた酢を付けるとシュウ酸カルシウムが溶解するので，かゆみがおさまる[4]との報告がある．加熱すると，皮膚への刺激が少なくなり，粘性物質のタンパク質が凝固するため，針状結晶が皮膚に刺さりにくくなるため[3]と考えられる．この針状結晶は，さといも[1]やほうれんそう，アロエなどでもみられ，やまのいもの渋味やえぐみにも関与している．低真空 SEM および塗抹標本を用いて，細胞内の針状結晶およびデンプン粒を観察し，さらに酢水への浸漬や加熱などの処理が針状結晶消失にどのように効果を有するかを観察した．

3. 組織観察と考察

3.1 生試料の観察

ながいもおよびやまといもは，7月に購入し，茨城県産を用いた．それぞれのいも（生）の切断面を低真空 SEM により観察すると，多量のデンプン粒が細胞内に存在しており，細胞壁が薄いのがわかる（**図2 B, E**）．細胞壁の薄さは植物組織が柔らかいことにつながり，生食できることに関与している[5]と考えられている．また，ながいもの外層部では内層部よりデンプン粒が少ない（図2 A, C）．やまといもでは，デンプン粒の多少に部位による違いはみられない．やまといものデンプン粒がながいもより多く観察されたのは，表1の炭水化物量の違いを反

19. やまのいも（ながいもとやまといも） 69

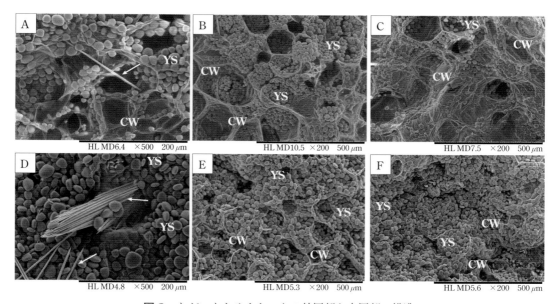

図2 ながいもとやまといもの外層部と内層部の構造
A, B, C：ながいも（生）　　D, E, F：やまといも（生）
A, D：外層部，針状結晶が多い　B, E：中層部　　C, F：内層部
YS：やまのいもデンプン　　CW：細胞壁　　↑：針状結晶

映していると考えられる．観察されたデンプン粒は，いずれも楕円形であり，比較的大きさがそろっていた．画像処理により，各試料のデンプン粒20個の長径を計測したところ，外層部はながいもで23.3±2.2 μm，やまといもで24.2±2.2 μmであり，両者に差はみられなかった．また，やまといも内層部のデンプン粒は25.9±3.2 μmであり，部位による違いもなかった．いもの種類によるデンプン粒について，ながいもの方が大きいとの報告もあったが，今回用いた試料では違いがみられなかった[6]．また，両試料とも，外層部に針状結晶が多く（図2 A, D），内層部ではあまり観察されなかった（図2 C, F）．特に，やまといもの外層部には非常に多くの針状結晶が観察され，集束した状態の部分もあった．針状結晶単体は，長さ70〜100 μm，幅6 μm程度であり，元素分析を行うと，明らかにカルシウムが検出された（図3 A）．

3.2 調理処理の効果

針状結晶による刺激を無くすには，酢水で洗う，いもを破砕する，加熱するなどが考えられる．
そこでやまといもの外層部を10％酢水に浸漬したところ，針状構造の減少はみられなかったが，集束部分がばらけた状態で観察された（図3 B）．沸騰10分間加熱したやまといも（図3 C）では，加熱によりデンプン粒が膨潤糊化して組織全体を覆っている．やや細くなった針状結晶が残存していた．

やまのいもをおろし器で破砕して食すとろろについて，すりおろした試料をカバーグラスに伸ばし，カバーグラスを試料台に取り付けて低真空SEMで観察した（図3 D）．また，すりおろしを塗抹標本にし，ヨード染色したものも観察した（図3 E, F）．すりおろしたいもでは，デンプン粒は細胞壁から放出され，粘質物で数珠状に連続しているのが観察され（図3 E, F），特に，粘度の高いやまといもでは顕著であった．そして，低真空SEM観察でも塗抹標本でも，いずれも針状結晶が観察された．

3.3 加工製品の観察

鹿児島名物のかるかんは，自然薯（あるいは山芋），上新粉，砂糖，卵白を用いた郷土菓子である（図4 A）．現在はやまといもをすりおろしてよく混ぜ，その起泡性を利用する．このかるかんを低真空SEMで観察すると，やまといものデンプン粒と針

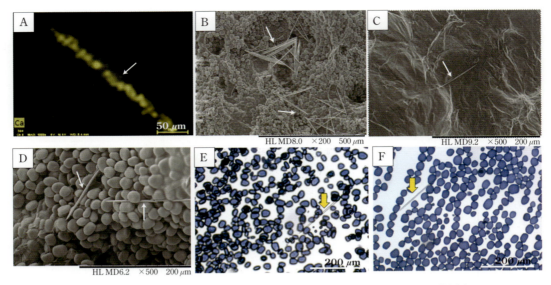

図3 酢水浸漬,加熱,すりおろしたやまのいもの低真空SEMと塗抹標本
A:針状結晶のカルシウム検出(X線分析)　B:10％酢水に10分浸漬したやまといも
C:沸騰10分加熱したながいも　D:すりおろしたやまといも
E:すりおろしたながいもの塗抹標本,ヨード染色
F:すりおろしたやまといもの塗抹標本,ヨード染色
YS:やまのいもデンプン　↑:針状結晶

状結晶が観察された(図4B).しかし,材料の米粉などの存在は明瞭でないので,2.5％グルタールアルデヒド固定を行った(図4C).気泡(ac)の内壁面は糊化・変形したやまといもの大きなデンプン粒(YS)で覆われていた.また,連続層には米粉の小さなデンプン粒(RS)が多量にみられ,やまといものデンプン粒も少量みられた.さらに,米の細胞壁(CW)も残っていた.しかし,針状結晶は観察されなかった(図4C).これは固定や脱水過程で,組織内から針状結晶が溶出した可能性が考えられた.

現在,粉末山芋が市販されており,これに水を加えると,すりおろしたやまのいも状になる.この粉体を塗抹標本で観察すると,やまといものデンプンの中に針状結晶が明らかにみえる(図4D).

4.　結論──調理・加工への応用

シュウ酸カルシウムから成る針状結晶は元素分析によりそのカルシウム成分を確認できた.この針状結晶による調理時のかゆみや,喫食時の渋みやえぐみを低減することが望ましいが,やまのいもをすりおろしても,酢水に浸漬しても,加熱しても,また,かるかんに調製しても,針状結晶が残存することが観察された.その中でも,酢水浸漬では,針状結晶の集合体の根元が緩んでいた.また,加熱により,結晶が細くなったことから,加熱した場合は生食に比べ,渋味やえぐみが少ないと考えられる.また,いもの外層部には針状結晶が多く,内層部では少ない傾向にあったことから,廃棄率が高くなるが,包丁で厚くむくことは,かゆみおよび渋み・えぐみの低減につながると考えられる.

本稿では,いもの種類によってデンプン粒の大きさには差がみられなかったが,針状結晶の量には差がある(ながいも＜やまといも)ことが観察された.本稿では取り上げなかったつくねいもやいちょういものデンプンは,ながいもとは異なる性状であると[6]の報告もあり,今後,いもの種類,さらには収穫時期,部位による違いの観察検討が必要である.

■ 参考文献

1)　寺元芳子,新・調理学,松元文子 編著.いもの調理,

19. やまのいも（ながいもとやまといも）

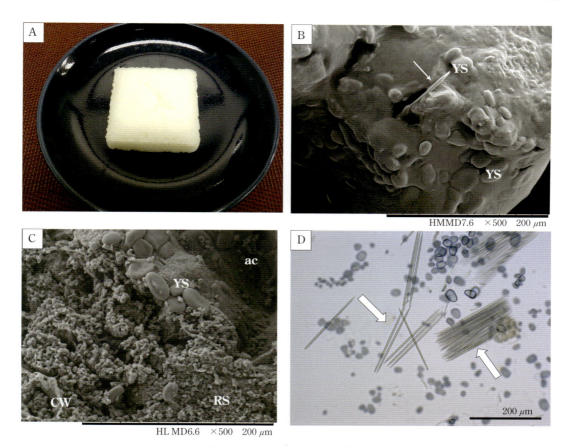

図4 かるかんと山芋粉の構造
A, B, C：かるかん　　D：山芋粉
B, D：そのまま低真空SEMで観察　　C：2.5%グルタールアルデヒド固定＋コーティング
ac：気泡　　RS：米粉　　YS：やまのいもデンプン　　CW：細胞壁　　↑：針状結晶

pp.121-4122, 光生館，1995年．
2) 四十九院成子．いもの調理，新版調理学，吉田恵子・綾部園子 編著，pp.153-154, 理工図書，2020年．
3) 渋川祥子，下村道子，他．いもの調理，NEW調理と理論，p.173, 同文書院，2011年．
4) 小泉幸道．食酢の多彩な効用，日本調理科学会誌，2021; **54**: 153-156.
5) 大谷貴美子，三崎 旭．いも類のデンプンの消化性に及ぼす影響，日本栄養・食料学会誌，1985; **38**: 363-370.
6) 永島俊夫，鴨居郁三．ヤマノイモ澱粉の諸性状について，日本食品工業学会誌，1990; **37**: 124-129.

（峯木眞知子）

塗抹標本による粉体の観察例

やまのいも観察（図3 E, F）で用いた塗抹標本は，試料をスライドグラスに少量載せて，そのままや水などを滴下し，カバーグラスをして観察する方法である．デンプンを見るには，ヨード液を滴下するヨード反応が便利である．デンプンは紫や濃い青，タンパク質は茶色に染色される．

粉体は，低真空および高真空SEMではそのままで観察することが出来る．E, F, Gは塗抹標本では溶解するので，SEMの利用をすすめる．A～Dは両方での観察をしているので，参考にされたい．

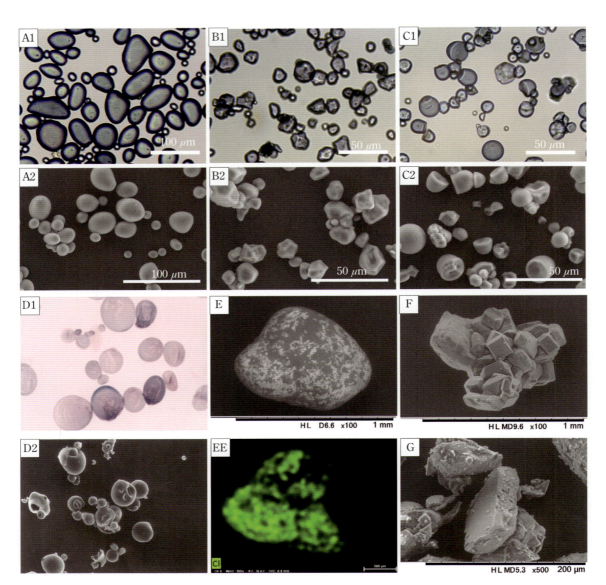

図1　粉類の塗抹および低真空SEM観察
A：片栗粉（じゃがいもデンプン）　B：コーンスターチ　C：タピオカデンプン
D：乾燥卵白　E：減塩の塩　F：上白糖　G：トレハロース
A1, B1, C1, D1：光学顕微鏡観察　　A2, B2, C2, D2, E, F, G：低真空SEM
E, F, G：水に溶けるため，光学顕微鏡観察不可，SEM観察のみ．
EE：Eの元素分析（Naは少なく，Mg, Clが多い）

（峯木眞知子）

20 てんぷらの衣

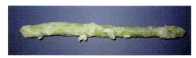
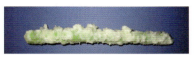

図1 アスパラガスのてんぷら
上：プロの作った天ぷら
下：非熟練者の作ったてんぷら

1. はじめに

てんぷらは揚げ物の代表役な料理で，素材の持ち味を衣が包んで油で揚げ，衣と共に，口の中に広がる素材の風味を味わう．江戸時代に既に，てんぷら料理は出現している[1]．揚げ操作により，薄力粉・卵液・水で構成される衣表面から脱水が起こり，そこに吸収された油が，衣を高温に保ってデンプンの糊化・タンパク質変性を起こし，衣による種具材の蒸し加熱が行われる．このような水と油の交代により，カリッとした食感が発現する．さらに高温加熱による焙焼の風味と油脂味が加わり，風味が向上する．油は比熱が小さいので，揚げ物の温度管理が難しい．最近では家庭では揚げ物をしない傾向であるが，揚げ物の醍醐味は揚げたてを食べることである．てんぷらの衣は，小麦粉と卵水が用いられるが，口当たりの軽い衣を作るためには，小麦粉のグルテンの粘りを出さないことが必須とされている[2]．そこで，タンパク質含量の少ない薄力粉を用い，冷水で溶き，あまりかき混ぜないことがおいしさにつながる．

現在のてんぷら専門店のてんぷらは，家庭で揚げるものと違い，衣がレース状で薄く，野菜の香りが立ち，油の香りが気にならず，具材がシャキシャキとした，口当たりの軽い衣のてんぷらが調理されている．

卵水の割合は，卵1：冷水10で，薄力粉と卵水の比は重量比1：2（容量比1：1）である．一般調理書より卵の量がかなり少ない．衣に卵を使用すると，揚げる際に衣が多少膨化しながら凝固して適度な水分を保ち，製品の食感をよくするとの報告[3]がある．しかし，衣の表層は脱水されて乾くため，吸湿しやすい．このため，専門店では，軽い口当たりとなる衣のてんぷらを揚げるため，卵の使用量を減らしている．衣のバッター粘度が高いと，具材に多くの衣が付着し，吸油量が多くなることが予備実験で判明している．つまり，専門店のてんぷらの衣は均一な薄い衣を作り，具材を包む．それにより，衣内部への油の侵入を少なくし，具材を高温短時間，蒸しの状態にして，香りを封じこめる．

揚げ温度は食材にもよるが，170〜180℃である．専門店では，野菜のてんぷらを揚げるのに，温度計を使用しないが，175℃±5℃の範囲で材料を投入している．また，専門店のバッターは粘度が低いので，投入時に，下地として具材に小麦粉をつけて揚げている．これは，衣を均一に接着させる効果を持つと考えられる．下地の分量は種具材の0.4％程度である．

そこで，専門店の配合で，専門家が揚げたてんぷらと非熟練者が揚げたてんぷらの衣を比較し，専門店（以下，プロ）のてんぷらの技術を物性測定および組織構造より解析する．

2. おいしさの科学的評価

出来上がったてんぷらの外観をみると（図1），プロの品では薄い衣がフィルム状に具材全体を均一に覆っているのに対し，非熟練者の品では所々衣が厚く，不均一であった．それでも，非熟練者の品は，一般家庭のてんぷらよりかなり衣が薄くできあがっている[4]のは，プロ仕様の配合と方法が原因であろう．揚げ時間とてんぷらの内部温度は，プロが91秒±10.7秒で79.3℃，非熟練者が116秒±10.5秒で88.4℃であった．

破断試験では，プロのアスパラガス調理品は破断荷重の値が高く，非熟練者より種の具材がかたかったことを意味する．非熟練者に比べて，プロは短時間低温で揚げ操作を行ったことによると考えられ，具材である野菜の食感が残る処理法と言える．

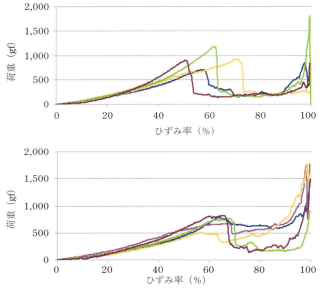

図2 てんぷら試料の破断曲線（各5回）
（上：プロ　下：非熟練者）
測定条件：試料の中央部を測定，ロードセル20N，金属製くさび型プランジャー5mm×122mm，速度1mm/sec

3. 組織構造観察と考察

3.1 光学顕微鏡観察

揚げた後の衣を10%ホルマリン液で固定し，クリオスタット切片（10μm）を作製してヨード染色により観察した（図3）．

プロが作った衣はフィルム状であり，デンプンとグルテンから構成される基本構造（茶色部分）がよく連続し，気泡も大きく，その気泡の周囲をデンプンが取り囲んで保護している部分のあることが判明

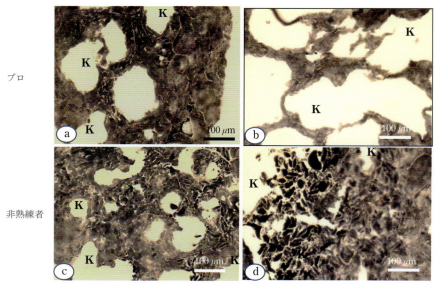

図3 てんぷらの衣
クリオスタット切片10μm，ヨード染色
K：気泡，a,b：プロ，c,d：非熟練者

した（図3a, b）.

一方，非熟練者の厚く不均一な衣の内部では，基本構造の連続性が悪く，一部に不均質で疎な部分が見え，気泡も小さかった（図3c, d）.

3.2　高真空SEM観察

油の存在を見るために，衣を2.5%グルタールアルデヒド・1%オスミウム酸による二重固定を施し，乾燥後高真空SEMで観察した（**図4**）.

プロの衣の断面では，丸い脂肪球が，衣の連続層の間に存在するのが観察された（図4a）．衣の裏側のアスパラガスに接した面には，残存した脂肪球は少なかった（図4b）．これは，具材と衣が密着して隙間が少ないことに因ると考えられる．これに対して，非熟練者の衣の裏側には，丸い脂肪球や不定形に広がった脂肪が多量に付着していた（図4c）．非熟練者の衣は基本構造が疎であるために，中に油が通って，具材と衣の間，および衣に油が多く存在してしまうことが確認できた．

4.　結論―調理・加工への応用

プロの衣の構造観察から，衣を連続性の良いフィルム状にすることで，具材と衣を密着させ，吸油が少ない状態にして，口当たりの軽い食感を作っていることが判明した．

それには，具材投入時の揚げ温度の管理や短時間加熱にするなどの調理の技術が必要である．

■ 参考文献

1) 江原絢子, 近藤恵津子．おいしい江戸ごはん, 第2版, p.47, コモンズ, 2017年.
2) 松元文子．新・調理学, pp.145-147, 光生館, 1995年.
3) 比留間トシ, 広島秀子, 松元文子．日本家政学ジャーナル, 1971; **22**(3): 159-163.
4) 峯木眞知子, 石川由花．プロの技より解析するてんぷら調理, 日本調理科学会誌, 2016; **49**(2): 172-175.

（峯木眞知子）

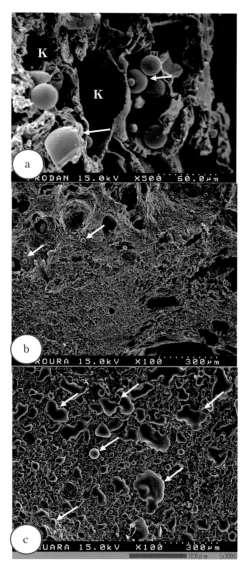

図4　てんぷらの衣の固定による高真空SEM像
a：プロの衣の断面　b：プロの衣の裏側　c：非熟練者の衣の裏側　　K：気泡　　↑：脂肪

21 大豆

1. はじめに

大豆は，煮豆，加工した豆腐，さらには発酵した納豆や味噌，醤油などの調味料としても，日本の食において欠かすことのできない食材である．大豆の構造については，電子顕微鏡による食品の構造観察の初期の1960年代に既に透過型電子顕微鏡による論文があり[1]，身近な食材として，古くから研究されていることがわかる．田村らは[2] 未加熱・加熱した大豆を樹脂切片を用いて光学顕微鏡および透過型電子顕微鏡で観察した．

本稿では，より簡便な凍結切片を主体とした構造観察について，吸水後（未加熱）の構造を中心に述べる．

2. おいしさの科学的評価

大豆は食品成分表では「豆類」に分類されるが，「畑の肉」と称されるように，タンパク質を多く含む．他の豆類，例えばエンドウに多く含まれるデンプンはほとんど含まれず，逆にエンドウにほとんど含まれない脂質が約2割存在している（表1）．そのため，搾油して大豆白絞油として用いられている．

表1　主要な栄養成分

100 g 当たり	タンパク質（g）	脂質（g）	デンプン（g）
エンドウ	21.7	2.3	37.0
大豆	33.8	19.7	0.6

（日本食品標準栄養成分表2020年度版，8訂）

同じ「豆類」のエンドウ（青エンドウ）と大豆の構造の違いを紹介する．

3. 組織構造観察と考察

試料は一晩水に浸漬して膨潤させた豆を使用した．大豆の縦断面を図1に示す．図1を見てわかるように大豆は種皮に覆われており，大きく胚軸と子葉に分かれている．胚軸の根元には幼芽が存在するが，この画像では確認できない．この子葉について，拡大して観察する．なお，図1はトルイジンブルーで染色したプレパラートをフィルムスキャナでスキャンして画像化した．

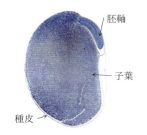

図1　大豆の種子（縦断面）

3.1 光学顕微鏡観察

種子は24時間（5℃），水に浸漬し膨潤させたあと，10％ホルマリン液に20時間浸漬固定し，水洗後に縦半分に切って横断面・縦断面が切削面となるように包埋剤（4% CMC）に包埋した．次いで，凍結装置デュワー内の−100℃に冷やした溶媒（ヘキサン→現在は99.5％エタノール）に浸して急速凍結した．

切片作製時は，川本らによる凍結フィルム法[3]を用いた．具体的には，凍結した試料ブロックを凍結ミクロトームにセットし，表面を切削して平滑化した後，Cryo Film IIb のフィルムを平滑面に貼り付け，フィルムに密着させる形で10 µmの切片を作製した．この方法によれば，結晶状態でかたい生デンプンを含む試料であっても構造を保持した状態で（染色工程で離脱することなく）切片を取得できた．切片はトルイジンブルーの他，No.8 パンに記載の油脂-タンパク質の二重染色を施し，デジタルマイクロスコープで観察した．

タンパク質・脂質・デンプンは，細胞内で別々のオルガネラに貯蔵されている．表1に示したように，エンドウ，大豆の2種類の豆は栄養成分の組成に大きな違いがある．これらの子葉の構造を比較すると，デンプンを多く含むエンドウは，図2左に示すように脂質はほとんどなく，細胞内には20 µm前後のデンプン粒（S）が複数存在しており，その周囲に数 µmのタンパク質の貯蔵組織（PSV，

21. 大豆

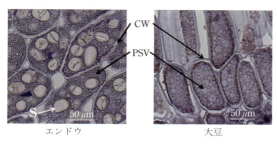

図2 吸水後（未加熱）のエンドウと大豆の子葉の比較
CW：細胞壁，S：デンプン，PSV：タンパク質貯蔵組織

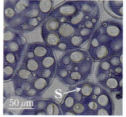
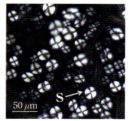

図3 吸水後（未加熱）のソラマメのデンプン構造
S：デンプン

Protein Storage Vacuole）が分布していた．このPSVは以前の論文ではPB（Protein Body）と表記される場合がある．デンプン断面には年輪状の縞模様（成長リング）が見られた．これに対し図2右側の大豆は8μm前後のPSVが多数存在し，その周囲は赤く染まり脂質の存在を示した．この部分には，脂質が約0.5μmの微細なOil Body（OB）として存在しているが，厚さ10μmの切片では，脂質成分の存在はわかるものの，その形態までは捉えきれていない．大豆では観察した視野の範囲ではデンプンは確認されなかった．このように，同じ豆類であっても，成分組成の異なるエンドウと大豆では細胞内のオルガネラは大きく異なることがわかった．

なお，従来から多く用いられているパラフィン切片法では，試料作製の前処理において脱脂されるために試料中の脂質は保持されず，観察することができない．凍結切片作製法は脂質を含む試料の観察に有効であった．

ソラマメは3割以上のデンプンを含む豆類で，図3に示すように，構造はエンドウに類似していた．細胞壁に覆われた個々の細胞の中には10～20μmのデンプン粒子と，その周囲にタンパク質の貯蔵組織PSVが存在していた．加熱による糊化を経ていない生のデンプンには，年輪のような成長リング構造が観察された．塚本らは，この構造について，とうもろこしデンプンの樹脂切片の構造を原子間力顕微鏡（AFM）でより精密に計測している[4]．本手法では光学顕微鏡でもこの構造を確認することができた．なお，図3右に示したように偏光フィルタを使用して観察するとデンプン粒の偏光十字を確認することができた．糊化によるデンプンの構造変化によ

り，この偏光十字は糊化後のデンプンでは観察されない．

3.2 電子顕微鏡観察

大豆については，走査型電子顕微鏡（以下SEM）でも観察した．吸水後の子葉を3mm角×1cm程度の拍子木型に細切し，0.1Mのリン酸緩衝液で希釈した2.5％グルタールアルデヒド液で20時間一次固定した．洗浄した後，5℃で1％酸化オスミウムにより二次固定を行った．50，60，70，80，90，95，99.5％のエタノール系列で置換し，順次脱水した．99.5％エタノール置換後にゼラチンカプセルに包埋して液体窒素で急速凍結し，凍結割断した．後述するが，凍結割断法により，オルガネラ（細胞内）小器官を精密に観察することが可能となった．

割断後の試料は，エタノール，酢酸イソアミルに置換し臨界点乾燥装置で乾燥後，Pt/Pdを蒸着して観察試料とした．なお，現在は臨界点乾燥法に替えて，t-ブチルアルコールによる凍結乾燥法を用いている．この場合は，99.5％エタノールから50，70，100％ t-ブチルアルコールに順次置換し，凍結乾燥装置で乾燥した後，オスミウムプラズマコーターで導電性を付与する手法を定法としている．従来は臨界点乾燥装置を使用していたが高圧ガス取扱いに関する規制の変更により，現在はt-ブチルアルコール凍結乾燥法を用いている．

大豆子葉の割断面のSEM像を図4に示す．細胞壁（CW）に囲まれた横長の細胞には，5～8μmのほぼ球状のPSVが観察された．PSVの周囲には脂質の貯蔵組織であるたくさんのOil Body（OB）が細胞内を埋め尽くすように存在している．OBはお

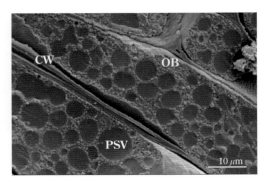

図4 大豆子葉（生）のオルガネラ
CW：細胞壁，PSV：タンパク質の貯蔵組織，OB：オイルボディ
吸水後（未加熱）の大豆子葉のオルガネラを高真空SEMで観察

よそ0.3～0.5μmで油は膜に覆われた状態で細胞内に存在していた．

ここで，試料作製における細切方法について述べる．図4は凍結割断という手法を用いている．これは，平滑な断面を得るための工夫の一つである．同じ試料でも，カッターによる切削では，断面の多くは細胞内の構造が不明瞭であった（**図5**）．この状態では細胞壁はおろか，細胞のオルガネラを観察することは難しい．凍結割断では，図4のように細胞内部の構造を観察可能な断面を得ることができた．試料作製においては，試料の観察面の切り出し方も重要である．

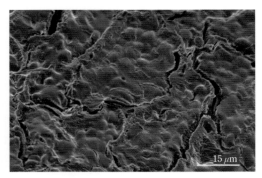

図5 カッターによる切削面

4. 結論―調理・加工への応用

大豆について，同じ豆類のエンドウと比較して考察した．今回の手法の中で，光学顕微鏡法では，染色を施した油脂・タンパク質成分の分布以外に，デンプンに関しては糊化前のデンプンの特徴である成長リング構造や偏光十字についても述べた．デンプンは吸水と加熱によって糊化し，形態も変化する．調理特性，例えば煮炊きした後の餡など，加熱による構造変化についても知ることができる．

また，本稿では，大豆にはデンプンはほとんど存在してないと示したが，未熟豆，すなわち枝豆にはデンプンが含まれていることが知られている．斎尾，門間ら[5,6]と田村[2]により枝豆から大豆への登熟の過程で消失することが示されている．

このように染色方法と顕微鏡観察により，大豆とエンドウなどの他の豆類との栄養成分の違いを構造の差としても明らかにすることができる．

■ 参考文献

1) 斎尾恭子，渡辺篤二．大豆食品の微細構造，日本食品工業学会，1968; **15**(7): 290-296.
2) 田村咲江．第5章 豆類，食品・調理・加工の組織学，田村咲江 監修，学窓社，1999年．
3) 川本忠文．ランチョンセミナー 粘着フィルムを用いた多目的凍結切片の作製，電子顕微鏡，2003; **38** Supplement 2: 175-176.
4) Tsukamoto K, Ohtani T, Sugiyama S. Effect of sectioning and water on resin-embedded sections of corn starch granules to analyze inner structure., *Carbohydrate Polymers*, 2012; **89** Issue 4: 1138-1149.
5) 斎尾恭子．目で見る食品化学 大豆のデンプン，化学と生物，1986; **24**(6): 396-398.
6) Monma M, Sugimoto T, Monma M, *et al*. Starch Breakdown in Developing Soybean Seeds (Glycine max cv. Enrei), *Agricultural and Biological Chemistry*, 1991; **55**(1): 67-71.

（芦田祐子）

22. そらまめ（おたふく豆）

そらまめ
（おたふく豆）

1. はじめに

　そらまめは，さやが空に向かってつくることから空豆，あるいは蚕（かいこ）がつくる繭の形に似ていることから蚕豆と言われる．そらまめは，栄養バランスの良い食品で，100 g 当たりタンパク質が多く，ビタミン B 群，葉酸，カリウム，カルシウム，鉄が豊富である（**表1**）．このそらまめは，旬が5，6月の野菜豆として出回る．そらまめの乾燥豆の加工品の名称として，"おたふく豆"と香川県の名産品"しょうゆ豆"がある．

　おたふく豆（お多福豆）は，重曹や鉄くぎを入れて煮て，黒い種皮ごとやわらかく食べられる（**図1左**）[1]．おたふく豆の黒さには，さやや種皮に含まれる Dopa やチロシンが影響し，アルカリにより褐変する（**図1右**）[2]．可食部分の子葉には Dopa は分布していないので黒くはならないが，浸漬液より移行して黒くなる．鉄くぎを利用しているため，鉄も含まれている．

表1 そらまめとおたふく豆の栄養素等量（100 g 中）

試 料	エネルギー(kcal)	タンパク質(g)	脂質(g)	鉄(mg)
そらまめ（ゆで）	103	10.5	0.2	2.1
おたふく豆	237	7.9	1.2	5.3

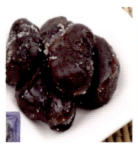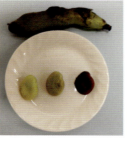

図1　おたふく豆
写真 左：おたふく豆（鉄くぎ重曹を入れて煮たそらまめ）
写真 右：上段 そらまめのさや
　　　　　下段 左側から，生，水煮，重曹煮豆（最右側）

2. おいしさの科学的評価

　煮豆に重曹を使用して軟化させる効果については，一般によく知られ，大豆・いんげんまめ・ムクナ豆などの報告がある[3,4]．そらまめ（おたふく豆）における重曹の効果を検討する．

　おたふく豆は縁起の良い豆なので，煮崩れを嫌う．原料として乾燥そらまめを用い，浸漬液と加熱液に重曹濃度の 0，0.3，0.5，1.0，2.0％液を用いる．豆の吸水率は 1.0％，2.0％重曹液試料がやや悪い．一般に吸水率が良い豆はやわらかく煮えるとされている[5]．2.0％重曹液で加熱した豆は軟化が速いが，煮崩れも多い．官能評価でやわらかく，色が好ましいと判断された豆は，浸漬液および加熱液に重曹 0.3％液を使用している（**表2**）．

表2　おたふく豆の官能評価

浸漬液重曹濃度（％）	0.0	0.3	1.0	0.0	0.3	1.0
加熱液重曹濃度（％）		0			0.3	
かたい順位	24	19*	24	45	49*	45
色の好ましい順位	53*	43	50*	26	19*	19*
味の好ましい順位	49*	36	34	22	25	31
皮ごと食べた人の人数	0	0	2	6	7	8

＊：有意差あり（$p<0.05$）　パネリスト 10 名，Kramer 順位法

3. 組織構造と考察

　野菜そらまめの種皮ならびに子葉部の緑色については，沸騰水加熱で鮮明になるが，重曹液による加熱で種皮部は褐黒色になる（**図2 A**）．図2 A はアクロレイン・シッフ反応の切片なので，黒い染まった部分はタンパク質部分である．表皮に接した柵状組織内（p），海綿状組織・柔組織（s），子葉部（c）の細胞内の中心部が濃く染まっている．重曹液加熱で着色した豆の種皮部（時計皿細胞と柔組織）に褐変着色が見られるが（**図2 B**），葉緑体は褐変していない[2]．

　水煮したそらまめでも，種皮部（sc）の柵状細胞内（p），柔組織（s），種皮と使用の境界部に褐変はみられる（**図2 A**）．種皮部の時計皿細胞（c）と柔組織を取り出し，塗抹標本による無染色でも，褐変は明瞭である（**図2 B**）．そらまめは種皮部が厚く，煮豆にしても，硬くて食べられないが，重曹を使用

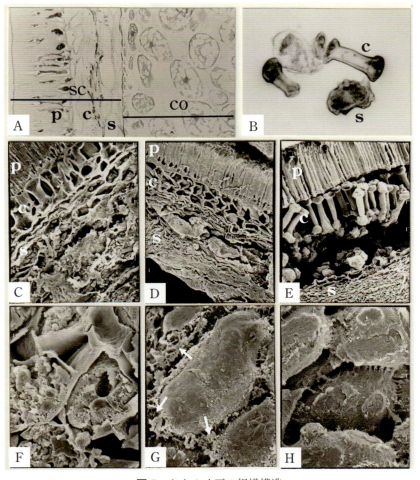

図2 おたふく豆の組織構造
A：水煮そらまめ（国内産，乾燥豆），パラフィン切片，アクロレイン・シッフ反応，×100
B：重曹煮野菜豆の種皮部の塗抹試料，柱状細胞と柔組織，無染色，×200
C〜H：野菜豆の高真空SEM，2.5%グルタールアルデヒド・オスミウム酸二重固定，×500
C：生野菜豆の種皮部，F：子葉部（澱粉貯蔵細胞），D：野菜豆の水煮の種皮部，G：子葉部
E：野菜豆の1%重曹煮の種皮部，H：子葉部，p：柵状細胞，SC：種皮部，CO：子葉部

各細胞がまた，細胞壁を細胞間に溶解物の粘性を示す像が見られる．いずれも野菜そらまめの試料であるが，乾燥豆を使用した場合も同様の傾向である．

4. 結論―調理・加工への応用

そらまめを種皮ごとやわらかく，色よく作るには，浸漬液および加熱液に重曹の使用が効果的であった．重曹の使用は褐変も促し，色を良くする効果もある．しかし，水煮でも，Dopaを多く含む種皮部が褐変するので，そらまめご飯などの緑色を活かす調理や加工品には，黒色にならないように種皮部を除く必要がある．

するとやわらかくなり種皮ごと食べられる．生そらまめ（図2C, F）は，水煮（図2D, G）に比較して，種皮部（sc），子葉部（co）ともに厚く，細胞膜が堅固に明瞭に見える．重曹煮（図2E, H）では，種皮部の柵状細胞（p）が糸状に分裂し，柱状細胞（時計皿細胞）[5]が遊離して列が緩み，水煮の構造とは明らかに異なる．子葉部では，加熱により，細胞内のデンプン粒子が膨潤して，細胞内を満たしている．水煮では各細胞が明瞭で，細胞と細胞間に不定形のもの（↑）が観察される（図2G）．図2Aの細胞間隙に染色された不定物が見えるので，タンパク質と考える．重曹煮では，細胞の間隙の物質は認められず，

■ 参考文献

1) 松本エミ子，峯木眞知子．おたふくまめの煮方における色と組織構造について，日本家政学会誌，1985; **36**: 609-616.
2) 峯木眞知子，松本エミ子．おたふくまめの色についての一考察，日本家政学会誌，1985; **36**: 803-807.
3) 大町睦子，エリ・イシャク，本間清一．日本食品工業会誌，1983; **30**: 216.
4) 郡山貴子，飯島久美子，江原瑞樹，他．ムクナ豆を用いた調理品のL-DOPAの消長に及ぼす重曹添加の影響，日本家政学会誌，2020; **71**: 392-400.
5) 渋川祥子，福場博保．日本家政学会誌，1979; **21**: 248.

（峯木眞知子）

23 ひよこ豆

1. はじめに

古代より世界各地で，マメ科植物は栽培され，人類の貴重な食料となっている．豆類は，タンパク質，脂質，糖質の三大栄養素を豊富に含み，食物繊維，ビタミン・ミネラル類も穀類より多く含んでいる．乾燥豆にできることから，長期保存もでき，比較的肥沃ではない土地でも栽培が可能であることから，各国の気候，土壌，歴史，文化，民族の違いにより，食料として利用されてきた．インド，トルコ，エジプト地域は，ひよこ豆，レンズ豆の食用豆の中心を占めて消費量が多い[1]．ひよこ豆は，日本でもおしゃれな食材として人気があり，乾燥豆以外にレトルト，缶詰などが市販され，サラダにも使えるミックスビーンズにも入っている．

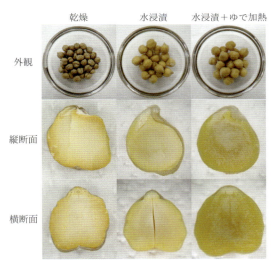

図1 ひよこ豆の乾燥・水浸漬・加熱40分の外観・断面

2. おいしさの科学的評価

ひよこ豆は淡白な味なので，レシピが大変多い．ひよこ豆（ゆで）の栄養価は，100 g 当たり149 kcal，水分59.4 g，タンパク質7.9 g，脂質2.1 g，炭水化物18.2 g，食物繊維11.6 g である（2020年食品成分表より）．大豆などと比較すると，脂肪が少ない．

子羊肉とひよこ豆のカレー，ひよこ豆のスープ，ひよこ豆のピラフ，ひよこ豆のペーストを用いた中東の伝統的な定番料理フムスなど多様な料理に使われている．

3. 組織構造観察と考察

ひよこ豆の乾燥豆の割断面（**図2C**），5℃16時間水浸漬後豆（図2 A1, 2, 3）および浸漬後20分加熱した豆の組織構造（図2 B1, 2, 3, 4, 5）を示した．

乾燥豆の割断面を見ると，細胞内に丸いデンプン粒（s）が詰まっているのが観察できる（図2 C）．水浸漬した豆の表皮層は約300 μm で，細胞内に存在する丸いデンプン粒が明瞭に見え，外層部で多く，内層部でやや少ない．加熱すると種皮部は軟化して，最外層が破けたり，薄くなっている部分もある．海綿状柔組織の部分は加熱で染色性が薄く，不明瞭となる．子葉部の細胞内デンプン粒は加熱により，膨潤・糊化して細胞質の熱凝固したタンパク質[2]に囲まれ，細胞内を満たしている（図2 B1, 2）．細胞壁は軟化しているものの肥厚して見える．図2 B3は加熱20分の内層部で，加熱が不十分であり，生と加熱の中間の様態を示している．細胞内は水浸漬豆の同部位の細胞より大きく膨潤していると思われる．細胞壁は明瞭で，デンプン粒には一部に合一しているものもある．また，細胞内の空胞も観察される．小豆の組織構造よりインゲン豆[2,3]の組織構造に近い．外層部（図2 B1）では，細胞の細胞間隙に流失デンプン[3]かあるいは，不定形の物質[2]が観察される．煮熟後においても，インゲン豆の煮豆がざらつきを感じる原因として，細胞壁の肥厚部分がそのまま存在すると報告されているが，ひよこ豆でも同様のざらつきが感じられるので，細胞壁の影

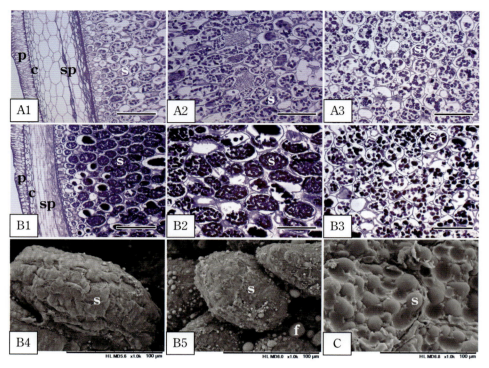

図2 ひよこ豆の水浸漬および水浸漬＋ゆで加熱の組織構造

A：水浸漬，B：水浸漬＋ゆで加熱，C：乾燥豆　　1：種皮，2：子葉の外層部，3：子葉の内層部
パラフィン切片の厚さ：10 μm，染色：PAS，ミクロン尺は200 μm
B4, B5：グルタールアルデヒド＋オスミウム酸固定＋Au-Pdコーティング，低真空SEMによる観察
C：Au-Pdコーティング，低真空SEMによる観察
p：柵状組織，c：時計皿細胞，sp：海綿状柔組織，f：小顆粒

響かもしれない．加熱30分後のひよこ豆の細胞は，デンプンが充満して，観察される（図2 B4, 5）．外層部は細長く，内層部は丸い．その周辺には，丸い脂肪と考えらえる小顆粒（f）が観察される．

4．結論—調理・加工への応用

ひよこ豆がペーストとして食べられるのは，あん粒子の形態をもつからである．また，細胞壁が肥厚していることから，小豆よりはインゲン豆に近い構造であることが理解できる．ひよこ豆は，インゲン豆と同じように利用できる．

なお，ひよこのくちばしに当たる部分を観察すると，子葉部とは異なる組織構造をもち，PAS染色で染まる物質は少なく，疎な構造である．加熱により取れやすいことが考えられる．

■ 参考文献

1) 吉田真美, 高橋恵美. 日本調理科学会誌, 2008; **41**: 358-361.
2) 田村咲江. 食品・調理・加工の組織学, 田村咲江 監修, pp81-82, 学窓社, 1999年.
3) 星野忠彦, 松本ヱミ子, 高野敬子. 食品組織学, 星野忠彦監修, pp228-230, 光生館, 1998年.

（峯木眞知子）

24

冷凍豆腐

1. はじめに

大豆発祥の地である東アジアでは4,000年以上前から大豆の利用が行われており、日本でも古事記や日本書紀に既に五穀（米・麦・粟・稗・豆）の記述がある。大豆の加工技術は中国から伝来していると伝えられており、記録として豆腐が最初に登場するのは1183年の春日大社の日記とされている[1]。豆腐の加工品である油揚げは民話や諺にもよく登場している。このように長く親しまれる食品だけに、組織構造に関する研究も多い。加熱方法による構造変化に関する研究では、走査型電子顕微鏡（SEM）による微細構造[2]、おからを含む大豆粉を添加した豆腐では共焦点レーザー顕微鏡（CLSM）による構造観察や力学特性に関する報告がある[3]。また渕上ら[4,5]は冷凍食品のテクスチャー改善を目的に、高圧力下では0℃でも凍らない不凍域があることを活用した研究を行っている。また、小野[6]の研究では豆乳凝固時の分子レベルでの変化が模式図で詳述されている。

2. おいしさの科学的評価

豆腐は、一般的に大豆を水に浸漬し、加水しながら磨砕した大豆汁（呉じる）を加熱後、豆乳とオカラに分離し、この豆乳に凝固剤を添加し凝固させてつくられる。凝固剤添加後に豆乳から豆腐へと変化する機構については小野らの報告が詳しい。

表1 豆腐の一般成分日本食品標準成分表8訂
（一部抜粋）

	水分	タンパク質	脂質	炭水化物	灰分
単位	(g)	(g)	(g)	(g)	(g)
木綿豆腐	85.9	7.0	4.9	1.5	0.7
絹ごし豆腐	88.5	5.3	3.5	2.0	0.7

豆腐は表1に示すように成分のおよそ9割近くを水分が占める。これにより長期の保存が難しい食品の一つであった。食品の長期保存によく用いられる方法として「凍結」がある。しかし、豆腐の場合は凍結による変化が大きいことが知られている。家庭用冷蔵庫で豆腐を凍らせた経験があるかもしれない。豆腐をそのまま凍らせると、「すが入る」と表現されるように、スポンジ状の構造になり、食感も凍結前とは大きく異なるものとなる。「凍り豆腐（高野豆腐）」は逆にこの特性を凍結変性で得られたスポンジ状の構造を活かすことで水分を除き、長期保存を可能としている。この凍り豆腐を水で戻しても通常の豆腐とは構造も食感も大きく異なるのは周知のとおりである[7]。

一方、冷凍豆腐とは、文字通り冷凍で流通可能な豆腐である。チルド向けに比べ長期保存が可能であり、調理加工の利便性、調理作業時の保形性の高さなどから、特に中食産業や給食などの業務用途で多く使われている。冷凍保存により、使いたいときに使う分だけ取り出すことが可能であり、食品ロス軽減の観点でも注目されている[8]。

冷凍庫で凍らせると豆腐に「すが入る」。氷結晶の変化による構造変化・破壊を抑えるために、製造上2つの方向性があると考えられる。1つ目は原材料添加物の選択、2つ目は冷却速度（温度）の制御である。

豆腐は豆乳に凝固剤（にがり）を添加することでタンパク質がカルシウム・マグネシウム塩と結びついて網目構造を形成し、このネットワークに水分を保持していると言われている。これらの水分が液体（水）から固体（氷）に変化する際に密度が減少することで体積の膨張が起こる。氷の体積膨張による組織の破壊は、構造変化による食感の変化だけでなく、解凍後のドリップの要因にもなる。そのため、できるだけ結晶の量をへらし、かつ結晶サイズを小さくする必要がある。液体の水が固体の氷結晶に変化する際に構造破壊を抑える方法としては、結晶になる水の量を減らす、すなわち保水（結合水を増やす/自由水を減らす）がキーになる。また、結晶サイズの制御に関しては、氷結晶が大きくなり、組織を破壊する懸念のある「最大氷結晶生成温度帯（$-1 \sim -5$℃）」をいかに早く通過するかが重要で、急速凍

結が有効である．

3. 組織構造観察と考察

豆腐および冷凍豆腐の試料は，前項の大豆のSEM観察と同じ方法で処理した．

図1に，無添加の豆腐（緩慢凍結）と糖・デンプンを添加した豆腐（急速凍結）について，凍結前後での構造の変化を比較した．

無添加の豆腐を緩慢凍結させた際には，生じた氷結晶は肥大して組織を破壊するため，凍結前（1a），解凍後（1b）で構造は大きく変化している．冬場の気温差を使って，凍結・融解を繰り返して作られる高野豆腐は，このような構造変化によってスポンジ状の構造が形成される．

一方で，ごく少量の糖類やデンプンを加えることで水分を保持し，さらに最大氷結晶の生成・成長温度を考慮し急速に凍結した場合では（図1-2,3,4），凍結前（a）・解凍後（b）での構造変化が小さい．構造的な変化を抑えられていることが，なめらかな食感の維持に結びついていると考えられる．

4. 結論―調理・加工への応用

現在，多種多様な冷凍豆腐が業務用として販売されている．例えば小さく切られたサイコロサイズもの一口サイズの厚揚げなどがある．チルドの豆腐を使用する場合には，容器を開封して取り出し，100〜400gの豆腐を用途に合わせて切る必要がある．型崩れを防ぐために水切りや下ゆでをして調理する場面も考えられる．これに対し，冷凍のままで直接，炒め物や煮物に投入できる手軽さから活用が進んでいる．

長期保存が最大の利点と考えがちだが，調理に合う大きさに予めカットされた豆腐を「使いたい分だけ」取り出すことができるため，食品ロスの低減やパック包材の混入防止，調理の手間・作業時間の低減にもつながる．また，大豆の栄養やおいしさはそのままに，離水しにくく型崩れもしにくいため，業務用途だけでなく，家庭での活用も増えている．

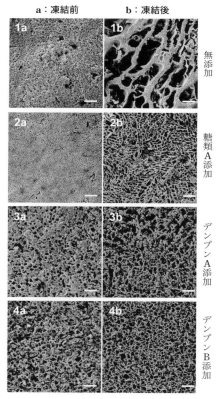

図1 凍結前後の構造（デンプン，糖類の影響）
bar = 100 μm

■ 参考文献

1) 小野伴忠，下山田真，村本光二．食物と健康の科学シリーズ 大豆の機能と科学，朝倉書店，2018年．
2) 辰巳英三，門間美千子，汪立君，他．生しぼり豆乳を2段階で加熱すると豆腐の粘弾特性，保水性，歩留まりが向上する．国際農林水産業研究成果情報，2007年．
3) 吉村美紀，内藤成弘，長野隆男，他．大豆粉豆腐の力学物性とネットワーク構造に及ぼす大豆粉濃度の影響，日本食品科学工学会，2007; **54**(4): 143-151.
4) 渕上倫子．高圧力下で冷凍した食品のテクスチャーと微細構造，高圧力の科学と技術，1999; **9**(3): 191-198.
5) 渕上倫子，寺本あい，治部祐里．特集 生体関連物質と水溶液の高圧力科学：圧力移動凍結した食品の物性と微細構造，高圧力の科学と技術，2008; **18**(2): 133-138.
6) 小野伴忠．豆腐および豆乳のための豆乳コロイドの生成，日本食品科学工学会誌，2017; **64**(4): 220-225.
7) 齋尾恭子．大豆食品を顕微鏡で見る，豆類時報，2007 March; **46**: 25-31.
8) 大村博樹．冷凍豆腐の特性と利用技術，月刊フードケミカル，2010; **26**(2): 79-83.

（芦田祐子）

25 加熱大豆

1. はじめに

大豆種子の内部構造の加熱による変化を示す．また，成分含量がほぼ同じ（タンパク質41％，脂質20％）で，同一条件で蒸煮（130℃ 15分；もちもち感が最もあった条件）後の皮付きで食感の異なる大豆品種①（カナダ産もちもち◎），品種②（国産もちもち○）について物性と構造を比較した．

2. おいしさの科学的評価

破断強度試験は，レオナーで円柱型プランジャー（直径3 mm）を用い，測定速度1 mm/secで行った．蒸煮された大豆の破断強度測定（応力ひずみ曲線）の結果を図1に示した．皮つきで，もちもち感が最もあった品種①では低中ひずみで皮有と皮無の破断応力はほとんど同じで差がなく，十分やわらかいと考えられる．高ひずみで皮有は皮無よりも高応力を示し，皮が噛みしめた時に応力を発揮できる．つまり，皮が噛み初めにおいて十分やわらかいが，噛み切りにくく噛み応えが残っているため，最も「もちもち」感を感じたと考えられる．一方，品種②では低中ひずみで品種①より応力が低く，十分やわらかい．しかし，常に皮有が皮無よりも応力が高く差が大きい．高ひずみにおいても全体に応力が低く皮の有無の差が小さく，噛み応えが小さく，品種①よりも「もちもち」感が少なかったと考えられる．

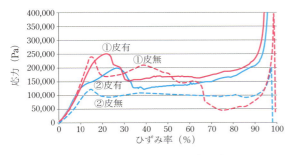

図1　蒸煮大豆の破断強度試験

3. 組織構造観察と考察

3.1 加熱された大豆種子子葉細胞の共焦点レーザー走査型顕微鏡（CLSM）・透過型電子顕微鏡（TEM）観察

CLSM観察では，Alexa fluor 546 C5 maleimide（SH基標識；1 µg/mL）によるタンパク質染色，Nile-Blue（700 µg/mL）による脂質染色で，He/Neレーザー（543 nm）およびArgonレーザー（488 nm）で観察した．その画像を図2に示した．上段（A）にタンパク質染色（赤色），中段（B）に脂質染色（緑色），下段（C）にこれらによるダブル染色した画像を示し，左から順に0分，5分，30分加熱したものである．未加熱（A0）の細胞中では赤色に染色された直径5～10 µmの顆粒が多数観察された．これは大豆貯蔵タンパク質のプロテインボディと考えられる．また，未加熱（B0）の細胞中の細胞質基質（サイトゾル）が緑色に染色されていた．これはサイトゾル内に脂質が局在することを示している．加熱時間の増加に従って細胞中の組織の崩壊が観察された．また，細胞と細胞間に隙間が生じている様子も観察された．5分加熱以後（A5，A30）ではプロテインボディの周りのサイトゾルが赤色に染色された．つまり，プロテインボディ内よりもサイトゾル内にタンパク質が多く存在することを示している．このことより，プロテインボディからサイトゾルへタンパ

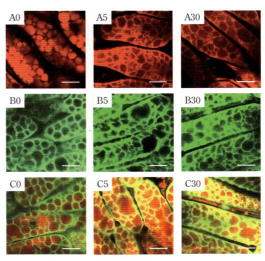

図2　共焦点顕微鏡観察像
Aタンパク，B脂質，Cダブル染色
数字は加熱時間（分）

質が溶出したと考えられた．ダブル染色においても未加熱（C0）の細胞中でサイトゾルは緑色（黄緑色）だったが，5分加熱以後（C5, C30）では黄色だった．これはサイトゾルでタンパク質と脂質が混在していることを示している．このことより，加熱によりプロテインボディから溶出したタンパク質がサイトゾルで脂質と混在すると考えられた．

透過型電子顕微鏡 TEM（加速電圧 200 kV）観察のための前処理は通常の方法で行い[1,2]，構造観察した画像を図3に示した．未加熱の画像を（A），100℃-30分加熱の画像を（B）に示し，（A'）と（B'）はそれぞれ（A）と（B）内のさらに高倍率（×100k）画像で，濃く染色された部分がタンパク質を表している．未加熱（A）で CLSM の画像と直径のスケールがほぼ一致する濃く染色された大きな顆粒体が観察された．これはプロテインボディ（PB）と考えられ，また，プロテインボディの周りに 1 μm に満たない染色されない（白色の）小さな顆粒体が多数観察された．これは種子中で脂質が貯蔵されているオイルボディ（OB）であると考えられた．CLSM（図2-B）で緑色に染色された脂質成分がこのオイルボディであると考えられた．30分加熱した種子（B）では濃く染色された大きな顆粒体が観察された．大きさ，形からこれがプロテインボディであると推測した．また，プロテインボディの周りのサイトゾルに未加熱（A）では見られなかった大きな濃く染色される粒状のもの（100～200 nm 黄色矢印）が観察された．この粒状の高倍率（×100k）画像（B'）では，さらに小さな粒状（50 nm）が集まっている様子が見られ，加熱により会合したタンパク質ではないかと考えられた．さらに，サイトゾルで未加熱（A）のものよりも大きい染色されない（白色の）顆粒体（赤矢印）が観察された．これは未加熱（A）で見られたオイルボディ同士が合一して大きくなったものだと考えられた．サイトゾルではタンパク質の巨大会合体と巨大オイルボディが混在していた．高倍率（×100k）画像の未加熱（A'）でプロテインボディ内の濃い部分が多かった．一方，30分加熱後（B'）ではプロテインボディ内の濃い部分が少なかった．このことから，未加熱（A'）のプロテインボディにタンパク質が多量に局在し，30分加熱後（B'）ではタンパク質がプロテインボディから溶出したと考えられた．これは CLSM の結果と一致した．以上のことより，加熱によりオイルボディ

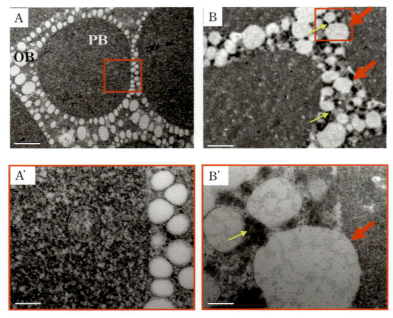

図3　TEM 観察像（試料　右；未加熱．左；加熱100℃-30分）
観察倍率：上段2万倍（スケールバー 1 μm），下段10万倍（スケールバー 0.2 μm）
OB；オイルボディ　PB；プロテインボディ
黄色矢印；タンパク会合体　赤矢印；合一オイルボディ

の合一とプロテインボディからの貯蔵タンパク質の溶出と会合体形成が起こることが示唆された．

3.2 蒸煮（加熱）大豆の比較

高分解能電解放出型 SEM（FE-SEM）を用い，前処理はグルタルアルデヒド／四酸化オスミウム化学固定，エタノール脱水，臨界点乾燥，オスミウム蒸着と通常方法で行った[2]．蒸煮大豆（品種①と②）の SEM 観察の結果を図4に示した．中心の子葉部分の 500 倍観察では，細長い楕円状の細胞が並んでいる様子が見られた．細胞壁が剥がれ細胞質と思われる部分を 50,000 倍まで拡大した．いずれにおいても，オイルボディが集まったと思われる直径1μm の球状のくぼみと太さ 10～20 nm のストランドからなるネットワークが観察され，品種①と②で大きな質的な差は認められなかった．種皮部分の観察では品種①の皮は 100 μm 以上で，②よりも厚かった．

破断物性と構造観察の結果ともちもち感の関係について以下考察する．種皮が薄い大豆では，蒸煮加熱で種皮の組織が弱くなり，皮を含めた噛みごたえが無い．一方，種皮が厚い大豆では，皮も含めた噛み応えが出やすいため，「もちもち」感のある蒸煮条件範囲が比較的広いと考えられる．

4. 結論—調理・加工への応用

加熱された大豆種子子葉部の CLSM と TEM 観察の結果，加熱によりオイルボディの合一とプロテインボディからの貯蔵タンパク質の溶出と会合体形成が起こることが明らかとなった．また，「もちもち」感の異なる蒸煮大豆について，貫入型の破断物性試験と SEM 観察を行った．皮の有無と，低ひずみと高ひずみの応力変化を蒸煮大豆間で比較考察することにより，もちもち食感を特徴付けることが出来た．「もちもち」感は噛み初めのやわらかさと噛みしめた時の歯応えから感じられ，種皮の厚さが大きく影響すると考えられた．

以上の結果から，種皮の厚い大豆を使用して，子葉内部はやわらかく，皮の噛み応えを残す適当な蒸煮条件を用いることにより，「もちもち」食感の煮豆や納豆を開発できる可能性があると考えられる．

■ 参考文献

1) 臼倉治郎．よくわかる生物電子顕微鏡技術，プロトコル・ノウハウ・原理，共立出版，2008 年．
2) Nakamura T, *et al.* Network Structure Formation in Thermally Induced Gelation of Glycinin, *Journal of Agricultural and Food Chemistry*, 1984; **32**: 349-352.

（中村 卓）

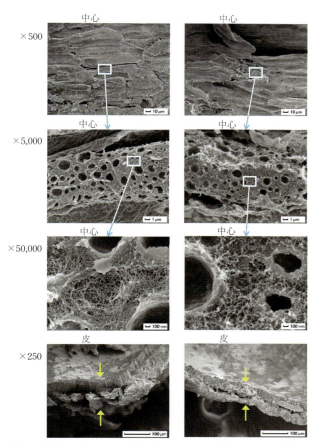

図4 蒸煮大豆の SEM 観察像（左：品種①，右：品種②）
　　中心；子葉部，皮；種皮の切断面

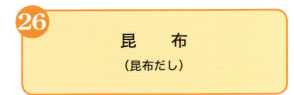

26 昆布
（昆布だし）

1. はじめに

うま味は，甘味，酸味，塩味，苦味と同じ5基本味であり，料理のおいしさを左右する味の要である．うま味成分には，野菜や海藻に多く含まれているグルタミン酸やアスパラギン酸，グアニル酸，肉や魚に多く含まれているアデニル酸やイノシン酸などがある．これらのうま味の成分を上手く水に抽出させたものが「だし」である．だしは，媒介となる水の存在が必須であるが，水そのものの質も様々であり，プロの料理人はだしに使う水の性質によって，料理がおいしくもまずくもなることを知っており，水にこだわる．

水の性質を表す指標のひとつである硬度は，水に含まれるCaとMgの量を炭酸カルシウム量に換算した値である．WHOの飲料水水質ガイドライン[1]により，軟水（0〜60 mg/L未満），中程度の軟水（60〜120 mg/L未満），硬水（120〜180 mg/L未満），非常な硬水（180 mg/L以上）に分類され，硬度は採取地域の気候や地形などと密接に関係している．世界の国々や各地域で発達している料理様式は異なり，そこで使用するだし素材も異なっていることから，水とだし素材には相性があると考えられる．

昆布だしは，江戸時代から「精進料理のだし」として，また，現在は日本料理の中核を担う昆布とかつお節でとる「混合だし」に欠かせないものとして，重要な位置を占めている．

だしに使用する水の硬度が，調製後の昆布だしにどのような影響を与えるかを知ることは，おいしい料理を作る上で重要である．

2. おいしさの科学的評価

2.1 昆布だしの調製

昆布だしの調製には，軟水4種（Iceage［硬度5.3 mg/L］，ルソ［8.4］，Deeside［20.8］，南アルプス天然水［31.7］），中程度の軟水1種（水道水［89.1］），非常な硬水4種（Wattwiller［537.1］，Swisswater［940.2］，Courmaylur［1,522.8］，コントレックス［1,573.0］）を用いた．これらの水1 Lに水重量の2%重量の乾燥日高昆布（北海道産）を20℃で所定の時間浸漬した．浸漬後，昆布を引き上げ，抽出液（昆布だし）を測定に供した．また，純水（0），南アルプスの天然水，エビアン（356），コントレックスでだしを抽出した後の昆布については，表面と切断面を低真空走査電子顕微鏡で観察した．

2.2 だし抽出後の昆布の水分含有量

だし抽出後の昆布の水分含有量を図1に示した．乾燥時の昆布の水分含有量は8.1%であった．いずれの水も抽出1時間に最終吸水量の約85〜90%が吸水され，その後はゆるやかに変化して飽和状態に至った．また，硬水は軟水に比べ，吸水量が低い傾向であった．これは硬水に多量に含まれるミネラル（特にCa）が昆布藻体のアルギン酸と結合して不溶化したことで，水和力が低下したためと考えられた．

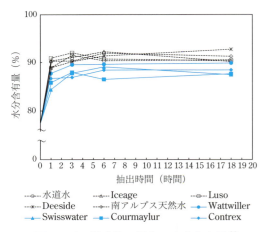

図1 だし抽出後の昆布の水分含有量[2]
抽出温度：20℃．

2.3 昆布だしのpH

グルタミン酸のうま味は，pH 7付近がもっとも強く感じ，酸性でもアルカリ性でもその強度は低下する[3]．弱アルカリ性〜中性を示した非常な硬水を使用した昆布だしは，抽出1時間内に弱酸性に変化し，その後の変化はみられなかった．硬水成分はイオン性のカルシウム塩やマグネシウム塩であり，主に炭酸水素カルシウム，塩化カルシウム，硫酸マグ

26. 昆　　布（昆布だし）

ネシウムなどからなっている[4]．このpHの低下は，硬水に昆布を加えると昆布のアルギン酸やグルタミン酸のカルボン酸残基にミネラルが結合して炭酸が遊離したことと，ミネラルと結合したグルタミン酸（等電点3.1）が溶出したためと考えられる．

2.4 昆布だしのミネラル含有量の変化

昆布だしのCa含有量を図2に示した．軟水のCa含有量は0.8〜27.3 mg/Lであり，昆布だしでの含有量の上昇はわずかであった．また，抽出時間が長くなってもその増加はほとんど認められなかった．一方，硬水のCa含有量は189.1〜511.7 mg/Lであったが，だし抽出1時間後には減少し，その後は平衡に至った．これは，もともと水に含まれていたCaが昆布の成分に結合した現象によると考えられる．昆布に含まれるアルギン酸は，2種のウロン酸（マンヌロン酸とグルロン酸）の直鎖構造より成り，ウロン酸のカルボキシル基のほとんどがカルシウム塩として存在している（アルギン酸カルシウム）[5]．硬水を用いると，カルシウム塩を形成していないカルボキシル基に硬水由来のCaが徐々にイオン結合し，架橋形成をすると推測され，抽出1時間後のだし中の遊離のCaが減少したと考えられた．アルギン酸塩は不溶性沈殿となるが，本実験においても昆布表面に目視で沈殿が認められた．このようにだしのCa挙動には，軟水と硬水の間に違いがみられた．また，Caと結合して架橋を形成したアルギン酸カルシウムは粘性を有することから，粘性を嫌う良質のだしを得るには，硬度の高い水を用いることは好ましくないと言える．Mgも2価イオンのCaと同様の挙動を示した（データ省略）．

水のNa含有量は，0.8〜21.2 mg/Lと低かったが，昆布だしは約400〜900 mg/Lに上昇し，この傾向に軟水と硬水との間で差はなかった．これは，昆布表面に付着していた海水由来の食塩のNaが昆布だしに溶出した現象と考えられる．Na含有量は抽出1時間から6時間にかけてピークに達し，その後は平衡か若干減少する傾向にあった．減少傾向は，一度溶解したNaが再度昆布に結合したことによると考えられる．抽出時間経過とともに昆布が膨潤して，ミネラルと結合していないゲル状のアルギン酸が表面に露出し，そこにNaが結合したと考えられる．Kも

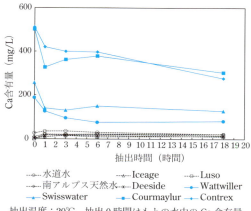

抽出温度：20℃．抽出0時間はもとの水中のCa含有量．
図2　昆布だし汁の抽出時間によるCa含有量の変化[2]

1価イオンのNaと同様の挙動を示した（データ省略）．

2.5 昆布だしのグルタミン酸ナトリウム含有量

昆布だしのグルタミン酸ナトリウム含有量を図3に示した．グルタミン酸ナトリウムの閾値は0.02〜0.03%すなわち0.2〜0.3 g/Lであり，抽出液のグルタミン酸ナトリウム含有量は，軟水・硬水ともに，抽出1時間後には，ほぼこの閾値付近あるいはそれ以上になり，その後は抽出時間に伴って増加する傾向であった．また，グルタミン酸ナトリウム含有量と官能評価のうま味強度との関係をみたところ相関はみられなかった（データ省略）．このことからうま味の知覚強度は，単にグルタミン酸ナトリウム含有量で決まるのではなく，ミネラルやその他のアミノ酸，マンニットなどの存在も影響を与えている

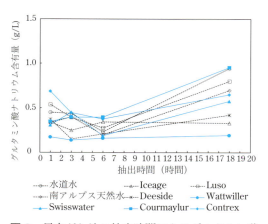

図3　昆布だし汁の抽出時間によるグルタミン酸ナトリウム含有量の変化[2]
　　　抽出温度：20℃．

と考えられた．

3. 組織構造観察と考察

　純水，南アルプスの天然水，エビアン，コントレックスで1，3，18時間浸漬した昆布の表面の組織構造を**図4**に示した．昆布表面には細胞の外側面が石垣状に並んでいるのがみえた．また，いずれの浸漬時間も軟水（純水，南アルプスの天然水）浸漬では，細胞は丸みを帯びていた．一方，硬水（エビアン，コントレックス）浸漬では，軟水より丸みが少ない細胞が観察された．これは，硬水に多量に含まれるミネラルによって，アルギン酸分子間の架橋形成が促進されたためと考えられた[5]．この細胞構造は図1に示した浸漬時間ごとの昆布の水分含有量の結果を反映するものであった．すなわち，硬水は軟水に比べ，水分吸収が低く，膨潤しにくい．さらに，浸漬時間が経過すると表面が膜（図中の矢印）で覆われ，細胞が見えにくくなっていた．この膜は，水の硬度が高くなるほど短時間浸漬で出現している．これも，昆布の成分のアルギン酸を構成するマンヌロン酸とグルロン酸のカルボキシル基に硬水由来のCaが徐々にイオン結合し，架橋形成をして粘性を有するアルギン酸カルシウム塩となったものである．硬度の高い水は，Caが多いためアルギン酸カルシウム塩の生成も多くなる．

　昆布断面の組織構造を**図5**に示した．表層付近の細胞は小型，内層は大型であった．細胞内には粘質物（図中の矢印）の存在も観察された．細胞の形状は，軟水浸漬ほど丸みを帯び，硬水では角張って，

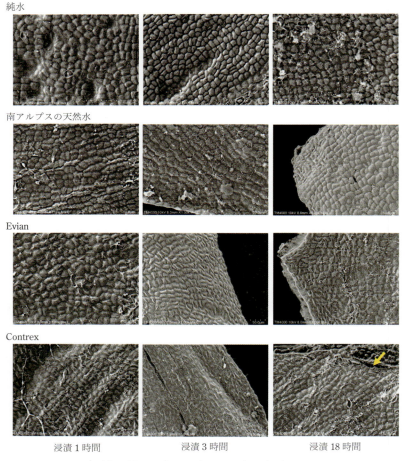

図4 硬度の異なる水で浸漬した昆布の表面の組織構造
低真空SEM，×1,000
水の硬度：南アルプスの天然水：31.7 mg/L，Evian：356 mg/L，Contrex：1,573 mg/L

細胞壁が所々波打っている様子が観察された．これは，昆布表面の観察と同様，昆布の水分含有量を反映する組織構造であった．

4．結論─調理・加工への応用

　硬度の高い水で昆布だしを調製した場合，うま味成分の主体であるグルタミン酸ナトリウムの溶出を抑制することも促進することもなかったが，水自体にミネラル成分が多いため，えぐ味が出てしまい，おいしい昆布だしにならなかった．また，昆布だしとして好ましくない粘性を生じた．

　「日本の水」は，ほとんどが硬度 60 mg/L 以下の軟水である．昆布が日本料理のだし素材として選択され，昆布だしが日本人の食生活に根づいたのは，日本の水との相性が良かったためと考えられる．料理のおいしさのベースとなる「だし」はそれぞれの地域に根ざした「だし」となっている．

■ 参考文献

1) WHO/HSE/WSH/10.01/10/Rev/1, Hardness in Drinking-water.Background document for development of WHO Guidelines for Drinking-water Quality., http://www.who.int/water_sanitation_health/dwq/chemicals/hardness.pdf
2) 鈴野弘子，豊田美穂，石田 裕．ミネラルウォーター類の使用が昆布だし汁に及ぼす影響，日本食生活学会誌，2008; **18**; 376-381.
3) 小俣 靖．"美味しさ"と味覚の科学，p.167，日本工業新聞社，1986 年．
4) 久保田昌治，石谷孝佑，佐野 洋 編著．光琳選書⑥食品と水，p.64，光琳，2008 年．
5) 中川禎人，奥田弘枝．乾燥コンブのアルギン酸の性状に及ぼす調味成分の影響，調理科学，1991; **24**: 108-112.

（鈴野弘子）

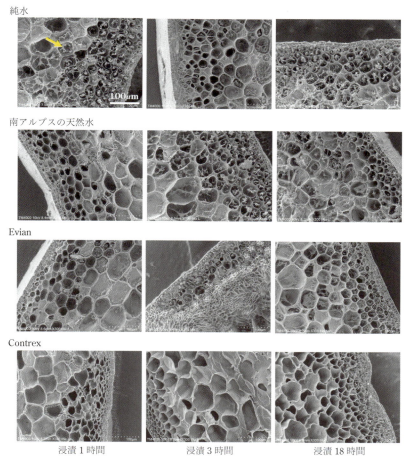

図5　硬度の異なる水で浸漬した昆布の断面の組織構造

低真空 SEM，×1,000

水の硬度：南アルプスの天然水：31.7 mg/L，Evian：356 mg/L，Contrex：1,573 mg/L

27 アカモク

1. はじめに

アカモクは褐藻鋼ヒバマタ目ホンダワラ科ホンダワラ属の褐藻植物である（図1）. 日本において, アカモクは太平洋沿岸, 八丈島, 瀬戸内海, 九州, 日本海沿岸, 北海道の奥尻島まで広範囲に分布している[1]. 地方により, 呼び名がさまざまである. また, 日本では古くから乾燥して, 消炎用の漢方薬として使用されてきたが, 食用としての利用は少ない. その栄養成分については, 地域[2]や季節[3]による差異が報告されている.

アカモク（乾燥品）の栄養価は, 水分12.1％, 粗タンパク質13.8％, 脂肪3.2％, 炭水化物63.0％（稲賀調べ）であり, 無機質の成分としては, ナトリウム, カルシウム, マグネシウム, 鉄, マンガン, 亜鉛が多い. さらに近年では, 健康に良い機能性の高い食品として注目を集めており[4], アカモクを活用した新しい食品を開発する試みがなされている.

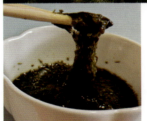

↑：山陰海岸産の天然アカモク（海中）
画像提供：（株）海産物のきむらや
←：加工後のアカモク（細切脱塩加熱）

図1　天然アカモク

2. おいしさの科学的根拠

最近, アカモクを使ったアカモクうどんが販売されている. 鳥取県「麺屋やまもと」では病院栄養士の要望を受け, 塩水の代わりに生の洗いアカモクを使用し, 「低塩あかもくうどん」を開発した. それを病院給食メニューとして活用している. 冷やしうどん用と温かいうどん用の2種があり, うどんにアカモクが入っている（↑）のが肉眼でも見える（図2）.

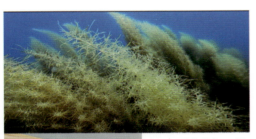

図2　アカモクうどんの外観
↑：アカモクの混入部分

冷やしうどん用は, 3分加熱後水でもみ洗いし, 盛り付けする. この時の麺の厚さは, 1.98 ± 0.09 mm, 幅2 mmで, 温かいうどんは, 5分加熱後水でもみ洗いし, 湯の中で温めてから盛り付けの処理である. この時の麺の厚さ1.76 ± 0.16 mm, 幅5 mmであった.

食べられる状態にした2種のうどんについて, 破断特性を測定した（図3）.

冷たいうどんは, 破断エネルギーやひずみ率が高く, 弾力がある. 温かいうどんでは, 破断エネルギーとひずみ率が低く, 咀嚼しやすい. うどんとしての

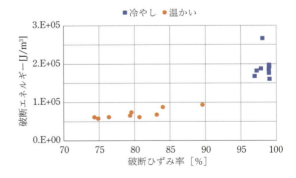

図3　アカモクうどんの破断特性
条　件：速度0.5 mm/sec, ひずみ率99％, プランジャーくさび型

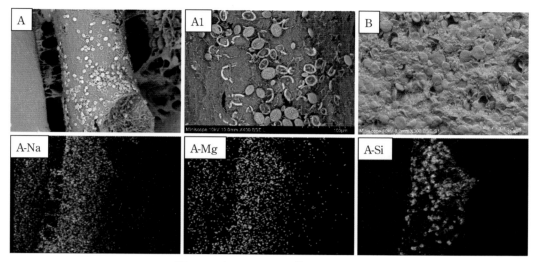

図4 アカモクのSEM像と元素分析
A：洗いアカモクの表面像，A1：Aの拡大，B：アカモクを用いたうどんの加熱後断面
下3枚：Aを元素分析により検出されたNa, Mg, Si像．（低真空SEM）

食感には通常の麺と大差がない．

3．組織構造観察と考察

洗いアカモクの卓上SEM-EDSによる表面像（珪藻付着部分）と組成元素の分布を図4に示した．洗いアカモクの表面像（図4A）を元素分析すると，ナトリウム（A-Na），マグネシウム（A-Mg），ケイ素（A-Si）が多く検出された．このほか，元素としては，カルシウム，硫黄も多い．成分分析値の報告と一致している．アカモクで作ったうどんの加熱後麺の断面（図4B）にも，硫黄，カルシウム，カリウム，マグネシウムが検出されている．硫黄は，うま味やぬめりの成分であり，ケイ素は，血管壁の強度を保つなど重要なミネラルである．うどんを食べた時ののど越しの良さ，つるつる感に影響すると考える．これらの無機質が摂取できるため，この「あかもくうどんは」身体に良好な食品であり，しかも低塩である．うどんには生の洗いアカモクを使い，食塩を一切使わず，塩分はアカモクに残留するのみの最低限で調製しているが，加熱後うどんの断面をみても，通常のうどんの構造と大差がなかった（図4B）．なお，使用した洗いアカモクの成分[5]は，100 g中水分91.9 g，タンパク質0.9 g，炭水化物（食物繊維）5.2 g，ナトリウム603 mg（一財）食品環境検査協会調べ）

である．

4．結論—調理・加工への応用

アカモクを使用した食品の開発は，今までに使用が少なかった海藻類の利用の幅を拡大することになる．良質な無機質を多く含み，しかも低塩で健康食としての栄養的価値も高い．食感も良いことから，健康食品だけでなく，実際の給食施設での利用が期待できる．

■ 参考文献

1) 荒木葉子，小野寺宗仲，吉江由美子，鈴木健．アカモクの加熱によるミネラル，遊離アミノ酸および脂肪酸の変化，日本調理科学会雑誌，2005; **38**(1): 72-76.
2) 谷口（山田）亜樹子，栗彩子，佐藤祐子，他．産地の異なるアカモクの成分比較とアカモクの食品への利用，日本家政学会誌，2019; **70**(3): 133-139.
3) 村上佳織，的場由美子，山口洋子，他．福岡県筑前海で採れるアカモクの化学成分の季節変動，水産養殖科学，2009; **57**(4): 549-556.
4) Sanjeewa KKA, *et al*. Bioactive potentials of sulfated polysaccharides isolated from brown seaweed Sargassum spp in related to human health applications: A review, *Food Hydrocolloids*, 2018; **81**: 200-208.
5) （一財）食品環境検査協会（神戸事業所），脱塩アカモク成分解析表（試験成績証明書）No. WOA03858 01号（2022年8月2日）

（稲賀すみれ，峯木眞知子）

28 冷凍による魚の品質の維持

1. はじめに

水産物の冷凍は100年以上の歴史を有しており，これまでに品質向上に向けた数多くの取り組みがなされてきた．特に，ブロック凍結からバラ凍結への技術の高度化は冷凍食品の品質向上に大きく寄与してきた．冷凍による水産物の品質変化については生化学および組織構造的な観点より数多く報告されており，後者に関しては，凍結速度および保管温度が魚肉中に形成・成長する氷結晶や解凍後の復元性に大きく影響するとされている[1]．

一般に急速に凍結すると微細な氷が魚肉組織内に比較的均一に分散形成され，解凍時の復元性も良いとされている．反対に，凍結速度が遅く，大きな氷が形成された場合，細胞が極端に脱水され，細胞だけでなく組織全体への損傷が引き起こされる．しかしながら，解凍後の復元性に影響する要因は多数あるため，氷結晶の形成状態だけが品質を支配するわけではないことに注意が必要である[2]．

これまでは解凍後のドリップロスや食味，食感に対する復元性が主な品質評価指標であり，数多くの報告がされてきた[3,4]．

他方，外観も品質の重要な要素となる[7]．凍結は水産物の外観を変化させることもある．例えば，冷凍ホタテ貝柱は凍結状態での白さが強いほうが，また冷凍サーモンフィレは赤みが強いほうが市場取引では好まれる[5,6]．さらに，赤い外観を有する一部の魚は縁起物として重宝されているなどである．

このように，凍結魚にとって市場における品質は食味，食感，外観であり，これらを維持できる凍結方法が重要となる．特に，構造的な変化がこれらの品質に及ぼす影響は大きく，組織構造との関係を明らかにすることは，目的とする品質の実現に向けた凍結・加工操作へ繋がることが期待できる．

2. おいしさの科学的評価

2.1 凍結解凍マグロ赤身の粘弾性計測

凍結方法が異なる解凍メバチマグロ赤身肉の応力－ひずみ曲線より得られたひずみエネルギーの比較を図1に示す．急速に凍結されたマグロ赤身は未凍結マグロとの差はみられず，凍結解凍処理によるレオロジー的な大きな変化は見られなかった．一方で，緩慢に凍結されたマグロ赤身肉はひずみエネルギーが有意に低下していた．これは，凍結時に大きく成長した氷結晶が魚肉組織を軟化させ，食感が低下する可能性を示している．

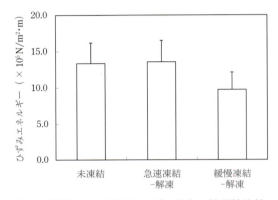

図1 凍結方法の異なるマグロ赤身の粘弾性比較

2.2 凍結解凍キンメダイの外観評価

水産物の外観色を評価する手法として，一定照明条件下で撮像した画像データを用いて$L^*a^*b^*$表色系（L^*：明度，a^*：赤の度合い，b^*：黄色の度合い）に換算した色彩データを利用した．キンメダイは縁起物として外観色が重要な品質要素の一つであるが，凍結解凍によりその色彩が失われることが経験的に知られている．従来，凍結赤色魚の退色は長期凍結保存中でのカロテノイドの酸化とされていたが[8]，キンメダイにおいては凍結解凍のみで退色することが示された[9]（図2, 3）．

2.3 凍結解凍キンメダイの官能評価

キンメダイの保存処理方法が食味へ及ぼす影響を調査する方法として官能評価を用いた．試験区分としては冷蔵保管（3日），急速凍結保管（3日）/解凍および緩慢凍結保管（3日）/解凍の3区分とした．

28. 冷凍による魚の品質の維持　　　　　　　　　　　　　　　　　　　　　　　　　　　　　　　95

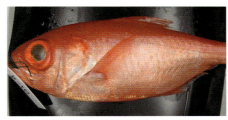
未凍結

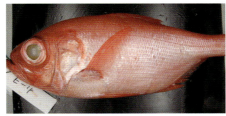
凍結－解凍

図2　凍結解凍によるキンメダイの外観色変化

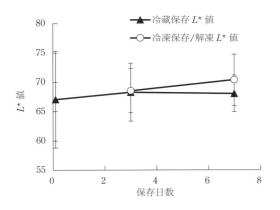

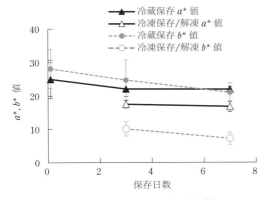

図3　凍結解凍によるキンメダイ表面色 $L^*a^*b^*$

表1　キンメダイの保存処理法の違いによる3点識別試験

試験	試料	正答数	不正答数	結果
1	冷蔵／急速凍結・解凍	7	19	NS
2	冷蔵／緩慢凍結・解凍	17	9	**

NS：not significantly, **：$p<0.05$

身調理とした．評価は3点識別試験法を採用し，冷蔵と凍結解凍区分の差異を識別できるかを調査した（表1）．なお，当該魚種の取り扱いをしている水産団体職員26名（23～67歳）を一般パネルとし，事前説明と同意のもとで官能評価試験を実施した．これらの結果より，冷蔵試料と急速凍結・解凍試料の差は有意ではなく，識別できる差はないことが示された．一方で，冷蔵試料と緩慢凍結・解凍試料の差は有意であり，識別できる可能性が示された．さらに，これらの識別できる区分について3点嗜好法を実施したところ，有意に冷蔵試料を好む結果が得られた（$p<0.05$）．

3. 組織構造観察と考察

3.1 凍結解凍マグロ赤身組織の光学顕微鏡像・走査型電子顕微鏡像

凍結および解凍後のメバチマグロ赤身肉の構造は，クリオスタットを用いた凍結切片をHE染色し，観察した[10]（図4）．凍結試料では白く抜けている部分が氷結晶の痕跡となる．凍結速度により氷結晶構造が変化することはよく知られており，図4においても氷結晶サイズが顕著に異なっていた．しかし，緩慢凍結区分では，筋細胞や組織を大きく変形させるほどの氷結晶が形成しているにも関わらず，解凍後の大きな損傷を受けているようには見られない．これは，筋肉細胞は多量の水を含んでおり，かつ細胞内の筋原線維は柔軟性に富んでいるため，凍結時の脱水収縮では筋肉細胞自体は大きな損傷は受けていない可能性が示唆された．しかしながら，凍結時には氷によって細胞間が大きく断裂しており，解凍時にも細胞間が開いているようにも観察された．そこで，細胞間の結合組織にターゲットを絞り，構造観察を実施した．アルカリ・水浸軟法[11]により細

試料はすべて真空包装処理し，冷蔵および凍結保管温度はそれぞれ氷蔵（0.3℃），−30℃とした．また，凍結区分の解凍は流水解凍とした．官能評価は魚の背部のみ用いた生食試験とし，和食料理人による刺

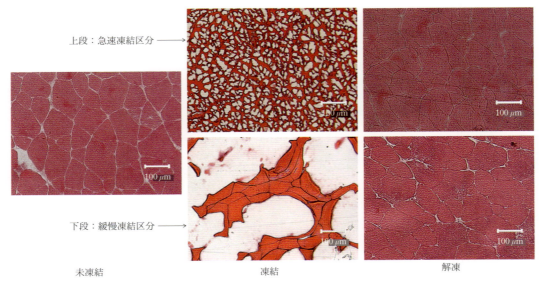

未凍結　　　　　　　　　凍結　　　　　　　　　解凍

図4　凍結・解凍メバチマグロ赤身の光学顕微鏡観察
（上段：急速凍結区分，下段：緩慢凍結区分）

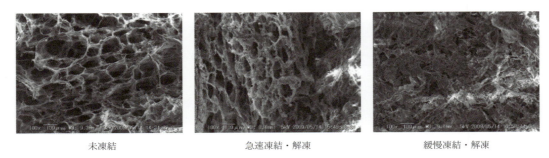

未凍結　　　　　　　急速凍結・解凍　　　　　　緩慢凍結・解凍

図5　凍結・解凍メバチマグロ膠原線維の走査型電子顕微鏡観察

胞を溶解除去し，残存した膠原線維を走査型電子顕微鏡にて観察した（**図5**）．組織から細胞を除去しているため，丸く開いた空間部分が筋肉細胞の位置となる．未凍結組織では膠原線維が典型的なハチの巣状のネットワーク構造が観察された．急速凍結・解凍組織では部分的に構造損傷を受けており，ネットワークが部分的に崩壊していた．緩慢凍結・解凍組織ではアルカリ・水浸軟法による細胞除去段階で組織を維持できなくなっており，電子顕微鏡観察でもネットワーク構造は観察されなかった．これは，凍結時における氷結晶の粗大化が結合組織を損傷させたことに起因すると推察された．これらの結果より，緩慢凍結時において大きく成長した氷結晶は結合組織に大きな損傷を与え，結果的に魚肉組織を軟化させ，食感の低下につながることが推察された（図

1）．このような結合組織損傷を抑制するためには，氷結晶の微細化が効果的である．また，魚肉の結合組織は高鮮度ほど強靭であり，鮮度低下に伴って強度が低下することは知られている[12]．したがって，漁獲以降における保存状態や凍結のタイミングを考慮にいれることで，凍結による食感低下を抑制できると考えられる．

3.2　凍結解凍キンメダイの鱗細胞構造

キンメダイの外観色は鱗内の色素胞に起因しており，樹状細胞中の色素顆粒が微小管に沿って移動し，拡散や凝集することで色彩の強弱が表されている．凍結解凍処理による色素胞の状態を確認するため，光学顕微鏡を用いて観察した（**図6**）．その結果，鮮魚の赤色素胞では色素顆粒が枝状部末端まで

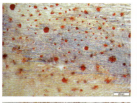 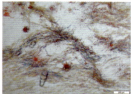
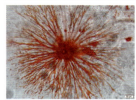 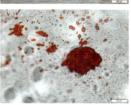

図6　キンメダイ鱗内の色素胞
（上段：虹色素胞，下段：赤色素胞）

広がっていたが，凍結解凍区分では微小管の痕跡が見られないほど凝集および変形し，色素顆粒が周囲に拡散していることより，凍結時の氷結晶による細胞内小器官の破壊が示唆された．さらに，光反射性である虹色素胞も同様に凍結解凍によって破壊されていることが観察された．これらの結果より，凍結解凍による外観色の変化は色素胞の破壊が原因であると推察されている．

3.3　キンメダイ筋肉組織の光学顕微鏡像

凍結方法の相違は解凍後のおいしさに影響を及ぼすため（表1），凍結状態および氷結晶構造を確認した結果を図7に示す．なお，切片取得および染色方法は図4と同様となる．

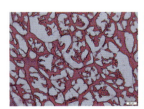 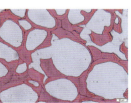

図7　凍結キンメダイ筋肉組織内の氷結晶構造

4.　結論―調理・加工への応用

凍結速度の相違は氷結晶構造に影響を及ぼすことは一般に良く知られている．しかし，形成された氷結晶が食品組織構造に与える影響，さらにはそのおいしさや品質に対する影響については，具体的に報告されている事例は数少ない．構造観察の結果より，魚肉組織では凍結方法によっては氷結晶が結合組織を損傷させており，結果的に解凍後の食感に影響を及ぼしている可能性がある．さらに外観が品質上重要な魚では，凍結による色素胞の損傷が観察され，外観品質劣化の原因と推察された．これらの品質に関わる組織構造の変化を抑制することが凍結魚にとって重要であるが，凍結操作だけでなく，その前段階の鮮度や，後工程の保存や解凍も同様に重要となる．

■ 参考文献

1) 福田　裕．魚肉タンパク質の凍結変性，中央水産研究所研究報告，1996; **8**: 77-92.
2) 中澤奈穂，岡崎恵美子．第3章 水産物の冷凍保管条件と品質，水産学シリーズ　水産物の先進的な冷凍流通技術と品質制御，岡崎恵美子 他 編，pp36-57, 恒星社厚生閣，2017年．
3) Shenouda SYK. Theories of protein denaturation during frozen storage of fish flesh, *Adv. Food Res.*, 1980; **26**: 275-311.
4) 中澤奈穂，他．冷凍メバチ肉の解凍前温度制御によるpH維持効果と解凍肉の品質，日本冷凍空調学会論文集，2016; **33**: 197-204.
5) Ottestad S, Enersen G, Wold JP. Effect of freezing temperature on the color of frozen salmon, *J. Food Sci.*, 2011; **76**(7): S423-S427.
6) Kono S, *et al*. Effects of relationships among freezing rate, ice crystal size and color on surface color of frozen salmon fillet, *J. Food Eng.*, 2017; **214**: 158-165.
7) 林　茂群，他．キンメダイ赤色素胞の挙動に及ぼす浸漬処理の影響，日本水産学会誌，1998; **64**(4): 715-719.
8) 佃　信夫．赤色魚類の退色変化に関する研究，東海区水産研究所研究報告，1972; **70**: 103-174.
9) 金まどか，河野晋治．凍結解凍がキンメダイ体表色に与える影響，日本冷凍空調学会論文集，2018; **35**: 219-224.
10) 河野晋治，高橋朋子，篠崎　聰．低温粘着フィルムを利用した凍結魚肉内氷結晶観察法，日本冷凍空調学会論文集，2012; **29**: 53-58.
11) 大谷　修．電子顕微鏡，日本顕微鏡学会，1989; **24**: 134-138.
12) Ando M. Post-Mortem Tenderization of Fish Muscle Proceeds Independently of Resolution of Rigor Mortis, 日本水産学会誌，1991; **57**: 1156-1169.

（河野晋治）

29 魚肉の真空調理

1. はじめに

真空調理は食材を生のまま，あるいは表面に焼き色をつける等の下処理をして真空包装し，低温（50〜95℃）で一定時間湯煎やスチームオーブン等で加熱する調理法である．保存を目的とする場合は，急速冷却を行い，一定期間チルド保存し，料理を提供する際に再加熱を行うものである[1]．

現在の形の真空調理は1974年，フランス，ロアンヌの調理人で，食肉加工業を営むジョルジュ・プラリュが納入先の三ツ星レストランから，加熱調理後の目減りが重量の40〜50％にもなるフォアグラのテリーヌの重量ロスを減らすことができる方法はないかと相談されて研究したのがきっかけである．

フォアグラをテリーヌ型に入れて真空包装し，型内の空気を抜いてから取り出し，従来の調理法で加熱する方法をとり，重量ロスを20％にまで抑えた．

さらに研究を続け，フォアグラをテリーヌ型に入れて真空包装し，そのまま低温で加熱すると重量ロスは5％に抑えられるという方法を開発した．

このようにして現在の形の真空調理が考案された．その後，1985年にジョエル・ロブションがパリ国有鉄道の車内食堂でこの調理法を取り入れ，厨房設備が整備されていない場所で安定した品質の料理を提供することに成功を納め，注目されるようになった．

日本では1986年，山梨県のホテルハイランドリゾートが，開業と同時に本格的に導入している．これは，料理長谷孝之が独自に開発したものであるが，調理プロセスはフランスのものと同様であった．その後，1987年，服部栄養専門学校がジョエル・ロブションを招き，真空調理の講習会を開催し，広く紹介された．現在は病院や社会福祉施設などの特定給食施設やホテルなどでも利用されている調理システムである[2,3]．

この調理法の利点[4-7]は①食材料を真空包装し低温で加熱するため，素材の風味や旨味を生かせる．②低温（長時間）加熱のため肉類がやわらかく仕上がり，歩留りも高い．③チルド保存が可能である．④保存したものは再加熱処理だけで提供できるため人手不足の解消につながり，どこでも一定の味が提供できる，などがある．

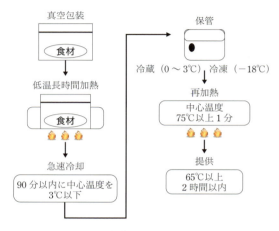

図1　真空調理の調理工程

2. おいしさの科学的評価

2.1 試料の調製方法

冷凍マカジキ（ベトナム産）を解凍し，真空包装用の袋に入れて真空包装した（㈱TOSEI製TOSPACKHOT）．真空調理の試料は，①62℃設定のスチームコンベクションオーブンでカジキの中心温度が62℃になるまで加熱，②75℃設定のスチームコンベクションオーブンでカジキの中心温度が75℃に到達後1分加熱を継続，の2種類である．また，再加熱の試料は②の条件で調製後，1日チルド保存した試料を85℃のスチームコンベクションオーブンでカジキの中心温度が75℃に到達後1分加熱[8]を継続した．さらに，対照として沸騰水中でカジキの中心温度が75℃に到達後1分ゆで加熱した試料を比較した．

2.2 重量変化率

加熱後の重量変化率を図2に示した．62℃真空調理が−6.6％，75℃真空調理が−13.9％で62℃真空調理の方が加熱による重量の損失は少なかった．

ゆで加熱は−18.9％と高かった．真空調理は歩留りが高いという利点があるためゆで加熱より低いのは妥当だと考える．62℃より75℃真空調理の重量変化率が高いのは，75℃の設定が高めであるためと考える．真空調理で魚の加熱条件は62℃くらいであるが，75℃にしたのは大量調理の現場で使用する際の「中心温度75℃到達後1分加熱」[9)]を考慮したためである．

また，真空調理は加熱後にチルド保存が可能である．その場合，提供前に再加熱をする．そこで再加熱後の重量変化率をみると−18.7％とゆで加熱と同じくらいであった．歩留りが高い真空調理でも2度の加熱をすると重量損失が高くなることがわかる．

ともゆで加熱より破断応力が低くやわらかく，真空調理のやわらかく仕上がるという利点の通りであった．

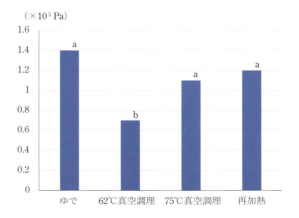

図3 加熱条件によるカジキの破断応力
^{a, b}の異なる文字間で有意差あり（$p < 0.01$）

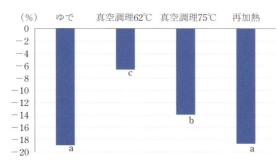

図2 真空調理の調理工程
^{a, b, c}の異なる文字間で有意差あり（$p < 0.01$）

2.3 破断応力

図3に加熱条件による破断応力を示した．62℃真空調理がもっとも低く，ゆで加熱が高かった．62℃の低温域での加熱のため，タンパク質の変性が緩慢であるためやわらかかったと考える．同じ真空調理でも75℃ではややかたかったがこれは加熱温度が高いためと考える．真空調理した試料は3試料

3. 組織構造観察と考察

加熱条件の異なるカジキマグロの組織構造を低真空SEMで観察した（図4）．試料は，そのままの観察では鮮明でなかったので，2.5％グルタルアルデヒド・1％オスミウム酸二重固定を施し，乾燥後コーティングして観察した．62℃で真空調理した試料は筋線維（M）が太いが少し隙間（g）があった．また，細かい顆粒（P）が筋線維の間や筋線維の表面にあり，これは流出した可溶性タンパク質が顆粒状になって分布したのではないかと考える[10)]．タンパク顆粒（P）より大きい丸い球体（↑）もあった．筋線維の間には網目状の構造もあった．溶出したタンパク質が凝固し始めた段階で加熱が終了したと考

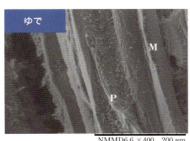 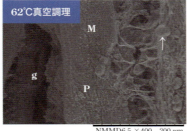 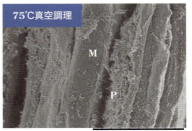

図4 真空調理したカジキの組織観察

えられる．

　62℃真空調理後の試料を真空包装用の袋から取り出す際，カジキの表面に白くベタベタしてざらつくペースト状のものがあった．これは加熱温度が低いため，溶出した筋形質タンパク質が完全には凝固しなかったためと考える．

　同じ真空調理でも75℃の試料は筋線維の収縮は少ないが，隙間はある．その隙間に細かいタンパク顆粒が詰まっている．ゆで加熱の試料は真空調理の試料より筋線維が細く，線維が密接している部分と大きな隙間があった．ゆで加熱の試料の方がタンパク質の変性が進んでいると考える．

　再加熱した試料を観察すると75℃真空調理の試料の構造に似ているが，筋線維がやや細くなり密接して隙間がなくなり，タンパク顆粒が増えていた．ゆで加熱の試料の構造に似ているところもあり，再加熱することでタンパク質の変性が進んで，75℃の真空調理とゆで加熱の中間のような構造にみえる（図5）．

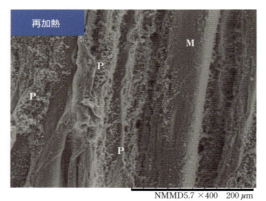

図5　再加熱したカジキの組織観察
M：筋線維，P：タンパク顆粒

4．結論─調理・加工への応用

　真空調理を用いると，重量減少率および破断応力が低くなり，やわらかくてジューシーに仕上がることが示唆された．これは咀嚼が困難な高齢者に食事を提供する際に活用できると考える．また，再加熱してもゆで加熱よりやわらかかったことから下処理に真空調理を用いる可能性も期待できる．例えば，豚肉を真空調理した後，フライの衣をつけて揚げるなどである．真空調理では，一次加熱後，急速冷却し5日間程度の冷蔵保存ができることも利点である．病院の食事での個別対応や高齢者施設や配食サービスでの活用が期待できる．しかし，低温で調理することは，細菌の繁殖しやすい温度帯を利用しての調理となるため，衛生管理が重要である．

　また，真空調理の加熱時間は，食材の一切れの大きさ，厚さ，食材の加熱開始時の温度などの要因で変動するので標準化が難しい．

　真空調理は密閉された環境での調理であるため魚の生臭さなど好ましくない臭いが揮発しにくい．

　そのため香辛料やハーブの使用，加熱後に焼き色をつけ香ばしい香りを付与するなどの工夫が必要である．

　利点を活かすために欠点をカバーする工夫をしながら活用が望まれる．

■ 参考文献

1) 谷 孝之．なぜ真空調理なのか．食品工業，1992; **15**(4): 34-37．
2) 脇 雅世．真空調理法．調理科学，1989; **22**(3): 190-195．
3) 久保 修．外食産業の新しい調理システム．日本調理科学会誌，1997; **30**(3): 285-289．
4) 出口裕之．真空調理とはなにか．専門料理，1996; **5**: 33-40．
5) 西田 博．真空調理食品─特に肉製品の微生物的検討─．食肉の科学，1992; **33**(2): 221-227．
6) 野口阿佐子．真空調理食品の現状と今後の方向．ジャパンフードサイエンス，1992; **1**: 38-43．
7) 南波佐間浩．真空調理食品市場の可能性を探る．食品と開発，1990; **25**(2): 2-13．
8) 西念幸江，柴田圭子，安原安代．鶏肉の真空調理に関する研究（第2報）チルド保存期間及び再加熱と鶏肉の物性，食味との関わり．日本家政学会誌，2003; **54**(7): 591-600．
9) 厚生労働省．大量調理施設衛生管理マニュアル，https://www.mhlw.go.jp/file/06-Seisakujouhou-11130500-Shokuhinanzenbu/0000139151.pdf
10) 田村咲江，他．食品・調理・加工の組織学，p110，学窓社，1999年

（西念幸江）

30 魚肉の塩麹漬け

1. はじめに

塩麹は米麹，食塩および水を混合し熟成させて作られる調味料である．塩麹という名称は本朝食鑑[1]の「塩麹漬」に由来するとされる．日本には古くから麹を用いた醸造技術があり，清酒，みりん，みそ，酢などの製造に使われてきた．また，三五八漬け（さごはち）やべったら漬けなどの製造にも利用されてきた．このように漬け床として利用された歴史があり，近年調味料としての研究が始まった．2010年代になり，塩麹の利用効果が料理本やメディアでの取り上げられる機会が増え，塩麹は調味料の一つとして消費者に定着している．塩麹は約10％の食塩を含むため塩味を付与する調味料として利用できる．また，甘味や発酵により生じた香りも併せ持つことも特徴である．そのほかにも塩麹は酵素活性が保持されているため食肉や魚に使用する場合はタンパク質分解酵素の作用で「やわらかくなる」「うま味成分が増加しうまみが増す」といった効果が期待される．

2. おいしさの科学的評価

2.1 試料調製

冷凍マカジキ（ベトナム産）を解凍し，その重量の10％の塩麹を表面に塗り1・2・3・6・12・24時間冷蔵庫で放置した．塩麹は市販品を使用し，材料は米麹，食塩，酒精，栄養成分表示は（100 g当たり）エネルギー193 kcal，タンパク質2.7 g，脂質0.7g，炭水化物42.0 g，食塩相当量9.3 g，pHは5.1であった．その後，200℃のオーブンで12分焼いた．また，比較として塩麹を用いないで焼いた試料（加熱試料）と魚重量の1％食塩をふった試料も同条件で加熱した．

2.2 重量変化率

塩麹に漬け込み後の重量変化率は−1％前後でごくわずかであった．漬け時間による差は少ないが，1時間漬けた試料の重量変化率が高い傾向にあった．

加熱後の重量変化率は−25％前後であった（図1）．食塩を1％ふって焼いた試料の加熱後の重量変化率が約−20％であったので，それよりも少し高かった．漬け時間による有意差は認められなかったが，3時間試料がやや低かった．また，6時間以降の試料の重量変化率は約−24％で変化がほぼなかった．6時間で漬け込み状態は飽和にはなっていたと考える．

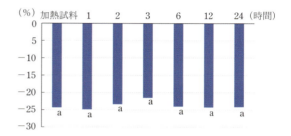

図1　漬け込み時間による加熱後の重量変化率
＊浸漬時間による有意差はなかった（$p<0.01$）

2.3 塩分

塩麹に漬け込んでから焼いた試料の塩分は0.56〜0.70％であった．漬け込み時間1時間試料と2時間試料は同値で，3時間試料で高かった（図2）．24時間試料がもっとも高く，漬け込み時間が長いと塩分は高くなると考える．

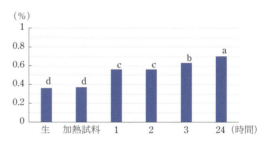

図2　漬け込み時間による加熱したカジキの塩分量
a,b,c,d の異なる文字間で有意差あり（$p<0.01$）

図2の塩分は試料全体で測定したが，塩麹と接している表面は高く，中心部が低いのではないかと考え，3時間試料と24時間試料で中心部と外側の塩分を比較した（図3）．どちらの試料も外側の方が有意に高かった．3時間試料より24時間試料の方が内外差は少ないようであった．漬け込み時間が長くなると塩分が高くなるだけでなく，試料中に塩分

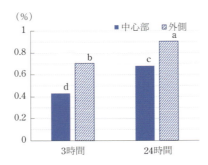

図3 塩麹に漬け込み後加熱した試料の中心部と外側の塩分
a,b,c,d の異なる文字間で有意差あり（$p<0.01$）

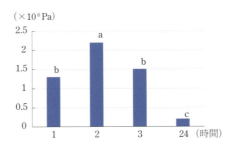

図4 塩麹に漬け込み後加熱したカジキの破断応力
a,b,c,d の異なる文字間で有意差あり（$p<0.01$）
測定条件：レオナー，ロードセル：200 N，プランジャー：くさび No.49，測定スピード 1 mm/sec，試料：$2×2×1$ cm

が浸透すると考える．

2.4 破断応力

塩麹漬け後に加熱した試料の破断応力は2時間試料が高くかたかった．1時間試料は低い値であるが測定値のバラつきが大きく，塩麹の軟化効果が起きている部分とそうではない部分があり，不均一であると考える．24時間試料はもっとも低くやわらかいが，タンパク質の変性が進み破断しやすいため低値を示したと考えられる．

3. 組織構造観察と考察

塩麹に漬け込む後に加熱したカジキの組織構造を低真空SEMで観察した．比較のために解凍しただけの試料（生），それを焼いた加熱試料，1％の食塩をふって1時間放置後に焼いた試料も観察した．試料は，そのままの観察では，鮮明でなかったので，2.5％グルタールアルデヒド・1％オスミウム酸二重固定を施し，乾燥後コーティングして観察した．

図5に横断面の観察を示した．

横断面の試料を切り出す際，塩麹に漬け込んで焼

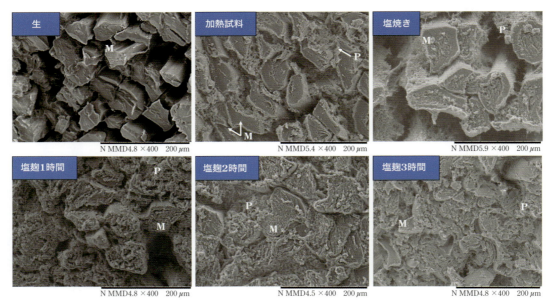

図5 塩麹に漬け込み後に加熱したカジキの組織観察（横断面）
＊写真中の時間の表記は塩麹に漬け込んだ時間である．
＊「加熱試料」は塩麹に漬けずに加熱した試料．
M：筋線維，P：タンパク顆粒

30. 魚肉の塩麹漬け　　　　　　　　　　　　　　　　　　　　　　　　　　　　　　103

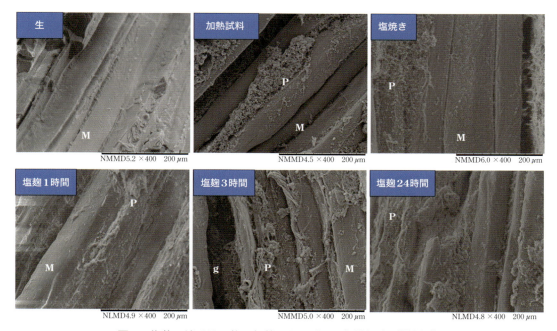

図6　塩麹に漬け込み後に加熱したカジキの組織観察（横断面）
＊写真中の時間の表記は塩麹に漬け込んだ時間である．
＊「加熱試料」は塩麹に漬けずに加熱した試料．
M：筋線維，P：タンパク顆粒，g：隙間

いた試料は崩れやすくボロボロになってしまうことも多かった．加熱試料は塩麹に漬けた試料と塩焼き試料より筋線維（図5のM）が小さく，扁平に変形しているものもみられた．塩麹に1時間漬け込んだ試料は筋線維が崩壊している部分とそうではない部分があった．2時間漬け込んだ試料では筋線維の間にタンパク顆粒が多くみられる部分もある．漬け込み時間が長くなると筋線維の間の顆粒が増える傾向にあり，24時間漬け込んだ試料ではかなり多く観察できる．この顆粒は筋線維が崩壊し流出した筋形質タンパク質と考える．

図6の縦断面の観察では未処理の試料は筋線維が細くなり，タンパク顆粒が多い部分や隙間も見られた．塩焼き試料は筋線維が太く密接していて，平らで隙間も少ない．塩麹に漬け込んだ試料の筋線維は未処理よりは太く，隙間も少しあった．表面には線維状にほぐれている部分もあり，特に3時間の試料で多かった．この部分を高倍率で観察すると筋線維が分解されているのがみられた．顆粒もみられ，3時間と24時間の試料で多かった．塩麹に漬けた場合は3時間くらいからの変化が大きいと考える．これは破断応力の値が3時間試料から低下したこと

と一致している．

また，図7と8に塩麹に漬け込み後に加熱したカジキの光学顕微鏡観察を示した．図7の横断面の観察では塩麹に漬け込みにより筋線維が膨潤し，筋線維から溶出されたタンパク顆粒が筋線維の周りに

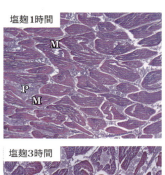

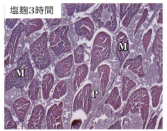

図7　塩麹に漬け込み後に加熱したカジキの
　　　光学顕微鏡観察（横断面）
M：筋線維，P：タンパク顆粒

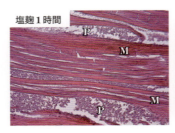 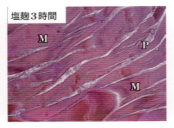 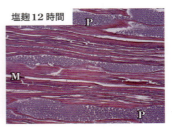

図8 塩麹に漬け込み後に加熱したカジキの組織観察（横断面）
M：筋線維，P：タンパク顆粒

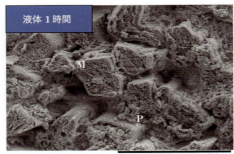

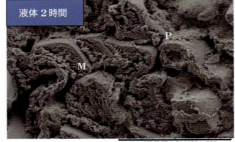

図9 液体塩麹の漬け込み加熱したカジキの組織観察

広がっている．この現象は3時間漬け込んだ試料の方が顕著である．図8の縦断面では塩麹のプロテアーゼの効果で筋線維が分断されやわらかくなっている．

市販されている塩麹にはペーストタイプ以外にも液体がある．液体の塩麹に漬け込んでから焼いたカジキの組織観察（図9）では，2時間漬け込んだ試料がペーストタイプに3時間漬け込んだ試料と類似していた．液体の方が短時間で効果がみられると考える．

4. 結論―調理・加工への応用

塩麹に漬け込むことで，魚肉の軟化効果が期待できる．その漬け込み時間を料理本，インターネットのレシピ検索サイトやメーカーのホームページを調べると1～24時間と幅広い．2～3日漬け込む例もあった．今回使用した製品で漬け込み時間は1時間では塩麹の効果がある部分とない部分があるが，軟化や塩分の結果から3時間が有効ではあると考えた．漬け込み時間は，製品による違い，塩麹がペーストか液体かの違い，漬け込む食材により異なる可能性がある．

また，塩麹中のタンパク質分解酵素により豚肉や鶏肉中の遊離アミノ酸の増加がしたという報告があり[2,3]，塩麹に漬けることで「うまみが増す」効果が期待できる．

塩麹は約10％の塩分を含むため，漬け込む食材の重量の10％くらいを用いると塩味もほどよく付与される．また，塩分だけでなく，糖分も含むので，多数の調味料を使用しなくても手軽に味付けができる．その魅力のほか，魚肉の軟化効果[2]も期待できるので，有用な調味料といえる．

食材費を抑えながら軟らかく食べたいという希望を叶える一つの手段として有用と考える．

■ 参考文献
1) 人見必大．本朝食鑑 I（島田勇雄 訳注），p.295, 平凡社，1999年．
2) 阿部真紀, 澤山 茂, 秋田 修．塩麹漬けが豚ロース肉の調理特性に及ぼす影響，日本調理科学会誌, 2018; **51**(3): 142-150.
3) 前橋健二．塩麹が教える麹菌の酵素力とその効果，温故知新，2014; **51**, 80-88.

（西念幸江）

31 和牛
（霜降り肉）

1. はじめに

1.1 和牛肉：脂肪交雑度の高い牛肉

わが国の肉用牛生産は筋肉内脂肪交雑度の高い，いわゆる"霜降り肉"の生産を志向し，黒毛和牛が最適の品種であるといわれている（図1）[1]．黒毛和牛は30数年前までは役牛として活躍し，田畑で犂を引いていた．それが農作業の機械化によって不要になり，肉質が良いこと，特に霜降り肉の生産に適した品種であることから，肉用牛としての活躍の場を与えられることになった．当然のことながら，牛肉の生産効率を高めるための方策も検討され，品種改良も行われている．しかし，本品種のこの成立過程からも推測されるように，黒毛和牛の中にもいろいろな特徴を持った系統が存在する．今日では特に"霜降り肉"の生産に適した系統が重視され，なお育種改良が行われている．このような黒毛和牛の遺伝能力を十分に発揮させ，"霜降り肉"を生産するための飼養管理は特殊な方法である．すなわち，狭い牛房で濃厚飼料を多給し，欧米の1.5倍以上にも相当する長期間の肥育を行う．このことは欧米における牛肉生産方式が，反芻動物である牛の消化機能を十分に生かして，粗飼料の有効利用と飼料効率に重点を置いていることと全く異なっている．

牛肉の輸入自由化によって安価な海外生産の牛肉がわが国に入ってきており，現在その輸入量は58万トンを越え，さらに増加の傾向にある．それに対して，国内での牛枝肉の総生産量は約32万トンで，その約30％が乳用種去勢牛，約24％が交雑種の肥育によっていて，和牛での牛肉生産は約43％を占めるにすぎない．輸入牛肉と質的に競合する乳用種去勢牛での牛肉生産への輸入自由化の影響は甚大であるが，従来，良好な肉質を持っていてそれほど影響を受けないであろうといわれていた和牛肉の国内生産への打撃も想像以上に大きい．肉用牛を飼養している農家戸数は減少の一途をたどり，生き残りを目指す農家ではなお一層の肉質改善と低コスト化が模索されている．

筋内の脂肪交雑度の高さは，肉質を柔らかく，風味をよくする要因として，国際的に注目されている．2022年10月に鹿児島県で開催された第12回全国和牛能力共進会では，黒毛和牛の産肉能力は24カ

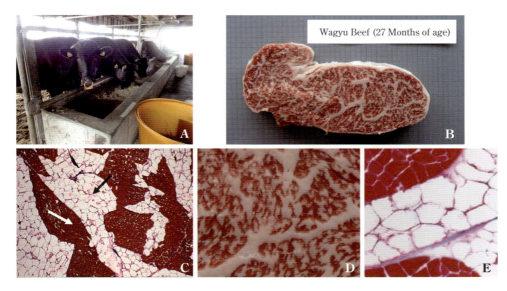

図1 黒毛和種去勢牛とその肉質
A：黒毛和牛の肥育の様子[3]．B：胸最長筋（BMS No.7）の第12胸椎位の断面と脂肪交雑の様子．C：最高級黒毛和牛の胸最長筋の横断面（厚さ10μm）のアザン染色．筋線維束（白矢印）は脂肪組織（黒矢印）の脂肪の海に浮かぶ島（筋線維束）のように見える．D：交雑脂肪の外観．E：脂肪細胞のアザン染色．

月齢の肥育で，筋内脂肪交雑は50.2％，オレイン酸などの一価不飽和脂肪酸の構成割合は56.4％であった[2]．オレイン酸は，赤身肉と加熱による和牛アロマの風味を生む重要な要因として，また，機能的にも悪玉コレステロールなどを低減する機能性が注目されている．

2. おいしさの形態学的評価

2.1 脂肪交雑と結合組織

骨格筋の構造と牛肉の脂肪交雑およびやわらかさとの関係において，ウシは肥育することによって豚肉や羊肉とは異なる脂肪交雑の著しい牛肉を生産する．それはウシの骨格筋がブタやヒツジの骨格筋とは筋束の構築で異なっているためであると考えられている．ブタやヒツジでは骨格筋は第1次筋束のみを示すが，ウシの場合はそれ以上の第2次，3次筋束が発達している．また血管分布にも種間の差異が認められ，ウシでは筋束間の血管は細血管のまま筋束の中央部に進入し，そこで3～5 mm縦走しているが，ブタやヒツジの場合には，このような細血管は存在しない．ウシの発育途上で栄養分の吸収が器官形成に必要な量を超えると，脂肪組織がこの細血管の周囲に形成され，全体として牛体骨格筋の横断面に見られるような脂肪交雑となる[4,5]．

脂肪交雑度が高くなると食肉がやわらかくなることが報告されている[6]．一方で，脂肪交雑度が高くなり，約20％を超えるとタンパク質含量が減少し，クッキングロスの値が顕著に減少する[6]．

2.2 筋線維型構成と肉質

骨格筋は肉眼的な観察で，その色調の違いから大きく赤色筋と白色筋に分かれる．1951年以来，酵素組織化学の発達により多くの研究者が骨格筋線維の異質性およびそれらの型の分類に関する研究を盛んに行った．筋線維は収縮スピードの遅いⅠ型筋線維と速いⅡ型筋線維に分けられる．また，Ⅱ型線維はさらにⅡA型とⅡB（ⅡX）型筋線維に分けられる．おもにこれら3種の筋線維がその骨格筋の機能に応じて，様々な割合で構成される．Ⅰ型筋線維は，収縮が遅く，脂肪をエネルギーとして酸化的代謝を行う．一方Ⅱ型筋線維は，グリコーゲンをエネルギー

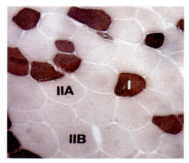
Myosin ATPase (pH4.3)

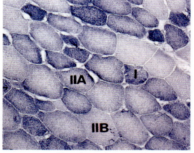
スダンブラック B (Fat)

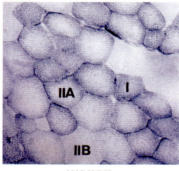
NADH-DH

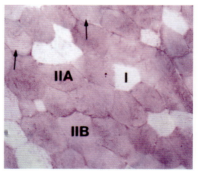
PAS (Glycogen)

図2 組織化学的方法による筋線維型の分類

31. 和牛（霜降り肉）

として嫌気的代謝を行う（図2）．

これらの構成割合が、骨格筋としての色調（白筋あるいは赤筋）に影響し、ジューシーさやフレーバー、呈味性、およびかたさと相関がある．また、筋線維型構成は旨味性に影響する遊離アミノ酸の量を決める[7]．これらのことは筋線維型構成が、いわゆる肉質に大きく影響を与えることを意味する[8]．特にⅠ型筋線維が多いほどジューシーさ、フレーバー、遊離アミノ酸レベルが向上することから、遅筋タイプの筋線維であるⅠ型筋線維の増加が多くの点で好ましい肉質と言えるかもしれない．

骨格筋の筋線維型構成について黒毛和牛、ホルスタイン牛および褐毛和牛で比較すると、黒毛和牛で、Ⅰ型筋線維が有意に多い骨格筋が多かった[9]（図3）．このことは、黒毛和牛で、脂肪交雑度だけでなく、赤身肉そのもので他の品種よりも肉質として好ましいことを示唆する[8]．

また、黒毛和牛の骨格筋内でも部位によって筋線維型構成が異なる[10,11]．すなわち肉質は、同一の骨格筋内でも部位により大きく異なる（図4）．

我々の黒毛和牛骨格筋の組織化学的研究において、骨格筋の筋線維型構成は部位間差だけでなく、成長や老化、あるいはグラスフェドで筋線維型構成は変化することが明らかとなっている．黒毛和牛肉の味わいは、枝肉の部位や月齢、給与飼料により変化し、肉質も異なる可能性があり、その肉質の特性と調理法を組み合わせることで、味わいがより深くなるであろう．

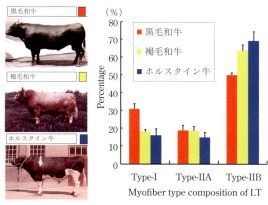

図3　胸最長筋（ロース芯）の筋線維型構成の品種間の違い．異符号間で有意（$p<0.05$）

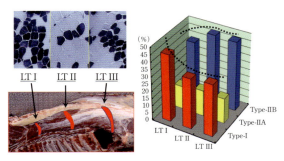

図4　胸最長筋における部位による筋線維型構成の差異[10]

酸前処理のATPase活性の組織画像（左上）．黒色がⅠ型筋線維を示す．LTⅠ：第6胸椎位．LTⅡ：第11胸椎位．LTⅢ：第4腰椎位．

■ 参考文献

1) Gotoh T, Albrecht E, Teuscher F, Kawabata K, Sakashita K, Iwamoto H, Wegner J. Differences in muscle and fat accretion in Japanese Black and European cattle. *Meat Science*, 2009; **82**(3) 300-308.
2) 穴田勝人．第12回全国和牛能力共進会鹿児島大会の結果概要について．畜産の情報，2022年12月．
3) Gotoh T, Takahashi H, Nishimura T, Kuchida K, Mannen H. Meat Produced by Japanese Black Cattle and Wagyu. *Animal Frontiers*, 2014; **4**: 46-54.
4) 星野忠彦，新妻澤夫，玉手英夫．牛筋組織の構成単位としての筋束の構築，日畜会報，1987; **58**: 817-826.
5) 星野忠彦．畜産のための形態学．pp46-66，川島書店．東京，1990年．
6) 農研機構．牛肉の脂肪交雑と理化学的特性の関係．(https://www.naro.affrc.go.jp/org/tarc/seika/jyouhou/H15/to03039.html)（2023年7月31日現在）
7) Mashima D, Oka Y, Gotoh T, Tomonaga S, Sawano S, Nakamura M, Tatsumi R, Mizunoya W. *Animal Science Journal*, 2019; **90**: 604.
8) Gotoh, T. Histochemical properties of skeletal muscles in Japanese cattle and their meat production ability. *Animal Science Journal*, 2003; **74**: 339-354.
9) 岩元久雄，尾野喜孝，後藤貴文，西村正太郎，中西良孝，梅津頼三郎，高原斉．黒毛和種、褐毛和種およびホルスタイン種の去勢雄牛間での筋線維型構成に関する比較検討．日本畜産学会報，1991; **62**: 674-682.
10) 後藤貴文，岩元久雄，尾野喜孝，西村正太郎，松尾健治，中西良孝，梅津頼三郎，高原斉．黒毛和種去勢雄牛の脂肪交雑度の異なる胸最長筋における筋線維型構成の比較．日本畜産学会報，1994; **65**: 454-463.
11) Gotoh T, Iwamoto H, Nakanishi Y, Umetsu R, One Y. Myofiber type distribution in the cranial portion of M. biceps femoris from Japanese Black steers. *Animal Science and Technology*, 1999; **70**(6): 510-518.

（後藤貴文）

32 赤身牛肉と牛タン

1. はじめに

近年，SDGsの開発目標であるゴール2「飢餓をゼロに」，ゴール13「気候変動に具体的な対策を」などに貢献する持続可能な畜産方式として有機畜産への取り組みが注目されている[1]．有機畜産による肉用牛生産には放牧飼養を取り入れることが必須で，放牧主体で生産された牛肉は脂肪交雑の多い霜降り牛肉と大きく異なる赤身牛肉である．

一般的に牛肉の「おいしさ」を評価する場合，消費者の嗜好性も高いロース（最長筋）肉を用いた研究が多い[2-4]．ロース肉は牛肉全体の21.1%であり，ウシ1頭から得られる牛肉はモモ系，バラ系が全体の55.9%を占める[5]（図1）．近年，ヒトの健康志向の高まりから脂質含量の低い赤身牛肉の需要は高まっており[6]，さらに環境問題，アニマルウェルフェアなどの観点からも有機（オーガニック）的に生産された畜産物の需要も高まっている[7,8]．放牧と自給粗飼料のみで生産された赤身牛肉の100 g当たりの脂質含量は，腰最長筋（サーロイン：赤身部分）で4.5±0.8%，大腿二頭筋（ソトモモ：赤身部分）で12.5±5.2%であり[9,10]，霜降り牛肉（サーロイン：42.5%，ソトモモ：16.6%）と比較する[10]と低脂質でヘルシーな牛肉である．本項では持続可能な畜産物として放牧と自給粗飼料のみで生産された赤身牛肉（胸最長筋：リブロース，大腿二頭筋近位部：ランイチ，中遠位部：ソトモモ）の組織学的特性を主として解説する．

2. おいしさの科学的評価

一般的に食肉は動物の骨格筋であり，骨格筋は数百本の筋線維からなる筋束の集合体で構築される[11]．筋線維は収縮および代謝特性から3つの筋線維型に分類される．収縮速度が遅く，疲労耐性が強いⅠ型筋線維（Ⅰ型），収縮速度および疲労耐性が中程度のⅡA型筋線維（ⅡA型），収縮速度が速く，疲労耐性が弱いⅡB型筋線維（ⅡB型）と大別される[12]．これらの特性からⅠ型は遅筋型筋線維，ⅡA型は中間型筋線維，ⅡB型は速筋型筋線維とも分類され，ⅠおよびⅡA型はミオグロビンが多い赤色筋線維，対称的にミオグロビンが少ないⅡB型は白色筋線維と分類される[13]．また，ミトコンドリアの酵素活性を用いた分類も可能でⅡ型の中でもニコチンアミドアデニンジヌクレオチド脱水素酵素（β-Nicotinamide adenine dinucleotide hydrate：NADH）の活性が高い筋線維をⅡA型，低い筋線維をⅡB型と分類される．また，Ⅰ型の中で3-ヒドロキシ酪酸脱水素酵素（3-hydroxyhexobarbital dehydrogenase：3-HBD）活性が高い筋線維をⅠD型筋線維（ⅠD型）と分類される．ⅠD型はⅠ型よりも疲労耐性が強く，収縮速度が最も遅いことが特徴で，反芻家畜では姿勢保持に働く特定の骨格筋で発現する[14,15]．

放牧および自給粗飼料のみで生産された赤身牛肉の胸最長筋，大腿二頭筋近位部および中遠位部の筋線維型構成割合は胸最長筋＜中遠位部＜近位部でⅡB型筋線維の構成割合が少なく，部位によって大きく構成割合が異なる[1]．また，筋線維の短径を計測するとⅠ型＜ⅠD型≦ⅡA型＜ⅡB型筋線維の順で太く，ほぼすべての骨格筋で同様の傾向が観察される．骨格筋組織は筋線維，脂肪組織，結合組織から構成されるが，食肉のかたさは結合組織の膠原線維（コラーゲン）と弾性線維（エラスチン）が関係する．熟成により結合組織のプロテオグリカンが変化し

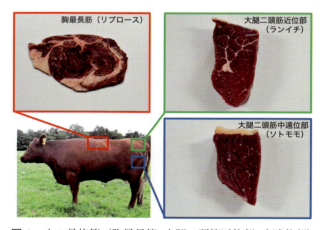

図1 ウシ骨格筋（胸最長筋，大腿二頭筋近位部，中遠位部）

コラーゲン細線維が崩壊し，食肉がやわらかくなる[16]．その一方，筋線維の径が太いと単純に食肉はかたくなる．

筋線維型構成割合は家畜および家禽肉において，食味嗜好性と関連することが知られ，赤色筋線維（Ⅰ型およびⅡA型筋線維）の構成割合と食味嗜好性は正の相関がある[17]．また，赤色筋線維の割合が高いほどジューシーさや香りが向上する[18-21]．さらに赤色筋線維は旨味成分およびヘム鉄含有タンパク質，ミオグロビンやカルニチンなどの機能性成分の含有量が多いことも知られている[23]．牛肉の呈味性を左右する遊離アミノ酸量は遅筋型で多く，その構成割合が多いとかたさが増加する報告もある[22]．

3. 組織構造観察と考察

牛肉が食肉として利用されるためには筋肉を解硬して軟化させる熟成過程を経ることが一般的であり，各部位に分割後，真空状態にパッケージされた状態（ウェットエージング：WA）で10日間，4℃に貯蔵され，流通形態に至る．WA処理で熟成期間を20日間とした3部位の赤身牛肉のアザン染色像を図2に示す．

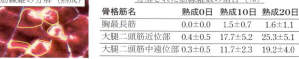

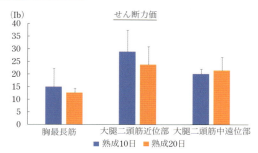

図3 熟成過程における筋線維の形態変化とせん断力価の推移

アザン染色は使用する酸性色素の分子の大きさが異なり（オレンジG［橙色］＜アゾカルミンG［赤色］＜アニリンブルー［青色］），組織構造が密なほど小分子で，疎なほど大分子で染色される[23]．熟成期間が長いほど筋組織内の空隙が顕著に認められ，これは分解された筋線維（熟成）に由来し，タンパク質からアミノ酸への変化が組織学的に観察可能である．熟成された筋線維の割合は熟成期間依存的に増加する．一方，胸最長筋では熟成される筋線維数の顕著な増加が認められなかった（図3）．食肉のおいしさに関与する「やわらかさ」をせん断力価で評価すると（Warner-Bratzlerせん断力価計で筋組織を直径2.5 cmのコアでくり抜いた試料を測定）[24]，胸最長筋が最もやわらかく，すべての部位で熟成することで明確な変化がない，もしくは軽度の軟化が確認された．胸最長筋におけるやわらかさは他部位よりアザン染色像で青色に示される太い結合組織（スジ）が少ないことに起因すると考えられた．

低温調理はフランス発祥の調理法で，食材本来の旨みやビタミンなどを真空パックすることで逃がさず調理できる方法である[25]．赤身牛肉にはカルニチンやβカロテンなど機能性成分が豊富に存在するため[9]，赤身牛肉（大腿二頭筋近位部および中遠位部）に最適な調理法であるか検討するため組織学的解析およびせん断力価を測定し評価した．

低温調理は約200 gの牛肉を真空パックの状

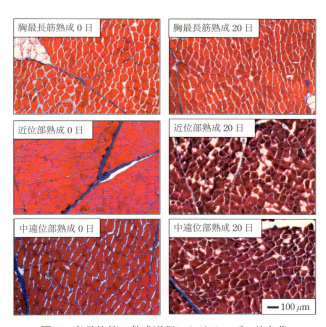

図2 各骨格筋の熟成過程におけるアザン染色像

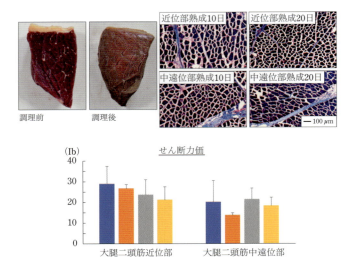

図4 低温調理した牛肉におけるアザン染色像とせん断力価

態で55℃の温水に90分間浸した試料を用いた．アザン染色像では組織構造が疎な場合に見られる青色で染色され，筋線維の脆弱性が認められ，これに伴いせん断力価では低温調理による試料の軟化が確認された（**図4**）．

牛肉における脂質含量は食肉の「おいしさ」に重要な役割を果たしている．実際に脂肪含量が25～35％のウシサーロインでは呈味性および総合評価が高まり，40％以上になるとすべての評価が低下すると報告されている[4]．放牧と自給粗飼料のみで生産される赤身牛肉には脂肪組織由来の脂質は低いが，筋線維に微少な脂肪滴（筋細胞内脂質，脂肪滴含有筋線維（intramyocellular lipids：IMCL））が蓄積し，放牧行動によりその割合が増加する[9]．一般的なウシの腹鋸筋（バラ），半腱様筋（ウチモモ）および胸最長筋においてもⅠ型筋線維内に脂肪滴が蓄積する報告があるが[14]，一般的な牛肉では脂肪細胞の脂質含量が高いため，脂肪滴含有筋線維の存在が「おいしさ」にどのように寄与するかは判断されにくい．放牧と自給粗飼料で生産される赤身牛肉における脂肪滴含有筋線維はⅠおよびⅠD型筋線維と共局在しており（**図5**），遅筋型筋線維の増加による食味嗜好性向上に寄与する可能性が考えられる．しかしながら，牛肉における脂肪滴含有筋線維と牛肉の「おいしさ」の関係性は詳細な解析は行われていないのが現状である．

脂肪滴含有筋線維が赤身牛肉の「おいしさ」に関与するかを調査するために，4℃で1週間，WA後の大腿二頭筋近位部および中遠位部を用い，直径2.5 cmの円形状に整形した試料を120℃で片面各2分（レア：R），各4分（ミディアム：M）焼き，アザン染色およびオイルレッド（oil red）O染色（脂質

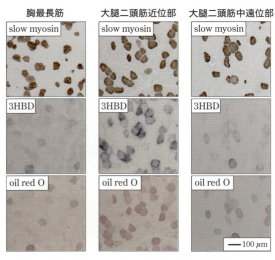

図5 各骨格筋における脂肪滴含有筋線維の発現

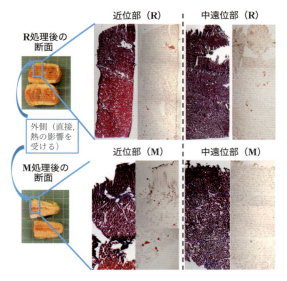

図6 熱処理後の赤身牛肉における脂肪滴含有筋線維の局在

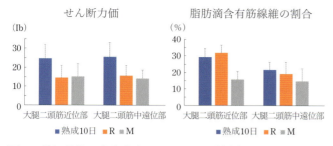

図7 熱処理後の赤身牛肉におけるせん断力価および脂肪滴含有筋線維の割合

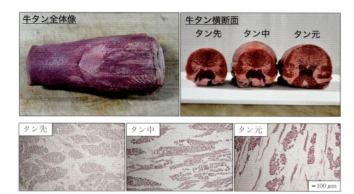

図8 牛タン各部位の横断面とHE染色像

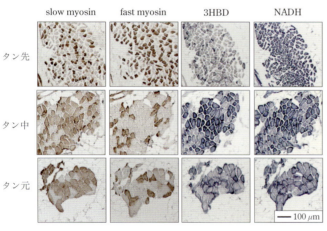

図9 牛タン各部位の筋線維型染色像

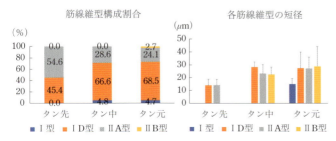

図10 牛タンの筋線維型構成割合と各筋線維型の短径

を赤色に染色）を行い，せん断力価を測定した（図6）．WAおよびR処理ともにアザン染色により熱処理による組織構造の変化（外側：赤紫→中心：赤）が確認された．M処理では熱処理による筋線維の萎縮が中心部まで観察され，中遠位部では処理に関わらずその傾向が顕著だった．脂肪滴含有筋線維の染色強度は加熱により強く染色され，中心から外側に向けて強い染色性が観察された．

せん断力価では処理および部位による明確な差は認められず，両部位，R処理によりせん断力価が低下し，M処理ではR処理との明確な差が認められない．熱処理によって脂肪滴含有筋線維の割合は減少し，その減少は脂肪滴含有筋線維の割合が元来，高い近位部のM処理で顕著であった（図7）．

したがって，放牧と自給粗飼料のみで生産される赤身牛肉の脂肪滴含有筋線維は焼き加減としてレア状態での調理がかたさを軽減することに繋がり，呈味性に関与する脂質も残存することが判明した．

食用利用されるウシの体構成は骨格筋（部分肉），骨，脂，血液，内臓，原皮，その他でそれぞれ，42, 11, 7, 8, 10, 8, 14%であり，部分肉以外は畜産副産物と言われ，ホルモンなど可食部も多く存在する[26]．内臓に分類される牛タンは焼肉店では高級部位でタン先，タン元でその価格も異なり，タン元が「おいしい」とされる．タン元の「おいしさ」を組織学的に解析した．米国産牛タンをタン先，タン中，タン元に分け，直径2.5 cmのコアでくり抜き，ホットプレート，200℃，各面90秒焼いた．

牛タンの横断面およびHE染色像からもタン先＜タン中＜タン元の順で脂肪組織の浸潤が多いことがわかる（図8）．

次に牛タンの各部位における筋線維型構成割合を算出した（図9, 10）．牛タンの筋線維型構成割合の染色像は本書が初であり，すべての部位でⅡB型筋線維がほ

維が多いと報告されている[27].

タン先，タン中，タン元，調理前，調理後のアザン染色像とオイルレッドO染色像を図11に示す（各アザン染色とオイルレッドO染色は連続切片）.

アザン染色像では骨格筋で観察された太い結合組織（濃い青色）は観察されず，タン先＜タン中＜タン元の順でその傾向が強かった（タン元にいくにしたがってやわらかい）．脂肪滴含有筋線維は観察されなかった．しかしながら，観察視野の50％以上が脂肪組織であるため，牛タンの「おいしさ」に寄与する脂質の影響は脂肪組織に由来する．また，調理後（熱処理）ではすべての部位で筋線維上に脂質の浸潤が観察されたことから，熱処理による呈味性の増加が考えられた．

牛タンの調理前後のせん断力価を図12に示す．生の試料ではタン先＜タン中＜タン元の順でやわらかく，タン先では熱処理によるせん断力価の低下が顕著だった．牛タンはアザン染色像からも太い結合組織があまり観察されず，元来柔軟な動きをする部位で食肉として脂肪組織の存在が「やわらかさ」＝「おいしさ」に直結する部位であると考えられる．

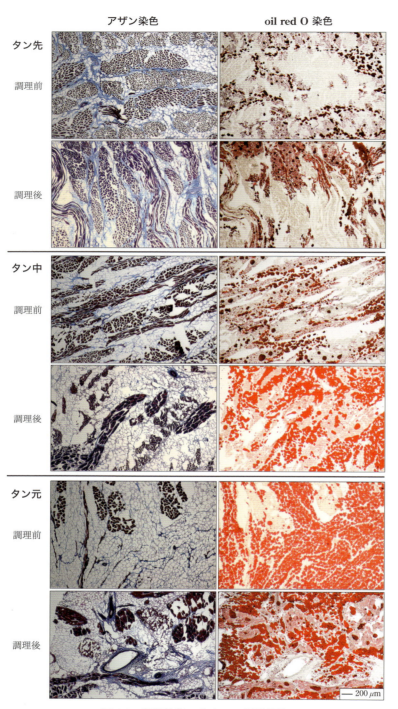

図11　調理前後の牛タンの組織構造

とんど存在せず，Ⅰ型，ⅠD型，ⅡA型筋線維，つまり赤色筋線維で構成されることが明らかとなった．霜降り牛肉では脂質の多さに比例してⅠ型筋線

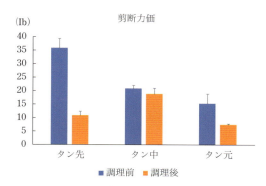

図12 調理前後の牛タンの剪断力価

4. 結論─調理・加工への応用

　本項で使用した試料はすべて新鮮凍結もしくは固定凍結試料を使用した．パラフィン試料でも同様に実施したが，ブロック作成時にパラフィン特有の熱処理の調整が難しく，断念した．一方，凍結ブロックでは食肉を調理したあと（タンパク質が熱処理を受けることでスライドガラスに張り付かないことが多い）の試料調整も可能であることが判明した．

　一般的な牛肉は脂質の多い霜降り牛肉である．消費者は「やわらかさ」＝「おいしさ」と捉えているため，生産でも脂肪交雑を入れる生産方式が主流である．一方で畜産物の持続可能性を高めるためには，国内に存在する草資源を有効活用した放牧と自給粗飼料のみで生産された赤身牛肉の特性を理解することが必要である．筋線維型構成割合と食肉の「おいしさ」に関しても遅筋型の構成割合の増加が脂肪組織もしくは脂質の増加に関与する可能性が示唆された．

■ 参考文献

1) 小笠原英毅．有機畜産で生産される日本短角種の生理学的および骨格筋特性，畜産の情報，2023; **8**: 69-82.
2) 橋元大介，辻村和也，深川 聡，他．食肉流通業者による黒毛和種牛肉の官能評価と理科学的特性と関係，日本暖地畜産学会報，2014; **57**(1): 1-8.
3) 鈴木啓一，横田祥子，塩浦宏陽，他．試食パネルによる黒毛和種牛肉の食味性に及ぼす肉質等級，性と脂肪酸組成の影響の評価，日本畜産学会報，2013; **84**(3): 375-382.
4) Iida F, Saitou K, Kawamura T, *et al*. Effect of fat content on sensory characteristics of marbled beef from Japanese Black steers, *Animal Science Journal*, 2015; **86**: 707-715.
5) 中村好徳，金子 真，林 義郎，他．草地肥育により生産された褐色和種去勢雄牛の生産性と肉質に関する調査，日本暖地畜産学会報，2012; **55**(2): 179-192.
6) 公益財団法人 日本食肉消費総合センター．「食肉に関する意識調査」報告書，pp49-51，2016 年．
7) 小笠原英毅．有機肉牛生産システムの開発，人も動物も満たされて生きる，第一版，上巻，松木洋一，pp25-32，養賢堂，2016 年．
8) 小笠原英毅．国内肉用牛における有機畜産の現状と課題 - 有機畜産を推進するために -，北農，2023; **90**(3): 9-27.
9) 小笠原英毅．北里八雲牛〜草資源で生産・販売・研究する牛肉〜，食肉の科学，2017; **58**(2): 151-157.
10) 文部科学省．食品成分データベース．https://fooddb.mext.go.jp/．2023.8.6.
11) 斎藤明彦．骨格筋の構造，理学療法科学，2003; **18**: 49-53.
12) 春日規克，石道峰典，鈴木秀樹，他．タイプ移行した筋線維の特性，愛知教育大学研究報告，2010; **59**: 35-41.
13) 渡邊康一，山口高弘．食肉とその肉製品の食品組織学前編．食肉の科学，2004; **45**(2): 151-157.
14) 鈴木 惇，大和田修一，玉手英夫．黒毛和種とホルスタイン種の骨格筋における筋線維内脂肪滴の有無と各筋線維型の割合と太さ，日本畜産学会報，1977; **49**: 262-269.
15) 鈴木 惇．家畜の骨格筋線維の組織学的分類とその機能的意義に関する研究，日本畜産学会報，1997; **48**: 183-191.
16) 服部昭仁．解硬の仕組み，畜産食品の事典，細野明美 他編，pp223-226，朝倉書店，2002 年．
17) 渡邊康一．筋線維型と食肉のおいしさ，東北畜産学会報，2016; **66**(1): 1-6.
18) Kang YK, Choi YM, Lee SH, *et al*. Effects of myosin heavy chain isoforms on meat quality, fatty acid composition, and sensory evaluation in Berkshire pigs, *Meat Science*, 2011; **89**(4): 384-389.
19) Kim GD, Ryu YC, Jeong JY, *et al*. Relationship between pork quality and characteristics of muscle fibers classified by the distribution of myosin heavy chain isoforms, *Animal Science Journal*, 2013; **91**(11): 5525-5534.
20) kalsson A, Enfalt AC, Essen-Gustavsson B, *et al*. Muscle histochemical and biochemical properties in relation to meat quality during selection for increased lean tissue growth rate in pigs, *Animal Science Journal*, 1993; **71**(4): 930-938.
21) Mashima D, Oka Y, Gotoh T, *et al*. Correlation between skeletal muscle fiber type and free amino acid levels in Japanese Black steers, *Animal Science Journal*, 2019; **90**(4): 604-609.
22) 澤野祥子，水野谷航．食肉の肉質を決める筋線維タイプの重要性，日本農芸化学会，2019; **57**(11): 663-664.
23) 星野忠彦，松本エミ子，高野敬子．食品組織学，光生館，1998 年．
24) 財団法人 日本食肉消費総合センター．食肉の官能評価ガイドライン，独立行政法人 家畜改良センター編，2005 年．
25) SOUS VIDE COOKING cook book
26) 公益社団法人 日本食肉協議会．畜産副産物の知識．https://www.ajmic.or.jp/oniclub/book/chikusanhukuseibutsu_chisiki.pdf．2023.8.6.
27) 矢倉彩乃，石川澄華，野地智法，他．黒毛和種牛肉の肉質等級と筋線維型構成との関係，東北畜産学会報，2020; **70**(1): 14-18.

（小笠原英毅）

33 ブロイラーと廃鶏

1. はじめに

ブロイラーは、コーニッシュ雄と白色プリマスロック雌を交配した肉用若鳥の総称であり、生後8週間、約2.5 kgで出荷され市場の90％を占めている。令和4年飼育羽数は1億3,923万羽[1]であった。廃鶏は、採卵種のホワイトレグホン種鶏であり、約18カ月で採卵を終えた後、食用として利用された処理羽数は7,855万5千羽（令和3年度）である。採卵用鶏の飼育羽数は1億3,728万1千羽[1]であることから、廃鶏の約40％は利用されずに廃棄されていると思われる。

廃鶏の肉は、貴重なタンパク源にもかかわらず、長期間の飼育のためにかたくなり、他の肉のように小売店に出回ることがない。そのため、一般消費者が廃鶏の肉を認知する機会がない。

ブロイラーの肉と廃鶏の肉の相違点を食品組織化学の視点から明らかにすることで、おいしい肉の調理・加工に利用したい。

2. おいしさの科学的評価

ブロイラーは淡泊な味でやわらかく、廃鶏はコクのある出し汁は取れるが肉はかたい。この肉の組織構造は、ピクロシリウス染色（PS）により筋線維と膠原線維を染め分けて観察することができる。筋上膜および、筋周膜を構成する膠原線維はシリウスレッドに赤く染まり、筋線維はピクリン酸の黄色とシリウスレッドが混色した色調に染まった（**図1**）。筋線維間および筋線維と筋内膜に生じた隙間は、パラフィン包埋により生じた人工的なもので、実際の筋線維間に隙間はない。廃鶏とブロイラーの組織構造に差異はなかった。しかし、廃鶏の筋上膜は、ブロイラーより若干厚みが増しているように見えた（図1）[2]。さらに、廃鶏の筋周膜は、ブロイラーより厚みが増していた（**図2**）肉のかたさの要因と思われるブロイラーと廃鶏のムネ肉およびモモ肉の筋線維の径を測定して違いを調べた。ムネ肉の筋線維の径では有意差がなかったが、モモ肉では廃鶏の方が太かった（**表1**）[3]。

廃鶏およびブロイラーは、筋線維の周囲を筋内膜および筋周膜で取り囲まれている構造であるが、廃鶏のモモ肉の筋線維の発達および筋周膜の厚み（量の増加）が、肉のかたさの要因と思われる。

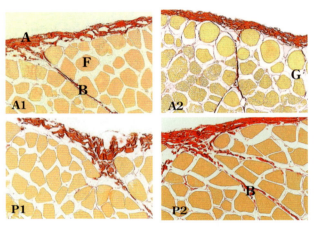

図1 ブロイラーと廃鶏の筋上膜の組織構造（観察×10）
A：ブロイラー、P：廃鶏
A1, P1：ムネ肉、A2, P2：モモ肉
固定　10％ホルマリン液
包埋　パラフィン
薄切　3 μm
染色　ピクロシリウス（PS）
筋上膜　A, 筋周膜　B, 筋線維　F, 隙間　G

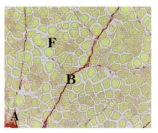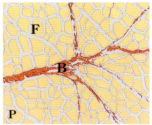

図2 ブロイラーと廃鶏の筋周膜の組織構造
（モモ肉、観察×20）
A：ブロイラー、P：廃鶏
固定　10％ホルマリン液
パラフィン切片
ピクロシリウス染色
筋線維　F, 筋周膜　B

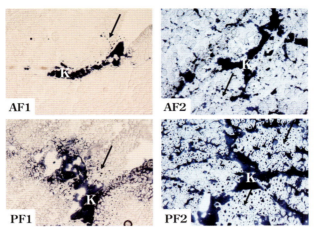

図3 ブロイラーと廃鶏に存在する脂肪（観察×4）
AF1 ブロイラームネ肉，PF1 廃鶏ムネ肉
AF2 ブロイラーモモ肉，PF2 廃鶏モモ肉
未固定，クリオスタット切片，脂肪組織 K
丸い形状の脂肪は，標本作成時の移動による↑
染色 スダンブラックB 脂肪は濃い青色に染まった

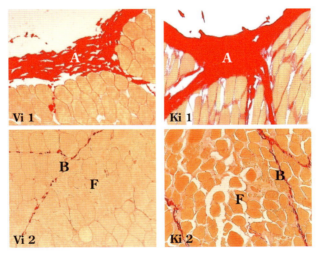

図4 廃鶏のムネ肉の前処理による組織構造の変化（観察×20）
前処理液 Vi：食酢，Ki：キウィ
Vi1, Ki1：ムネ肉筋上膜，Vi2, Ki2：ムネ肉内部
固定 10％ホルマリン液，パラフィン切片，染色 ピクロシリウス液
筋上膜 A，筋線維 F，筋周膜 B
膠原線維はシリウスレッドに赤く染まり，筋線維はシリウスレッドとピクリン酸の黄色に混色して未加熱より濃いオレンジ色に染まった．

表1 廃鶏とブロイラーの筋線維の径（μm）

	廃 鶏	ブロイラー
ムネ肉	36.8 ± 6.2	35.8 ± 7.2
モモ肉	42.4 ± 13.2*	36.8 ± 10.7*

＊：廃鶏とブロイラー間で有意差あり（$p<0.05$）

コクに関連する要因である脂肪については，スダンブラックB染色を行った（図3）.

脂肪は，結合組織の多い筋束間および筋束内に多く存在し，モモ肉では筋線維内にも存在するが，ムネ肉の筋線維内には存在しない．そのためモモ肉は多汁でコクがあり，ムネ肉はパサついて感じると思

われる．染色された脂肪は，ブロイラーより廃鶏に多かった[3]．

3. 組織構造観察と考察

ブロイラーの肉は，やわらかく様々な調理に向いているのに対して，廃鶏の肉はブロイラーのように用いることが出来ない．そのため廃鶏のムネ肉を使用して食酢（穀物酢），黒酢，キウィ（すりおろし），赤ワインに原液で5時間漬けたものをモデル試料として光学顕微鏡により観察した．

4種類による前処理の中でも食酢処理およびキウィ処理では，組織構造に差異が生じた．食酢処理試料では，筋上膜を構成している膠原線維が膨潤して結合が緩み，全体的に隙間が生じた．内部では，筋周膜が切断されて点状に存在し，筋線維は膨化して筋内膜が部分的に消失していた（図4）[4]．

キウィ処理では，筋上膜が溶解・融合したような著しい変化が生じた．筋周膜および筋内膜は，筋上膜の周囲では溶解し，内部では部分的な切断が一部で見られたが，大部分は未処理肉と同様の構造であった．筋線維は，部分的に溶解したものが部分的に存在したが，筋内膜および筋周膜のへ影響は食酢を用いたものより小さかった（図4）[4]．

前処理した廃鶏のムネ肉は，食酢とキウィの構造変化が大きく異なった．食酢で前処理すると膠原線維の構造に変化を生じさせ，キウィで前処理すると主に筋線維のタンパク質の崩壊に作用した．

これらの前処理に使用した試料は，キウィをすりおろした以外，市販されている原液を用いた．そのため，喫食時には酸味が残る．この酸味を抑えておいしく食することができるように，前処理液の濃度および浸漬時間の調整が必要である．

4. 結論―調理・加工への応用

前処理した廃鶏の肉を用いて，蒸し鶏（蒸），照り焼き（焼），筑前煮（煮）の調理を行った．この中で好まれたのは筑前煮であった．未処理の肉に対して食酢で前処理した肉は，筋周膜が切断されて筋線維間に隙間が生じた．これらの肉の官能評価については，研究室内で行ったものである．食酢に浸漬した廃鶏の肉は，物性の変化に関与してやわらかくなめらかになり飲み込み易く，キウィに浸漬した廃鶏の肉は，歯ごたえがあり食酢よりも後味が良く食欲をそそる等嗜好性に関与していた．

廃鶏の肉は，貴重なタンパク源であるにもかかわらず，その多くが食材として利用されることなく廃棄されている．かたい廃鶏の肉を軟化するには，圧力鍋の使用や牛のすね肉のように長時間の加熱が必要である．しかし，食酢およびキウィによる前処理を行うことでかたい肉が軟化して嗜好性が増すという知見を得た．これらのことから，廃鶏の肉をブロイラーの肉のように精肉として流通させるのではなく，ある程度軟化させておくことにより膠原線維が多くコクのある廃鶏の肉が，廃棄されずに食肉として利用される可能性を見出した．

■ 参考文献

1) 農林水産省　畜産統計（令和3年（2021））
2) 佐藤靖子，鈴木惇．廃鶏とブロイラーの肉の組織構造の違い，日本家政学会第56回大会ポスター発表，2004年．
3) 佐藤靖子，鈴木惇．廃鶏とブロイラーの筋束の差異，平成16年日本調理科学会，ポスター発表，2004年．
4) 佐藤靖子，鈴木惇．廃鶏の肉の前処理による組織構造の変化，平成17年日本調理科学会ポスター発表，2005年．

（佐藤靖子）

34 肉の水煮
（水の硬度の違い）

1. はじめに

　近年，飲用水として数多くの種類のミネラルウォーターが販売されている．わが国の水道水の品質は安定しており，飲用水として利用可能であるが，食品衛生法において，「水のみを原料とする清涼飲料水」と定義されているミネラルウォーターは，"おいしい水"へのニーズ，健康・美容効果への注目度の高まりなどから，その市場は伸長を続けている．ある市場動向調査では，ミネラルウォーターの今後使いたい用途の回答には飲料以外に「ご飯を炊く」（46.0％），「みそ汁を作る」（36.6％），「煮物・シチューを作る」（30.4％）であった．ミネラルウォーターの用途は，消費増加から飲料以外にも広がっていると推測できた．一方，料理の味は使用する水の良し悪しに影響を受けることは経験的に知られている．しかし，硬度の異なる水を調理に使用した際に，どのような影響を与えるかについて検討した報告は，飲料，炊飯，だし汁への影響以外は，ほとんどない．

　そこで，ミネラルウォーターの用途として広がっていると思われる煮込み料理を想定して，シチューなどに用いられる牛肉，鶏肉を硬度の異なる水で水煮して，ミネラルの挙動，物性，組織，食べたときの印象を官能評価によって調べ，その関連性を検討した[1]．

2. おいしさの科学的評価

2.1 水の硬度および牛肉・鶏肉の水煮

　水の硬度は，Ca と Mg の量を炭酸カルシウム量に換算したものである．水煮には，市販のミネラルウォーターのルソ（硬度5.8）と水道水（硬度44.7）の「軟水」，エビアン（硬度356.0）とコントレックス（硬度1135.0）の「非常な硬水」を用いた．これらの水で牛もも肉（国産），鶏もも肉（国産）を，所

定の時間（牛肉：60，120 分，鶏肉：15，60 分）加熱した．

2.2 煮汁の Ca, Mg, K, Na 量

　牛肉，鶏肉を硬水のエビアン，コントレックスで水煮をすると，煮汁中の Ca 含有量は，もともと水に含まれていた量より減少していた．すなわち，肉に Ca が吸着することがわかった．この挙動は，牛肉では 60 分で減少し，その後 120 分まで水煮を継続すると，もとの水より少ないが 60 分より多くなった．これは一度肉に吸着したものが，水煮時間が長くなるに従い，煮汁中に遊離したものと思われた．鶏肉では，このような現象は見られず，減少したままであった．これは水煮時間が最大 60 分であったためで，さらに水煮時間が長くなれば吸着した後，遊離する可能性もある．硬水において，一度肉に吸着してから遊離する現象は，水煮初期の段階に肉のタンパク質と Ca が結合し，さらに加熱が進行すると Ca と結合した水溶性タンパク質と肉基質タンパク質のコラーゲンがゼラチン化して溶出することに起因していると考えられた．また，水煮の際，アクが生成されることを認め，その量はコントレックス＞エビアン＞水道水・ルソの順に多く，硬度の高い順となっていた．牛肉のスープストックの調製時の際に生成されるアクは，タンパク質，脂質および無機質からなり，このタンパク質は筋漿タンパク質に由来していることはすでに報告されている[2]．したがって，コントレックスで煮たものにアクが多かったことは，水溶性タンパク質が容易に溶出したことを裏付けている．肉基質タンパク質のトロポコラーゲン分子の先端はイオン化した極性アミノ酸によって占められているため Ca と結合しやすいとも考えられた．また，Mg の挙動も同様であった．一方，煮汁中の K 含有量は，いずれの水も加熱時間が長くなるに従い増加した．特に硬水のコントレックスで顕著であった．Na も同様の挙動であった．これは K や Na は強い結合を持たないため容易に肉より溶出したためである．アクには K や Na も含まれているため，アクが多く生成された硬水においてその量が多くなった．

2.3 水煮による肉の重量変化率

水煮後の重量変化率は，牛肉では 55～57% で，60 と 120 分水煮では変化はなく，また，水の硬度による違いは認められなかった．鶏肉 15 分水煮の重量変化率は約 65%，60 分水煮では約 60% であった．鶏肉の 15 分水煮では，重量変化率はルソ 66%，水道水 66%，エビアン 65%，コントレックス 63% となり，硬水ほど保水性が減少した．

2.4 水煮牛肉・鶏肉の破断応力（かたさ）

水煮後の牛肉，鶏肉の破断強度をレオナーで測定した（図 1）．肉は水煮後，1 cm 角に切り出し，くさび型プランジャーで繊維方向に対して直角になるように圧縮した．牛肉の破断応力は，同じ硬度の水で煮た場合，60 分と 120 分水煮に差は認められなかった．また，120 分水煮において，エビアンがルソ，コントレックスより破断応力が小さく，やわらかかった．加熱によって肉がかたくなるのは，筋線維が収縮することによって起こる．しかし，長時間の加熱では，筋線維の束を結びつけている肉基質タンパク質がゼラチン化して溶け出し，この束がほぐれやすい状態となり，結果として破断応力は小さくなる．硬水では，水溶性タンパク質が溶出しやすくなり，さらには肉基質タンパク質のコラーゲンもゼラチン化して水溶性となり溶け出すが，コントレックスのような非常に高い硬度になると溶出したあとに，多量に含まれる Ca や Mg などの影響によって筋線維同士が凝集してかたくなると考えられる．硬度 50 と 300 で 60 分間水煮した牛もも肉のかたさを破断強度と官能評価から調べた報告[3]では，硬度 300 の水で煮た方がやわらかくなり，硬水で煮た方がやわらかくなると結論づけている．硬度 356 のエビアンで破断応力が小さくなったことは，同様の結果であったが，さらに硬度の高いコントレックスでは大きくなったことから，単に硬水でやわらかくなるとは言い難い．硬度 300 付近の水が牛肉をやわらかく煮ることができると考えられた．

鶏肉の破断応力は，エビアンで 15 分水煮より 60 分水煮が大きくなったが，水の硬度の違いによる差はなかった．

2.5 水煮牛肉・鶏肉の官能評価

60 分水煮の牛肉，15 分水煮の鶏肉の官能評価をパネル 12 名で行った（図 2）．牛肉は，かたさ，ジューシーさ，うま味の項目とも，エビアンとコントレックスに有意差が認められ，コントレックスよりエビアンの方がやわらかく，ジューシーであり，うま味が強いと評価された．水の影響がより顕著に現れると考えられる 120 分水煮の破断応力は，コントレックスがエビアンより有意に大きく，この官能評価の結果と一致している．

一方，鶏肉では，かたさとうま味には有意な差はみられなかったが，ジューシーさにおいてルソよりエビアンがジューシーであると評価された．

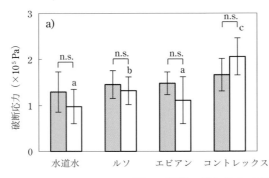 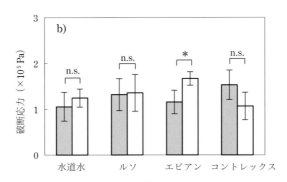

図 1 硬度の異なる水で煮た牛肉および鶏肉の破断応力[1]

a）牛肉，b）鶏肉．N=15-24
水煮時間：牛肉；■ 60 分，□ 120 分，鶏肉；■ 15 分，□ 60 分．
*：有意差あり（$p<0.05$），n.s.：有意差なし．
a, b, c：120 分水煮牛肉の水別の比較において異なるアルファベット間に有意差あり（$p<0.05$）．

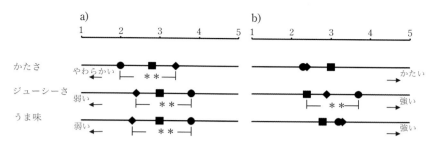

図2 硬度の異なる水で煮た牛肉および鶏肉の官能評価[1]
a) 牛肉, b) 鶏肉. ■:ルソ, ●:エビアン, ◆:コントレックス. ＊＊ $p < 0.01$.
水煮時間:牛肉;60分, 鶏肉;15分.

3. 組織構造観察と考察

走査型電子顕微鏡で水煮後の肉の横断面を観察した. 観察用試料は樹脂割断法(肉の表面5 mm 以内を切断し,2%グルタールアルデヒド,2%四酸化オスミウムで固定. その後エタノールで脱水し,エポキシ樹脂に包埋後、液体窒素中で割断して臨界点乾燥を行い,オスミウムコーターでコーティングした.)によった.

牛肉の組織観察(**図3**)では,直径30〜50 μm の第1次筋線維束と筋内膜および筋周膜と考えられる膜の存在が確認できた. ルソとエビアンは60分水煮すると,筋線維が収縮し,筋内膜および筋周膜と分離して間隙ができていた. この間隙は生肉にもみられるが,加熱すると顕著になる. これは特にエビアンで顕著であり,コントレックスで120分水煮は,筋線維束が非常に密な状態であった. エビアンは破断応力が小さく,コントレックスは大きいという結果は,この筋線維束の集合状態が影響していると思われた. さらに,これは官能評価でエビアンはコントレックスより咀嚼時にやわらかいと感じる一因であると考えられた. いずれの硬度の水も60分水煮よりも120分水煮の方が,筋線維束が密になった様子が観察された. 牛肉の組織構造から推測されるかたさと官能評価のかたさは一致したものの,60分水煮の破断応力は,水の硬度の違いによる有意な差は認められず,一致しているとは言えなかった. しかし,120分水煮の破断応力は,60分水煮の牛肉を評価した官能評価の結果と一致した.

鶏肉の組織観察(**図4**)では,水の硬度の違いによって顕著な違いは認められなかった. 前述の破断応力に差はないという結果に一致していた. また,15分間水煮と60分間水煮に違いはほとんどなかった.

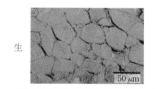

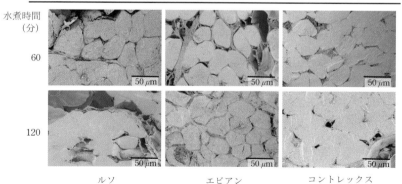

図3 硬度の異なる水で煮た牛肉の組織構造[1]
(走査電子顕微鏡像)

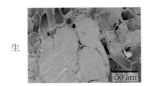
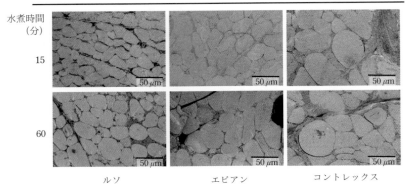

図4 硬度の異なる水で煮た鶏肉の組織構造[1]
(走査電子顕微鏡像)

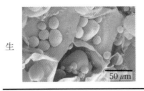
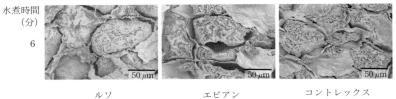

図5 硬度の異なる水で煮たじゃがいもの組織構造[1]
(走査電子顕微鏡像)
水煮条件:高さ1cmの円柱に切り出したじゃがいも15片を所定の水で6分間加熱

4. 結論——調理・加工への応用

組織構造から推測されるかたさは,官能評価による食べた時の感覚と破断応力値の結果とおおよそ一致した.このように観察された組織構造は,調理過程で起こる変化を反映し,その科学的理論を裏付けるものであった.

シチューなどの煮込み料理は,肉はやわらかく調理され,じゃがいもや野菜などは煮崩れないようにおいしく調理されるのがよい.エビアンで水煮すると,肉はやわらかくなり,ジューシーさやうま味も強かった.じゃがいもを硬水で水煮すると軟水よりかたくなった(煮崩れが少ない)こと(走査型電子顕微鏡は**図5**)から,肉や野菜も食する煮込み料理には,適度な硬水(ここでは硬度300程度)が適すると考えられた.

これらの結果は,硬度の異なる水が容易に入手できるようになった現在,消費者が調理にあった水を選択できるような情報として提供できる.さらに,煮込み料理の調理加工において,調理水を選択することによって,おいしさにかかわる製品の質の向上と煮崩れの防止等の製造の改善につながる可能性がある.

■ 参考文献

1) 鈴野弘子,石田裕.水の硬度が牛肉,鶏肉およびじゃがいもの水煮に及ぼす影響,日本調理科学会誌,2013;**46**: 161-169.
2) 田島真理子,三橋富子,妻鹿絢子,矢野淳子,荒川信彦.スープストックおよびあく中のタンパク質成分の由来について,日本家政学雑誌,1984;**35**: 161-164.
3) 村上恵,吹山遥香,岩井律子,酒井真奈未,吉良ひとみ.水の硬度が牛肉の硬さに及ぼす影響,日本調理科学会平成24年度大会研究発表要旨集,p.6,2012年.

(鈴野弘子)

35 鶏唐揚げ
（鶏むね肉のタンブリング処理）

1. はじめに

食肉のおいしさにおいて食感は重要であり，傾向として，よりやわらかい食感が好まれる．鶏むね肉は脂肪が少なく，よりヘルシーな食肉として注目されているが，加熱によりかたくなってパサつくため，日本では，よりやわらかくジューシーなもも肉が「おいしい」と好まれている．そして，食肉加工の現場では，食肉をよりおいしくするため，タンブリング処理が広く利用されている．これは肉の内部まで調味液を浸み込ませる処理で，例えば肉塊と調味液を入れた装置を回転させ落下により物理的衝撃を与える食肉加工法である．近年，唐揚げなどをよりジューシーにするために，特にかたい鶏むね肉をタンブリング処理し，さらに調味液にデンプンを添加する方法が行われるようになってきた．そこで，これらの手法の効果を検討するため，調味液，およびデンプン添加調味液でタンブリング処理したむね肉を唐揚げ調理し，鶏むね肉の食感と組織構造を調べた．デンプン-タンブリング処理による鶏むね肉が，よりおいしくなる（ソフト・ジューシー）メカニズムを示す．

2. おいしさの科学的評価

鶏むね肉について，①未処理，②タンブリング処理（調味液；2％食塩，2％上白糖，0.7％グルタミンナトリウム），③デンプン-タンブリング処理（8％デンプン添加調味液）の3種類の試料を調製した．調味液は肉重量に対し30％の割合で添加し，タンブラーを用いて減圧下（−0.08 MPa），4℃，30 rpmで1時間タンブリング処理を行った．これらを未加熱試料（以下，生肉）とし，その後各未加熱試料にバッターを付けて160℃で5分間唐揚げ調理し，室温で1時間放置したものを加熱試料（以下，唐揚げ）とした．なお，肉のサンプリング箇所の違いの影響を避けるため，1枚のむね肉の中央部分から筋線維の方向を揃えて1カ所約15 gに切り出したもののみ分析に使用した．そして，切り出した分析箇所以外の部分はすべて約20 gに切り，分析試料と一緒にタンブリング処理を行った．

図1に生肉（加熱前）と唐揚げ（加熱後）の重量を示した．生肉ではタンブリング処理により重量が増加したが，タンブリングとデンプン-タンブリングの間には差は認められなかった．デンプンの有無にかかわらず，生肉のタンブリング処理は，調味液を肉中に保持する（水分の増加）効果のあることが認められた．加熱された唐揚げの重量は，未処理＜タンブリング＜デンプン-タンブリングの順であった．デンプンには，加熱時の水分蒸発を抑える効果のあることが認められ，これにより，よりジューシー

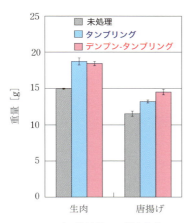

図1 加熱前後の重量変化

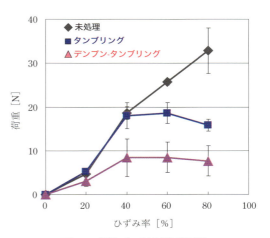

図2 唐揚げの破断強度試験

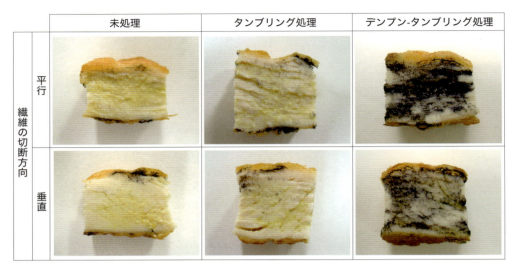

図3　唐揚げの切断面のヨウ素染色

感のある唐揚げになると考えられる．

　レオナー（プランジャー速度1 mm/s）を用いて，唐揚げの破断強度試験を行った（**図2**）．ひずみ率40%以上では，荷重が未処理＞タンブリング＞デンプン-タンブリングの順であった．タンブリング処理，さらにはデンプン添加により，食感がよりソフトになることが期待される．

3．組織構造観察と考察

　唐揚げの切断面に1%（W/W）ヨウ素溶液を滴下し目視レベルの組織構造を観察した（**図3**）．未処理の切断面は筋線維が詰まった密な構造をしていた．しかし，タンブリング，デンプン-タンブリングの切断面では，筋線維束の間に隙間が見られた．さらに，デンプン-タンブリングではその隙間にヨウ素溶液で染色されたデンプンの存在が確認された．すなわち，タンブリングにより肉の内部までデンプンが入っていることが明らかとなった．線維と平行に切断した面では筋線維束に沿ってデンプンが存在し，線維と垂直に切断した面は線維束を取り囲むように円状にデンプンが存在していた．タンブリング時に緩んだ筋原線束の隙間に未糊化のデンプン粒（20 μm）が入り，加熱により糊化膨潤して水を保持したと考えられる．

　図4に共焦点レーザー顕微鏡の観察結果を示した．線維と平行に切断した面では，横長の筋線維束が観察された．未処理では筋線維が密に詰まって存在していたのに対し，タンブリング，デンプンタンブリングでは筋線維束に200～600 μmの隙間（矢印）が見られた．線維と垂直に切断した面では，楕円状の構造の集まりが観察され，これは筋線維束の切断面の集合体と考えられた．未処理では筋線維束が密に詰まって存在していたのに対し，タンブリング，デンプン-タンブリングでは筋線維束に大きな隙間（矢印）が見られた．

　図5に走査型電子顕微鏡による筋原線維の観察結果を示した．前処理はグルタールアルデヒド/四酸化オスミウム化学固定，エタノール脱水，臨界点乾燥，オスミウム蒸着と通常方法で行った[1]．生肉では，未処理，デンプン-タンブリング，タンブリングの順で筋原線維を取り巻く膜が薄くなっていた．タンブリング処理により膜の構成成分が溶出したためと考えられる．加熱された唐揚げでは筋原線維が密に存在する様子が観察された．これば加熱によりコラーゲンが溶け出したためと考えられる．タンブリング，デンプン-タンブリングでは筋原線維間に隙間が生じていた．

4．結論―調理・加工への応用

　鶏むね肉を調味液とタンブリング処理することにより，筋線維束間と筋原線維間の両方に隙間を生じ，やわらかい食感になると考えられる．さらに，調味

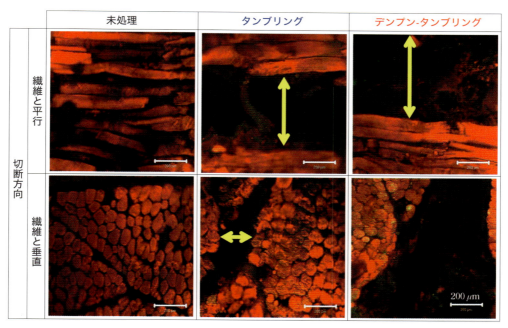

図4　唐揚げ断面の CLSM 観察
赤；ローダミン（タンパク質）HeNe（543 nm）

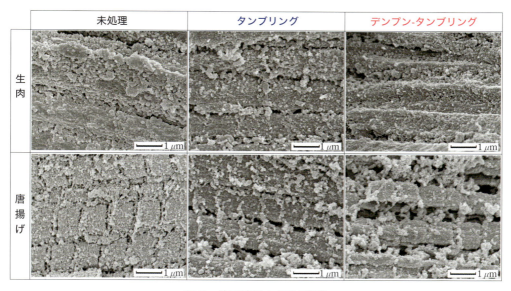

図5　筋原線維の SEM 観察

液中にデンプンを添加することで，筋線維束間の隙間に入り込んだデンプンが加熱により糊化し，水分を保持したため，よりやわらかくジューシーな食感になると考えられる．

■ 参考文献
1) 新 電顕入門ガイドブック（電顕入門ガイドブック改訂第3版）[公社] 日本顕微鏡学会 電子顕微鏡技術認定委員会編，2022年．

（中村　卓）

36 保存した卵

表1 新鮮卵と保存卵の卵重量，ハウ・ユニットおよび栄養成分

試料	新鮮卵	貯蔵卵
卵重（g）	56.7 ±1.1	56.5 ±2.7
ハウユニット	92.7 ±8.7	34.0 ±3.5 **
卵黄成分（%） 水　分#	47.8 ±0.6	51.9 ±1.2 **
脂　質#	33.4	30.5
タンパク質#	16.9	16.3
卵白成分（%） 水　分[1]	86.89 ±0.72	86.49 ±0.09
タンパク質[1]	12.2 ±0.6	12.4 ±0.4

1) 値は平均値±標準偏差
2) #：3個を混合し，1回のみ測定
3) **：有意差あり（$p<0.01$）

1. はじめに

卵は，身近で安価で栄養価の高い食材で，しかも長期保存でできる．卵には生で食べても安全でおいしい期限である賞味期限が設定されている．卵の保存による品質には温度が大きく影響する．市販の卵の賞味期限は，通常は冷蔵庫で2週間とされているが，25℃で保管された場合に「2週間」，10℃以下で，理論的には産卵から57日間，生で食べることができる[1]．

この保存期間に，①卵の重量減少，②卵白pHの上昇，③卵白の水様化と卵黄膜の脆弱化，④卵白から卵黄への水分移行[2]などが起こる．そのために，鮮度指標であるハウ・ユニットの減少，濃厚卵白率の低下，卵黄係数の低下[3]などが起こる．一般に新鮮卵は，卵黄が盛り上がり，濃厚卵白が多く，どろどろしている．産卵3日以内の卵（新鮮卵）は保存した卵よりおいしいと思っている人は多い．そこで，同鶏舎で同飼料を与えた白色レグホーン種鶏の産んだ新鮮卵と25℃で14日間保存した卵（保存卵）を用いて，品質，おいしさと組織構造を比較する[4]．

2. おいしさの科学的評価

新鮮卵と保存卵の卵重やハウ・ユニットおよび栄養成分を表1[4]に示す．

保存によりハウ・ユニットは有意に減少し，卵白のpHは8.6から9.5に上昇する．卵黄の栄養成分値では，水分含有率はやや上昇するがタンパク質量は変わらない．卵白では，卵黄への水分移動により，水分含有率がやや低下するが，それ以外の変化は少ない．

そこで，新鮮卵と保存卵を用いたたまごかけご飯を調製し，女子大学生4年生と大学院生の計25名をパネルに官能評価を行った．分析型官能評価では，新鮮卵の評価（0）として，−2:弱い，から2:強い，嗜好型官能評価では，−2：好ましくない，から2：好ましい，の5段階評価で採点した．

保存卵の「におい」の評価値は，0.44±0.87で新鮮卵より有意に強く，「味」は，−0.32±1.03で低いが有意差はなかった．嗜好型官能評価「おいしさ」では，−0.88±0.88の評価値で，保存卵は新鮮卵より好ましくない傾向が見られた（図1）．

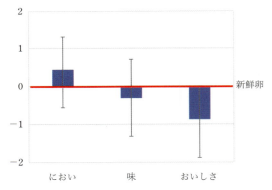

図1 新鮮卵（0点）に対する保存卵の官能評価
パネリスト25名による5段階評点

この結果から，保存した卵を用いたたまごかけご飯は新鮮卵より好ましくない傾向であり，それは保存によるにおいの増加が関与すると考えられる．

3. 組織構造観察と考察

保存による卵の組織構造を観察する．生卵黄は固定液に浸漬すると，浸透が悪く，深部までの固定は難しい．そこで，液体窒素で殻ごと凍結し，小さく割断後，温めた固定液に浸漬する方法[5]を用いる．

36. 保存した卵　　　　　　　　　　　　　　　　　　　　　　　　　　　　　　　　125

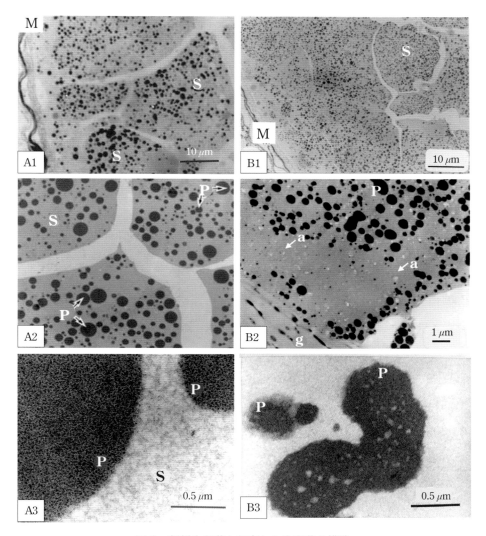

図 2　新鮮生卵黄と保存した生卵黄の構造
A：新鮮卵の卵黄　B：20℃ 20 日間保存した卵の卵黄
A1・B1：卵黄膜と卵黄外層部，光学顕微鏡
A2・B2：卵黄中層の卵黄球，透過型電子顕微鏡
A3・B3：卵黄球の拡大，透過型電子顕微鏡
液体窒素による凍結割断法，
4%パラホルムアルデヒド・オスミウム酸固定，エポキシ樹脂包埋，M：卵黄膜外層，S：卵黄球，P：濃染顆粒，g：卵黄球間隙に見られる染色性の低い顆粒，a：卵黄球の基質に表れた空隙

産卵 3 日以内の生卵黄も同様の固定方法を行い，観察する．

新鮮卵は，卵黄膜外層（M）が濃く染まっており，数層で厚く，内層は染色性の薄い層である（図 2 A1）．卵黄膜に接した卵黄外層部の卵黄球（s）は不定形を示し，その中に濃く染まった濃染顆粒（p）が明瞭に観察される．卵黄球の間隙は固定脱水によるものである．卵黄内部の卵黄球はやや丸い多面形で，その基質には濃染顆粒が真円状で比較的均一に存在している．基質は染色性が薄いので脂質を多く含み，濃染顆粒はタンパク質を多く含むと考えられる（図 2 A2）．濃染顆粒の内部は，微小な粒子が均一に存在している（図 2 A3）．それに対して，20℃で 20 日保存した卵黄（図 2 B1, B2, B3）[6]では，卵黄膜外層および内層の厚さは新鮮卵より薄く，染色性も薄い．卵黄膜は卵黄と卵白の浸透膜の役割を行

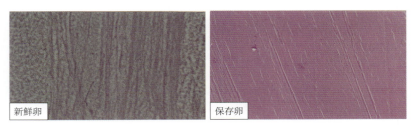

図3 新鮮卵卵白（左）と20℃20日間保存した卵白（右）の光学顕微鏡像
10%ホルマリン液固定，パラフィン切片6μm，PAS染色

い，それぞれの水分が移行するが，その影響は卵黄の外層部で大きい[2]．保存による卵黄膜の脆弱化は卵黄係数を低くし，外観からみて，卵の盛り上がりが低いことにつながる．また，卵殻膜に接した外層部の卵黄球は保存により接合しており，その基質には濃染顆粒が不均一な部分が見える（図2 B1）．卵黄球の基質内を見ると（図2 B2），濃染顆粒の偏在は明らかで，接合している形状のものも見られ，基質にも多数の空隙（a）がみられる．濃染顆粒の内部は，小胞が多数みられ（図2 B3），リポタンパク質に変化が起きている．これらの変化は，卵黄の味やにおいに関与すると考える．

また，卵白の光学顕微鏡の観察では，新鮮卵の濃厚卵白は繊維状に交差しているが，保存により水様化し，繊維状が少ない無構造になるのが観察される（図3）．このことは，卵白の粘度や物理的特性に影響する．

4．結論―調理・加工への応用

室温14日間保存した鶏卵をたまごかけご飯に用いた場合，においが強く，新鮮卵より好まれない傾向があった．そこで，20日間保存した鶏卵の生卵黄の構造を観察すると，①卵黄球内の濃染顆粒が接合，②卵黄球内の濃染顆粒の偏在，③基質に空隙が出現，④濃染顆粒の内部に小胞の出現と粒子性の不明瞭が現れる．特に①，②は光学顕微鏡でも明瞭に観察され，5日間保存の卵黄でも一部に起こる．この構造の変化は鮮度低下の指標になる[7]．

保存した卵白では，繊維状構造が無構造になり，卵白の物理的特性に影響する．これらのことから，たまごかけご飯は，新鮮卵を用いるとよい．なお，5℃で14日間保存した卵では，新鮮卵と同程度のハウ・ユニットや栄養成分値で，官能評価でも新鮮卵と差異がない．つまり，鶏卵を冷蔵庫で保管することは新鮮卵と同様においしく食べられるということである．

■ 参考文献

1) 日本日付表示等改定委員会，鶏卵の日付等表示マニュアル―改訂版―，平成22年3月18日
2) 峯木眞知子，小林正彦．貯蔵および加熱による卵黄球の微細構造の変化，日本調理科学会誌，2000; **32**: 219-225.
3) 酒井田節，渡邊乾二 編著．第2章卵の鮮度とその評価法，食卵の科学と機能，pp61-63，アイケイコーポレーション，2016年．
4) 設楽弘之，小泉昌子，峯木眞知子．5℃もしくは25℃で2週間貯蔵が鶏卵のおいしさに与える影響 ―産卵3日目の卵との比較―，*Japan Poultry Science Association*, 2020; **57**(1): J45-J52.
5) 峯木眞知子，小林正彦．Microstructure of yolk from fresh eggs by improved method，*Journal of Food Science*, 1999; **62**: 758-762.
6) 峯木眞知子，小林正彦．Microstructural Changes in Stored Hen Egg Yolk. 日本家禽学会誌，1999; **35**: 285-294.
7) 小川宣子，峯木眞知子，山中なつみ．異なる試料を給与した鶏が産卵した卵の調理特性（第2報），日本調理科学会誌，2001; **33**: 185-191.

（峯木眞知子）

37. ゆで卵, 目玉焼き, 厚焼卵

1. はじめに

身近な卵調理として, ゆで卵, 目玉焼き, たまご焼きがある. これらは, たまご白書 (2024年) の好まれる料理における第1位から3位である.

ゆで卵は, 一般に水から卵を入れて, 沸騰後3分は半熟卵, 沸騰後12分は全熟卵ができる[1].

卵黄の中央が固まっていない半熟卵は食べやすく, 卵黄全体が凝固している全熟卵は, ほくほくしているが, ぼそぼそして食べにくいという方もいる.

目玉焼きについては, フライパンの上から割らずに, フライパンの近くで割って入れると高さのあるふっくらした目玉焼きができる.

たまご焼きは, 弁当に必ず入っている一品で, 卵料理がもつ黄色の色調は, 弁当をおいしく見せる効果がある. 関東で多くつくられる厚焼き卵は, 新鮮卵を用い, あまりかき混ぜないことがおいしく食べるコツとされている[2].

これらの構造を調べ, 調理のコツを考える.

2. おいしさの科学的根拠

卵は一般に60℃前後より凝固が始まる. 半熟卵にした時, 卵白の温度は78℃, 卵黄外側の温度は75℃, 卵黄中心の温度は55℃であった[4].

半熟卵の卵白はやわらかく固まり, 卵黄は外側1mm程度が固まるが, 中央は固まっていない. 沸騰後9分の卵では, 卵黄中央部分は固まっているが, 赤くまだやわらかい. 卵黄の内側の温度を見ると75℃程度で完全凝固はしていない (図1).

半熟卵および全熟卵とその中間の卵の殻をむいて丸ごと, 貫入により破断特性を調べた (図2). 半熟卵は, 卵黄の一部に流動性があるため, 卵白より卵黄に到達しても, 波形に大きな変化はない. 一方全熟卵では, 卵黄が凝固しているため, 卵白と卵黄の境界から, 波形が上昇した. プランジャーが卵黄の中心に到達すると, 波形は低下した. 図では示していないが, 95%までひずませた時の総エネルギーは, 半熟卵が 3.33 ± 0.66 [$\times 10^3$ J/m^3], 全熟卵が 12.69 ± 1.83 [$\times 10^3$ J/m^3] である. このことから, 半熟卵はやわらかく, 咀嚼することが容易である.

半熟卵と全熟卵, その中間のゆで卵の臭いをにおい識別装置FF-2020 (株式会社島津製作所製) で測定した. 試料量20 g, 4時間静置により, においを収集する. その結果, においの強さを示す臭気寄与相当値は, 全熟卵は17.9で強く, 半熟卵12.5で有意に低かった. また, においの質 (臭気寄与) では, 硫化水素系ガス臭において, 全熟卵で高く, 半熟卵で低い. このことから, 卵のにおいに敏感な方は半熟卵を好むと考える.

また, 味覚センサーによる味測定において, 半熟卵のうま味 (先味) は全熟卵より高く, うま味の余韻 (後味) も高い.

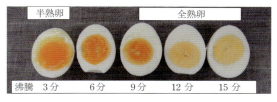

図1 ゆで卵の加熱時間と断面観察

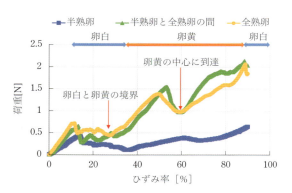

図2 ゆで卵の破断曲線の変化
条件:ゆで卵丸ごとに貫入試験
ひずみ率95%, 速度1 mm/sec, プランジャー円柱3 mm

3. 組織構造と考察

3.1 ゆで卵[1]（全熟卵，半熟卵）

1）全熟卵

全熟卵の卵黄を観察すると，明瞭で均質な多面形の卵黄球が緊密充填されている（図3 A, B）．その卵黄球の内部を透過型電子顕微鏡で見ると，レース状の直径0.1～0.3μm程度の小胞が基質にみられた（図3 D）．レース状の小胞の内部には，電子密度の中程度の脂質と思われる物質が存在していた．小胞は卵黄球の基質に含まれていたリポタンパク質が加熱により変性して生じたものと考えられる．基質のレース状の小胞化とともに，卵黄球の界面に微小な繊維からなるフェルト状の膜構造（↑）が出現していた．このことは加熱による膨圧で卵黄球間に比較的電子密度の高い物質が浸出し，卵黄球を密に接着したためと考えられる．卵黄球と卵黄球が疎な部分でははしご状に観察される（図3 D）．電子密度の高い濃染顆粒は，その染色性からタンパク質を多く含むが，一部に合一した形状を示すものが見られた．また，卵黄球の表面は，微小な粒子で構成され，加熱により空隙が多数観察される（図3 C）．

全熟卵の卵黄は，外層部・内層部ともに黄色い粉質状態で，卵黄球がほぐれてホクホクしている．西楽と田村は，加熱により明瞭な多面形の卵黄球が観察されるのは，80℃以上で，内部の膨圧で隣り合う面を押し合って凝固するために確固とした多面形になること[4]を報告している．

このように，全熟卵では，加熱により卵黄中の卵黄球が合一して50μm程度大きさになり，その表面は，加熱により凹凸が生じている[3]（図3 C）．そのために，食べた時に，卵黄球の大きさとその表面構造により，ざらつき感を感じる．人によっては，むせて食べにくいと感じる．そのような場合はマヨネーズや醤油を混ぜると，食べやすい．

2）半熟卵

半熟卵では，卵黄外層部では凝固しており，卵黄内層部は液体状である．外層部の卵黄球は多面形

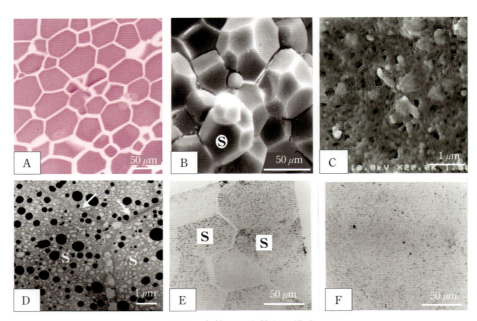

図3 全熟卵と半熟卵の構造

A～D：白色レグホーン種卵の全熟卵卵黄 E, F：白色レグホーン種卵の半熟卵卵黄
A：パラフィン切片，光学顕微鏡，PAS染色，B, C：2.5%グルタールアルデヒド・オスミウム酸二重固定，SEM，卵黄球とその表面の拡大，
D～F：1%パラホルム・2.5%グルタールアルデヒド混合液と1%オスミウム酸の二重固定，エポキシ樹脂包埋，D：透過型電子顕微鏡像，E：半熟卵卵黄の外層部，F：半熟卵卵黄の内層部 E, F：トルイジンブルー染色，光学顕微鏡，S：卵黄球，（↑）：加熱により卵黄球の界面にできたフェルト状の膜構造

に見えるが，内層部では形状が観察されない（図3 E, F）．日比らは，60℃前後の加熱された卵黄の卵黄球が不定形であることを観察している[5]．この60℃前後の卵黄には，生卵とはちがう流動性と基質の違いからの香りが異なることが推察される．このことは前述のにおい識別装置と味覚センサーの結果とも一致している．

3.2 目玉焼き

目玉焼きをフライパン近くで割って焼くのと，上から割って焼くのでは，出来上がりの卵黄の高さと卵白の広がりが異なる（図4）．フライパン近くで卵を割って焼いた卵黄をクリオスタット切片にすると，卵黄がそのままの状態で加熱されて，卵黄球の状態が観察される[4]．しかし，フライパンの上から割って落とした場合には，フライパンに落ちるわずかな時間に，卵黄球は流動性を持ち，多面形から球状あるいは形状が消失する．このような調理操作に伴う卵黄球の形状は，卵調理の出来上がりと食感に関与する．

3.3 厚焼き卵

おいしい厚焼き卵を作る[2]には，濃厚卵白の多い新鮮な卵を用いることとあまり撹拌しないことがあげられる．厚焼卵を調製し，その組織構造をパラフィン切片，PAS染色を施して観察する．

卵液を10回程度厚焼卵は，卵2個，だし汁30 g，砂糖11 g，淡口醤油4 gで調製する．

あまり撹拌しないものがAD試料で，よく撹拌したものがAM試料である．あまり撹拌されていない厚焼き卵では，外観からも卵白部と卵黄部が明瞭に分けられる．その構造を見ると（図5 AD），卵液が層状に連続して，不定形の気泡（a）が入っている．染色性の濃い部分が観察され，卵黄球（s）は大きな楕円球で残存されている（図5 AD, AD1）．撹拌が少ないので，卵黄と卵白の交じりが悪い．このことが成分の異なる卵白と卵黄の食感の違いにつながり，不均一なおいしさやジューシー構造になっている．それに対してよく混ぜた厚焼き卵では，円形の気泡が多く，卵黄球はよく混ぜたことにより，卵黄球の形状はなくなり，丸く小さな卵黄球が一部に残存している．また，十分な撹拌および塩などによる影響で，基質内にタンパク質の大きな凝集物（↑）が多量に観察される（図5 AM, AM1）．凝集物により，流動性が抑えられ，厚くできあがるので，染色性が高く，均質なかたい卵焼きになる．卵黄に砂糖を加えて撹拌して調理した場合，卵黄球（s）は楕円球の形状を示す．塩を多く入れると，タンパク質が凝集しやすく，卵黄球は破壊されやすく，ふんわり感がなくなる．

また，関西で好まれる甘味が少ないだし巻き卵を卵2個，出し汁55 g（卵の50%），みりん15 g，淡

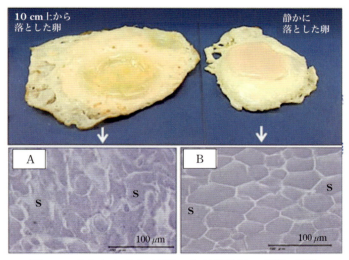

図4 フライパンに入れる高さによる目玉焼きの卵黄の構造
A：10 cm上から落として調理した目玉焼き，B：静かにフライパン近くで割って静かに入れて調理した目玉焼き，S：卵黄球

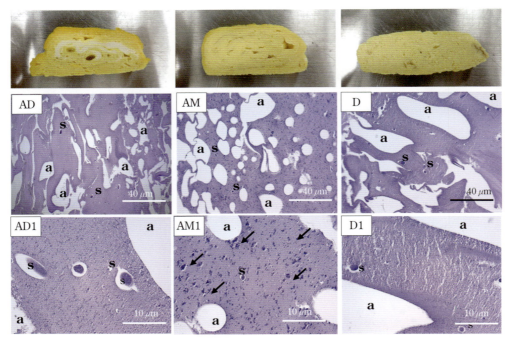

図5 厚焼卵とだし巻き卵の外観と光学顕微鏡像
AD：あまり混ぜない卵液で調製した厚焼き卵　AM：よく混ぜた卵液で調製した厚焼き卵
D：ストレーナーで裏ごしした卵液で調製しただし巻き卵
染色：PAS+H　厚み：10 μm　a：気泡　s：卵黄球　↑：よく撹拌したことで生じたタンパク質の凝集物

口醤油4gで作成する．だし巻き卵は，だし汁が多いので，濾してよく混ぜる．水分が多いので，巻きにくく，焼くのが難しい．卵液はよく撹拌するので，卵黄球は壊れて見えるものが少ない（図5 D, D1）．一部に卵黄球である楕円球が観察される．基質の染色性は均質である．基質は，薄い液状で加熱されるために，細かい亀裂が見え，タンパク質の凝集物は観察されず，やわらかい．

4. 結論─調理・加工への応用

卵黄球の形状は，卵調理の出来上がりや食感に影響する．

半熟卵は卵黄中央部が凝固に十分な加熱でなく，液状であり，構造を見ると卵黄球は多面形を示さない．半熟卵のにおいは全熟卵より弱く，硫化水素系ガスの臭いは少なく，味センサーによる測定でも旨味が強かった．これらのことから，やわらかい半熟卵は，全熟卵より食べやすく，好まれる可能性がある．

目玉焼きではフライパンの卵の入れかたで，組織構造の違いが観察され，出来上がりの状態も異なる．

撹拌が少ない厚焼卵では，大きな楕円球の卵黄球が残っている．卵液をよく混ぜた厚焼卵は，撹拌により卵黄球の形状がなくなり，残った卵黄球は楕円球になる．砂糖添加の場合には，明らかな楕円球を示す．残存した卵黄球の数で撹拌の程度が推測される．このことは，卵の調理における卵黄球の形状や残存状況は，食感や出来上がりの状態に影響する．

■ 参考文献

1) 峯木眞知子．加熱鶏卵の微細構造，日本調理科学会誌，1997; **30**: 335-341.
2) 小川宣子．卵を調理する─厚焼卵，日本調理科学会，1997; **30**: 94-99.
3) 西楽慈子，田村咲江，日本家政学会誌，1998; **49**: 353-362.
4) 峯木眞知子．鶏卵の知識とおいしさ，日本家政学会誌，2017; **68**(6): 297-302.
5) 日比喜子，丸山由幾子，中浜信子．凍結および加熱卵黄の性状と組織，日本家政学雑誌，1978; **29**: 217-222.

（峯木眞知子）

Part 9 牛乳・乳製品の組織構造

38 プロセスチーズ 見た目のおいしさ
（加熱溶融性・糸曳性）

1. はじめに

プロセスチーズとは「ナチュラルチーズを粉砕し，加熱溶融し，乳化したもの」であり，製造の特徴として，配合や製造条件から物性を設計できる自由度が大きいことが挙げられる[1]．チーズの物性のひとつである「糸曳性」は，「加熱すると溶けて伸びる」性質で，チーズの視覚的な「おいしさ」を感じる重要な要因である[2]．プロセスチーズに糸曳性を付与するには，まず十分な熱溶融性が確保されていることが必要となる．さらに糸曳性を向上させるためには，加熱時・引張伸長時の構造変化に着目しながら検討することが重要である．そこで，市販プロセスチーズについて，官能評価と物性測定から糸曳きの特性と嗜好性の高い糸曳きを明らかにし，糸曳性の異なるプロセスチーズの〈未加熱・加熱溶融後・加熱伸長途中・加熱伸長後〉の構造変化に着目し，チーズが伸びるメカニズムの違いを明らかにする．

2. おいしさの科学的評価

市販の「とろける」プロセスチーズ（スライスタイプ）3種（A, B, C）を試料とした．原材料表示はいずれもナチュラルチーズ／乳化剤，安定剤（増粘多糖類）を含んでいた．糸曳性試験では，食パンの上に載せたスライスチーズをオーブントースターで加熱し，横型電動計測スタンドを用いて等速で引っ張った．このとき，伸長の様子をデジタルカメラで上から撮影し，糸曳きの形状観察を行った．また，

チーズが切れるまでに伸びた長さ（伸長距離）を10回計測した．伸長平均距離は，Aが106 mm，Bが74 mm，Cが39 mmであり，Aが有意に長く，Cが有意に短かった．糸曳きの形状観察の結果（図1），伸長途中（伸長距離の約半分の長さ）の画像で，Aは糸と膜，Bは糸，Cは膜の形状であった．

糸曳きの嗜好性の順位法による官能評価の結果，ケンドールの一致性係数はW＝0.543となり，順位付けは適度な一致によってなされたと考えられる．また，フリードマン検定の結果，糸曳きの嗜好性はA，Bが有意に高かった．さらに，CATA法の結果をコレスポンデンス分析した（図2）．

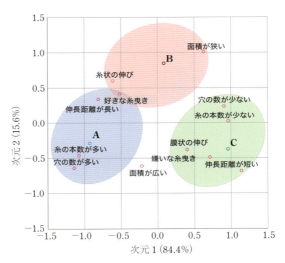

図2　コレスポンデンス分析
官能評価CATA法における試料ABCと評価用語

試料および用語のプロット位置の関係より，AとBは「好きな糸曳き」，Cは「嫌いな糸曳き」の特性をもつことが推察された．この結果は，順位法における嗜好性の結果と一致した．各試料の特性に着目すると，Aでは「糸の本数が多い」「穴の数が多い」「伸長距離が長い」，Bでは「糸状の伸び」「面積が狭い」，Cでは「伸長距離が短い」「膜状の伸び」「糸の本数が少ない」「穴の数が少ない」特性をもつことが推察された．このことより，糸曳きの嗜好性には，「糸曳きの形状」と「伸長距離」が関係していることが示された．

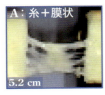 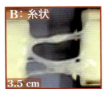 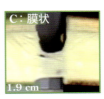

図1　糸曳きの形状観察結果
伸長距離の約半分の長さ（＝左下の数字）

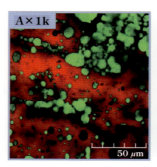 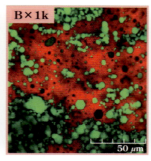 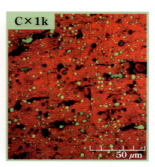

図3　CLSMによる未加熱試料の成分分布観察結果
赤：タンパク質　緑：脂質

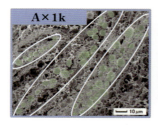 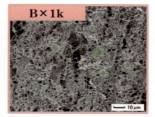 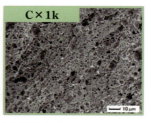

図4　SEMを用いた未加熱試料における孔の微細構造観察

3. 組織構造観察と考察

共焦点レーザー顕微鏡で染色剤はローダミンB（タンパク質）とBODIPY™ D3825（脂質）を用いた．未加熱試料の成分分布観察の結果（図3），連続相であるタンパク質に，脂肪が分散している様子が観察された．また，脂肪球の大きさに着目すると，AとBでは大小様々，Cではより小さな脂肪球が観察された．さらに，脂肪球の分布に着目すると，Aでは層状に連なった分布，Bでは不規則な分布，Cでは全体に分布した脂肪球が観察された．

SEMによる観察を行うにあたり，前処理はグルタールアルデヒド／四酸化オスミウム化学固定，エタノール脱水，臨界点乾燥，オスミウム蒸着と通常の方法で行った．SEMによる未加熱試料の微細構造観察の結果（図4），全試料で孔が観察された．孔の大きさは，AとBでは大小様々，Cではより小さかった．さらに孔の分布は，Aでは層状に連なった分布，Bでは不規則な分布，Cでは全体に分布した脂肪球が観察された．各試料における孔の大きさと分布が，CLSMの脂肪球の大きさと分布と一致したことから，これらの孔は脂肪球が抜け落ちたあとだと考えられる．また，高倍率（×10万

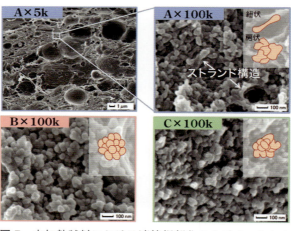

図5　未加熱試料における連続相部分のカゼインミセルの微細凝集構造の比較

倍）で，連続相のカゼインミセルの凝集構造を観察した（図5）．Aでは紐状のストランド構造と房状のランダム構造が観察された．一方，BとCでは，房状のランダム構造のみが観察された．さらに，加熱による凝集構造の変化を観察した．未加熱時にストランド構造とランダム構造が観察されたAでは，加熱溶融後において粒感のある構造が観察された．一方，未加熱時にランダム構造のみが観察されたBとCでは，加熱溶融後にやや平滑な構造が観察された．このことから，未加熱時にストランド構造を

38. プロセスチーズ　見た目のおいしさ（加熱溶融性・糸曳性）　　　133

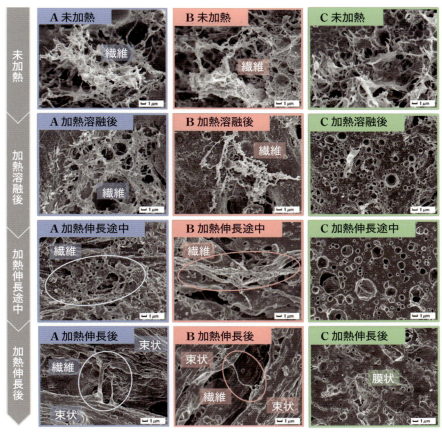

図6　繊維状構造の加熱・伸長による微細構造変化の結果（観察倍率5k倍）

持つプロセスチーズでは，加熱時に連続相が伸びやすく伸長距離が有意に長くなり，未加熱時にランダム構造のみをもつプロセスチーズでは加熱時に連続相が伸びにくく伸長距離が短くなったと考えられる．未加熱試料において，AとBでは局所的に繊維状構造が観察された．一方，Cでは繊維状構造が観察されなかった．AとBでは多糖類添加によりタンパク相と多糖類相の相分離を起こしたと考えられる．さらに，この繊維状構造の加熱・伸長による変化を観察した（図6）．AとBでは，加熱溶融後・加熱伸長途中・加熱伸長後試料においても繊維状構造が観察された．特に，加熱伸長後試料においては，繊維状構造が束状構造同士をつなぐ様子が観察された．一方，繊維状構造が観察されなかったCでは，加熱溶融後・加熱伸長途中・加熱伸長後試料においても繊維状構造が観察されなかった．このことから，繊維状構造は加熱伸長時に束状構造同士をつなぐことで，束を切れにくくし，伸長距離が長くなることに関係している可能性が考えられる．

A，B，Cの加熱・伸長による微細構造変化を観察した．Aの未加熱時では連なった分布の孔があり，加熱溶融後では大きな穴が，加熱伸長途中では細長い穴が，加熱伸長後では束状と膜状の両方の構造が観察された（図7）．

Bの未加熱時では不規則な分布の孔がみられ，加熱溶融後では複数の穴が，加熱伸長途中では大きな穴が，加熱伸長後では束状構造が観察された（図8）．
Cの未加熱時では全体に分布した小さな孔が，加熱溶融後，加熱伸長途中，加熱伸長後でも観察され，膜状の構造が維持された（図9）．

以上の結果からプロセスチーズの微細構造と糸曳性の関係を考察した．糸曳きの嗜好性が低かったCは，小さな脂肪球が全体に分布しており，加熱や伸長による大きな穴ができず，膜状を維持したと考えられる．これらの構造が，Cの伸長距離が短い，膜状の伸びの特性に繋がったと考えられる．一方，嗜

好性が高かったAとBは，Cでは見られなかった繊維状構造が観察され，伸長距離が有意に長くなったと考えられる．Aは，脂肪球が一部連なり層状に分布しており，加熱時に脂肪球が合一し，大きな穴となった．さらに，大きな穴が伸長することで，細長い穴となり，一部束状構造を形成したと考えられる．これらの構造が，Aの糸の本数が多い，穴の数が多い特性に繋がったと考えられる．一方Bにおいては，加熱時に大きい脂肪球がとけることで穴ができ，伸長時にAとは異なるカゼインミセルの凝集構造をもつ連続相に亀裂が入り，穴同士がつながることで大きな穴となり，束状構造を形成したと考えられる．この構造が，糸状の伸び，伸びている面積が狭い特性に繋がったと考えられる．

4．結論―調理・加工への応用

調理・喫食過程（加熱・伸長）における構造変化を観察することの有効性を示した．具体的な糸曳のメカニズムとして，プロセスチーズ分散相である脂肪球の大きさと分布の違いにより，加熱時の穴の大きさに差が生じ，伸長時の束・膜状構造に違いが生まれた．さらに，相分離による繊維状構造の有無と連続相のカゼインミセルの凝集構造の違いが伸長時の切れやすさに影響し，伸長距離が異なったと考えられる．

以上のように，嗜好性の高い糸曳き性の「糸状と束状からなる穴の多い膜状」のための亀裂を生じる不均質構造と「伸長距離が長い」ための伸びる連続相の2点から，改良の方向性を示した．

■ 参考文献

1) 齋藤忠夫，堂迫俊一，井越敬司．現代チーズ学，食品資材研究会，2011．
2) 木村利昭，井越敬司，村山重信．ミルク＆チーズサイエンス，デーリィマン社，2007年．

（中村　卓）

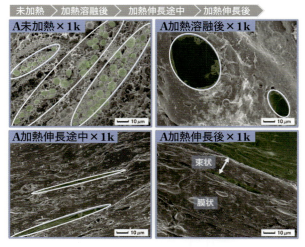

図7　Aの加熱・伸長による脂肪球や膜状・束状の構造変化

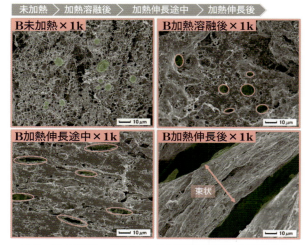

図8　Bの加熱・伸長による脂肪球や束状の構造変化

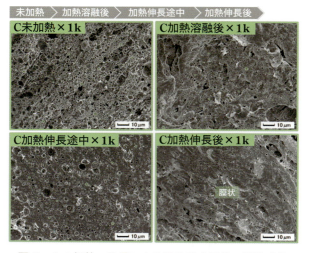

図9　Cの加熱・伸長による脂肪球や膜状の構造変化

39

ナチュラルチーズ

1. はじめに

　チーズはバターより製造される代表的な乳製品である．食生活の洋風化に伴い，日本でも愛される食品になり，消費量は増加している．しかしながら，チーズとバターの主要な構成成分であるタンパク質と脂肪の構成とその分布をとらえた研究は少ない．そこで，開発したタンパク質・脂肪の二重染色法を用いて，同一切片上でタンパク質および脂肪を検出し，それらの組織構造を明確にとらえる．現在では，様々なナチュラルチーズがあり，それぞれ独特の風味をもっている．熟成されたチーズには，アミノ酸および脂肪酸が存在し，アミノ酸は主にチーズの味に，脂肪酸はチーズの風味（香り）に寄与している．

2. おいしさの科学的評価

　チーズはウシ，ヤギおよびヒツジの乳から作られている．乳汁にレンネット（タンパク質凝固酵素）を添加してタンパク質を凝固させたカードをつくり，それを成型し加塩して生チーズができる．乳汁内の脂肪は，凝固したタンパク質に閉じ込められている．製造過程で添加された乳酸菌やカビなどの微生物による熟成過程を経て，様々なチーズが作られている．

　チーズは，ナチュラルチーズとプロセスチーズに分けられる．ナチュラルチーズは，フランスの分類法を参考にフレッシュ，白カビ，青カビ，ハードなど7種類に分類されている．フレッシュチーズには，モッツァレラ／マスカルポーネ，白カビチーズには，カマンベール／ブリー，青カビチーズには，ロックフォール（ブルーチーズ）／ゴルゴンゾーラ，ハード（硬質）チーズには，エダム／ゴーダ／チェダーがある．

　食品成分表（2022年版）により，100 g当たりの栄養素等量を調べると（**表1**），フレッシュチーズは水分が多く，タンパク質・脂質も少ないが，硬質チーズは水分が40％前後，タンパク質が多い．白カビ，青カビタイプでは，水分が50％前後で，脂質が多い．

表1　各種チーズ100 g当たりの栄養素等量

チーズの種類	エネルギー (kcal)	水分 (g)	タンパク質 (g)	脂質 (g)
エダム	321	41.0	29.4	22.6
ゴーダ	356	40.0	26.3	26.2
チェダー	390	35.5	23.9	32.1
ゴルゴンゾーラ	344	表示なし	19.0	29.0
ブルー	326	45.6	15.4	27.6
カマンベール	291	51.8	17.7	22.5
モッツァレラ	269	56.3	18.4	19.9
マスカルポーネ	273	62.4	4.1	25.3

3. 組織構造観察と考察

　各チーズは，1 cm角の小片とし，OCTコンパウンドで包埋し，ドライアイスアセトン中で凍結した．その後，クリオスタット切片（10 μm）にした．この切片をカルシウム・ホルマリン液（10％ホルマリン・1％塩化カルシウム水溶液）で20分間，浸漬固定後，水洗いをした．渡邊が考案したアクロレイン・シッフ反応によるタンパク質染色法変法により，タンパク質を染色した[1]．10％のアクロレイン（0.1 Mリン酸緩衝液，pH 7.4）に60分間浸漬後，チオニン・シッフ試薬に30分間反応させ，水洗した．この反応でタンパク質のSH基に結合したアクロレインがチオニン・シッフ試薬と反応し，タンパク質が青色に染まる．その後，オイルレッドO染色による脂肪染色を行った．この染色により，脂肪にオイルレッドOが溶け込み，脂肪は赤く染色される．脂肪が多いチーズは脂肪が赤く染まっている．チーズの脂肪は融合した様々な形状をなす．また，細かな不定形な形状をなす脂肪は，チーズ内に一様に分布している．脂肪の形状と分布の状態は，チーズの種類によって異なる．味にかかわる脂肪の存在および分布の状態は，はっきりと見ることができる．チーズのタンパク質であるカゼインに味はない．

　白カビチーズのカマンベールには，表面に吹きかけられた白カビが繁殖している．白カビは，菌糸をチーズの表面から内部に伸ばし，タンパク質の表面にカビの増殖層を形成する．組織像では，カードタンパク質の粒子構造が観察されず，脂肪球との混交

Part 9 牛乳・乳製品の組織構造

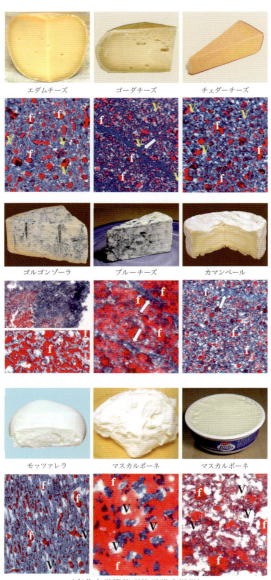

図1 ナチュラルチーズのタンパク質・脂肪二重染色[1]による組織構造
上段：硬質チーズ，中段：軟質チーズ
下段：フレッシュチーズ2種．
タンパク質：青色，脂肪：赤色，V：空隙，f：脂肪，
↑：生乳をレンネットで固めたカードの境界

が粗かった．

脂肪球の周辺部には空隙（V）が見られた．また，生乳をレンネットで固めた**カードの境界（↑）**が見える．カマンベールの水分値が高いことによるものと考えられる．カマンベールのタンパク質含有量は17.7％，脂肪の22.2％より少なかったが，カゼイン

ミセルが凝集した網目構造の微細な間隙にも，水分が含まれるため，チーズの場合組織化学的タンパク質の占める部分が成分分析値に必ずしも反映されるものとは限らないと考えられる．

青カビチーズ（ゴルゴンゾーラ）は，原料乳に青カビを添加して作製されるので，青カビはチーズの内部で繁殖する．青カビは，増殖して菌糸をタンパク質内に伸ばす．青カビチーズの中には，増殖したカビの層と接するタンパク質の層が形成されるものがある．香りやピリッとした風味は脂肪酸の作用であり，甘味，コクやほろ苦さはアミノ酸によるものと考えられる．ゴルゴンゾーラ（ドルチェ）のクリーミーで，ほのかな甘さとマイルドな味で刺激的な風味はやさしいのは，脂肪酸の分布が，ほかの青カビチーズよりも少ないことと関連しているのかもしれない．

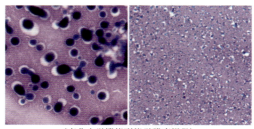

（東北大学機能形態学講座提供）

図2 牛乳2種のタンパク質・脂肪染色で見る組織構造
左：原料乳，右ホモジナイズした牛乳，青がタンパク質，赤：脂肪

4．結論―調理・加工への応用

渡邊[1]が考案したタンパク質・脂肪二重染色法により，種々のチーズや牛乳のタンパク質（青色）・脂肪（赤色）の成分が組織構造上で染め分けられる．これらの貴重な顕微鏡写真のデータ（チーズ9種：図1，牛乳2種：図2）は，東北大学大学院機能形態講座 故渡邊康一氏より提供いただいた．詳細な解説はできないが，紹介する．

■ 参考文献
1) 長縄貴直，渡邊康一，神崎文次，他．組織化学的手法によるチーズならびにバターのタンパク質と脂肪の存在様式とその分布に関する研究，ミルクサイエンス，2002; **51**(1): 33-37.

（峯木眞知子）

40 ヨーグルト

1. はじめに

日本のヨーグルトは一般的にプレーン,ハード,ソフト,ドリンク,フローズンの5タイプに分類される.量販店で購入した市販品35種のヨーグルトの食感について官能評価の言葉出しを行い（食感の特徴をできるだけ具体的な言葉として描写する手法），その用語についてコレスポンデンス分析した（図1）.ヨーグルトは多様な食感を持つグループに分けられることが明らかとなった.

ここでは製造工程の異なる代表的な3種類のヨーグルト，①プレーンセットタイプ（容器充填後発酵工程；一般的なゲル状），②ギリシャタイプ（濃縮工程），③ドリンクタイプ（粉砕工程）のそれぞれについて，市販品を用いて食感・物性・構造の関係について解析した.

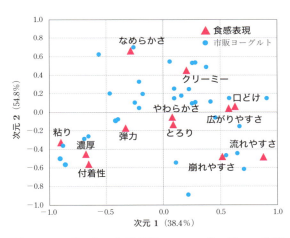

図1 ヨーグルトの食感表現のコレスポンデンス分析

2. タイプ別の事例

2.1 プレーンセットタイプヨーグルト

ヨーグルトのおいしさの表現として"クリーミー"がある.このクリーミーは「風味」と「食感」の両面から総合的に評価される.さらに，クリーミー食感は知覚レベルの力学的要素と幾何学的要素の両方に加え，その他（油脂と水）の油脂の濃厚感も含んで複合的に評価認知される.おいしさを示す感性的なクリーミー食感と知覚レベルの食感要素について時間軸を取り入れた官能評価を行い，さらに破壊に着目した力学特性・構造と相関づけることで，このおいしさを表現する感性的食感を咀嚼過程の変化として見える化した[1-3].

2.1.1 クリーミー科学的評価

量販店で購入した市販セットタイプヨーグルト3種類(A)，(B)，(C)を試料とした.官能評価では，まず一般的なQuantitative Descriptive Analysis (QDA：定量的記述分析法)法で採点評価した.「クリーミー」について，(A)＞(B)＞(C)の順に有意に高かった.また，主成分分析（図2）の結果，「クリーミー」は第1主成分として「舌触りのなめらかさ」と正の相関があり，第2主成分として「粘り」と正の相関があった.また,「やわらかさ」ともやや正の相関が見られた.つまり，「クリーミー」はなめらかで粘りがありやわらかい食感であると考えられる.この時,QDA法において「やわらかさ」は,(A)≒(B)＞(C)であった.また,破壊物性測定として,咀嚼前半を想定した試験である破断強度試験の破断応力は,(A)≒(B)＜(C)となり,「やわらかさ」と負の相関があった.したがって,力学的要素である「やわらかさ」は咀嚼前半に感じることが明らかとなり,(C)はかたいため,最も「クリーミー」が

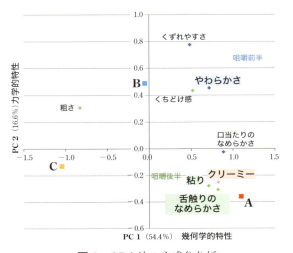

図2 QDA法の主成分分析

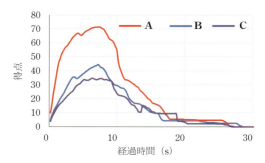

図3 TI法によるクリーミー評価

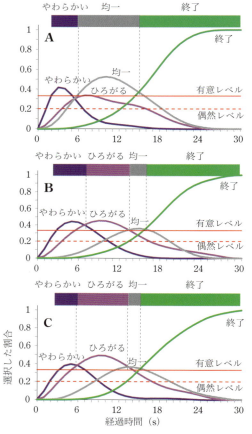

図4 TDS法による知覚食感評価

低かったと考えられる．

さらに，時間軸を組み込んだ官能評価法として，Time Intensity（TI：時間強度曲線法）法を行った．これは，ある1つの感覚の強度を経時的に評価する方法である．「クリーミー」について評価した結果（図3），咀嚼後半の5～8秒の範囲で感覚強度が最も高くなった．これは咀嚼後半の知覚食感を想定したものである「舌触りのなめらかさ」と「粘り」が重要であったQDA法の主成分分析の結果と一致した．また，試料間で比較すると，感覚強度は(A)＞(B)＞(C)であり，QDA法の「クリーミー」の評価結果と一致した．また，Temporal Dominance of Sensations（TDS）法も行った．これは，最も強く感じた（意識された）感覚をその変化の順に応じて選択することで，複数の感覚の時系列変化を同時に測定する方法である．今回のTDS法では，弾性的要素を「やわらかい」，粘性的要素を「ひろがる」，幾何学的要素を「均一」という言葉で定義し，感覚の順番を評価した（図4）．いずれのヨーグルトも初めから約6秒まで「やわらかい」感覚が選択された．次の感覚として(B)，(C)では粘性的要素の「ひろがる」が選択された．これは，QDA法における，潰してから飲み込むまでの「舌触りのなめらかさ」と一致した．一方，(A)では幾何学的要素の「均一さ」を感じる人の割合が有意に高かった．したがって，(A)は均一なため，最も「クリーミー」であったと考えられる．

2.1.2　組織構造観察と考察

破断強度試験を行った時の破壊構造をデジタルカメラで撮影し，フリーソフトImageJ[4]で破片のサイズを計測した（図5）．その結果，破壊により生じた(A)の破片の平均サイズが最も小さかった．こ

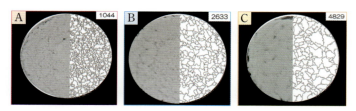

図5 圧縮破壊によるヨーグルトのデジタルカメラ写真と破片解析
デジタルカメラで撮影した画像が円の左側，それ破片化処理した画像が右側である．また，図の右上の数値は破片の平均ピクセルサイズを示している．

れは官能評価の均一と相関があった．したがって，クリーミー食感において重要な幾何学的要素である構造の均一さは，咀嚼後半に感じることが明らかとなり，(A) は，その破壊構造の均一さから最も「クリーミー」が高くなったと考えられる．

また，破断強度試験でひずみ率50％圧縮したヨーグルトの微細構造を走査型電子顕微鏡 (SEM) で観察した（図6）．(A) ではカゼインミセルのネットワーク構造が引きちぎられている様子が観察された．一方，(C) ではネットワーク構造が保持されていた．また，(B) では両方の構造が見られた．このことから，(A) ではネットワーク構造が変形に対して弱く直ぐに切れるため破片サイズが小さく，「クリーミー」になった．一方，(C) ではネットワークが切れにくく強いため，かたくなり，大きな破片を生じやすく，「クリーミー」感が低くなったと考えられる．

2.1.3 結論—調理・加工への応用

咀嚼中の知覚レベルの食感変化からセットタイプヨーグルトのクリーミー食感の特性を以下のようにまとめた．ヒトは咀嚼前半に力学的弾性性質，つまり「やわらかさ」を，咀嚼後半に幾何学的性質，つまり構造の「均一さ」を判断し，複合的に「クリーミー食感」を認知することが明らかとなった．さらに，それらの性質は咀嚼破壊をモデルとした物性測定・構造観察から見える化することができた．これらの知見は，ヨーグルト以外のゲル状食品の「クリーミー」食感を開発する指標にもなると考えられる．さらに，知覚レベルの弾性要素・粘性要素・構造（幾何学的）要素の食感について，時間軸上の変化と組み合わせに着目することで，クリーミー以外の認知レベルの感性的なおいしさを表現する食感にも応用し，おいしさをターゲットとした食感開発を展開することが期待される．

2.2 ギリシャタイプヨーグルト

ギリシャヨーグルトとは，ギリシャで伝統的に製造されてきた濃縮ヨーグルト（ストラギスト，水切りヨーグルト）が，海外に輸出される際に用いられるようになった名称である．特に2007年頃から，欧米（特に米国）での生産量・消費量が飛躍的に増大しており，2011年には日本においても発売が始まるなど，近年注目されているヨーグルトである．ギリシャヨーグルトは水分を除き（濃縮），特にタンパク質含量が高く栄養的に優れているため，健康やダイエットや美容効果が期待されている．

このギリシャヨーグルトの食感は，共通して［粘り］などの特徴を持つが，商品間で食感の違いがあった．破壊に着目した官能評価・物性測定・構造観察を行うことで，異なる食感の発現メカニズムを考察した．

2.2.1 おいしさの科学的評価

量販店で購入した市販ギリシャヨーグルト3種類(D)(E)(F)を試料とした．官能評価では，咀嚼前半・

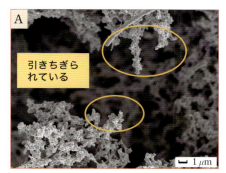
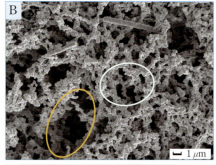
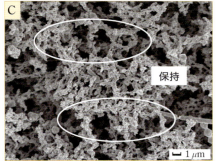

図6　SEMによる50％圧縮破壊構造の観察

<ケンドールの一致性係数（W）>　※1に近づくほど，パネル間での順位付けが一致している

やわらかさ	粘り	舌触りのなめらかさ	付着性	口どけ感	濃厚
0.290	0.077	0.870	0.240	0.351	0.396

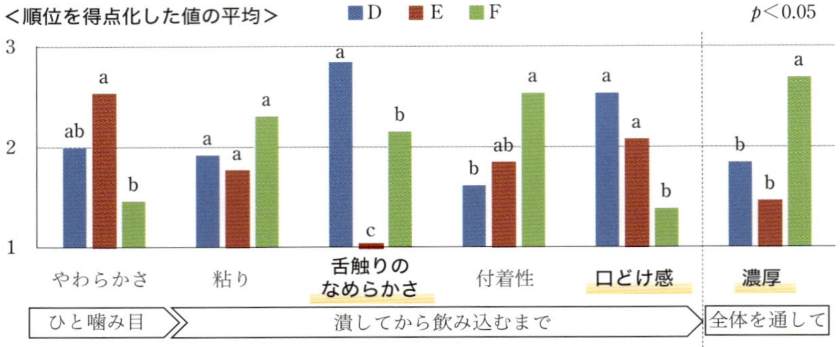

図7　ギリシャタイプヨーグルトの順位法による官能評価

上段；ケンドールの一致性係数
「舌触りのなめらかさ」「口どけ感」「濃厚」が一致度かつ有意差あった

後半を想定した知覚食感5項目と感性食感「濃厚」の計6項目について順位法で評価した（**図7**）．知覚食感の項目において「粘り」に有意差が見られなかった．一方で「舌触りのなめらかさ」「口どけ感」，感性食感「濃厚」に有意差が見られた．すなわち，「粘り」が市販ギリシャヨーグルト (D)(E)(F) 間で共通の食感だと考えられる．一方，(D) は［舌触りなめらかで，口どけ感が高い］，(E) は［舌触りなめらかでなく，濃厚でない］，(F) は［濃厚］といった，食感の違いが明らかとなった．

動的粘弾性試験では，変形の流動性への影響を調べるためにひずみスイープ測定を，温度の影響を調べるために温度スイープ測定を行った．ひずみスイープでは，ひずみ率1%時の複素粘度 (η^*) に有意差が見られなかった．これは官能評価の「粘り」に有意差が見られなかったことと一致した．一方，温度スイープでは，15℃から30℃への昇温時，貯蔵弾性率 (G') の減少率が (D) で有意に大きかった．(D) は官能評価における「口どけ感」の項目で最も高い値を示したことから，口腔内でも咀嚼中の温度上昇で流動性が向上し，「口どけ感」が高まったと考えられる．

2.2.2　組織構造観察と考察

圧縮による破片形成の様子をデジタルカメラによ

り巨視的に観察した結果，破片サイズは (D)＞(F)＞(E) の順に，破片数は (D)＜(F)＜(E) の順であった．官能評価における「舌触りのなめらかさ」の項目が (D)＞(F)＞(E) の順に小さな値を示したことから，口腔内でも咀嚼による圧縮で小さな破片が多数形成され，「舌触りのなめらかさ」が高まったと考えられる．

ネットワーク構造の破壊による変化を調べるために走査型電子顕微鏡 (SEM) を用いて微細構造観察を行った．未破壊構造と99%圧縮破壊構造を観察した．未破壊構造を観察した結果（図8左列），(D) では粒子がブドウの房状に連なる〈ランダム凝集ネットワーク〉が，(E)(F) では粒子が数珠状に連なる〈ストランド状ネットワーク〉が見られた．さらに99%圧縮破壊構造を観察した結果（図8中列・右列），亀裂界面に着目すると，(D) では脂肪がネットワークを保持する様子が観察され，(E) は伸長せずに切れたストランドが，(F) は伸長して切れたストランドが観察された．

以上の結果より，(D)(E)(F) それぞれの食感発現メカニズムを考察する．(D) はランダム凝集ネットワークをとり，圧縮により脂肪が伸長しネットワークを保持した．そのため，大きな亀裂は生じずに小さな破片が形成され，［舌触りなめらか］な食感が発現したと考えられる．さらにこの構造は脂肪が融

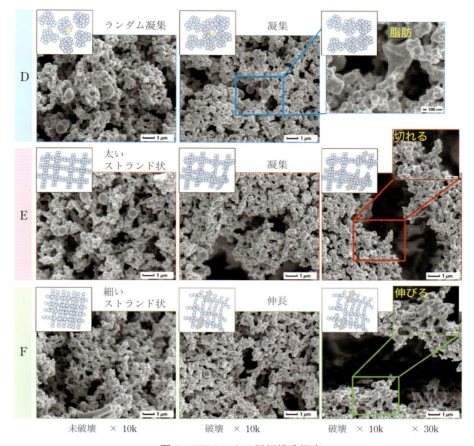

図8 SEMによる微細構造観察
左：未破壊×10k（観察倍率），中央：破壊 10k，右：破壊 10k, 30k

解すると崩壊するため，口腔内温度上昇により流動性が上がり，［口どけ感が高い］食感が発現したと考えられる．(E)はストランド状ネットワークをとり，圧縮によりストランドが切れた．そのため，大きな亀裂が生じて大きな破片が形成され，［舌触りなめらかでない］食感が発現したと考えられる．さらにタンパク質のストランドがネットワークを保持したため，口腔内温度上昇しても流動性は上がらず，(D)と比較して［口どけ感の低い］食感が発現したと考えられる．(F)は(E)と異なり，圧縮によりストランドが伸長した．そのため，(E)と比較し亀裂は生じにくくなり，破片サイズは(D)と(E)の中間程度になったと考えられる．さらに(E)同様にストランドがネットワークを保持したため，口腔内温度上昇しても流動性が上がらなかったと考えられる．よって(F)は，口残りはあるが大きな破片は残らなかったため，［濃厚］な食感と表現されたと考えら

れる．以上のようにギリシャヨーグルト間で異なる食感の発現メカニズムを考察した．

2.2.3 結論—調理・加工への応用

ここでは，ギリシャタイプのヨーグルトの共通食感「粘り」と，異なる食感「舌触りのなめらかさ」「口どけ感」「濃厚」を明らかにした．さらに，ネットワーク構造のタイプ（ランダム・ストランド）が食感に影響することを，ネットワーク構造の破壊のされ方から考察した．これは，ネットワーク構造を持つ他の食品の食感デザインする際のヒントになると期待される．

2.3 ドリンクタイプヨーグルト

ドリンクヨーグルトは半固形状または液状であり，なめらかで粘性のある食感を有する．また，近年市場が拡大しており，消費者ニーズに合わせてそ

の食感も多様化している．多様な食感は，「さらさら」「ふわふわ」「とろとろ」などといった感性的なオノマトペにより区別される．おいしさを表現するこの様な感性食感をデザインするためには，食感に対する物性・構造の関係性の理解が重要である[5]．

2.3.1 おいしさの科学的評価；オノマトペ食感

量販店で購入した市販ドリンクヨーグルト11種類について官能評価の言葉出しを行った．流動性や厚み，舌触りに関する言葉が多くみられた．これら食感表現と試料の関係をコレスポンデンス分析により可視化した．市販ドリンクヨーグルト11種類は a [1, 7, 9, 11：さらさら，すっきり]，b [4, 5, 6：なめらか，ふわふわ]，c [2, 3, 8, 10：とろとろ，口残りがある] の3つのグループに大きく分類することが出来た．言葉だしで出現した数の多かったオノマトペ食感表現である，a「さらさら」，b「ふわふわ」，c「とろとろ」のそれぞれの感性食感をもつ3種類 (G) (H) (I) を試料として以下分析を進めた．物性測定では，構造変形の流動性への影響を調べるために，動的粘弾性試験によるひずみスイープ測定を行った．その結果，ひずみ率1％時の複素粘度 (η^*) において試料間で有意差があり，複素粘度は (G)＜(I)＜(H) となった．また，ゲルゾル "転移点" である tan δ（貯蔵弾性率(G")/損失弾性率(G')）＝1 におけるひずみ率において (H) と (I) 間で有意差があり，その値は (I)＜(H) であった．

2.3.2 組織構造観察と考察

構造観察では，脂肪球の分布（緑色）とタンパク質会合（赤色）の様子を共焦点レーザー顕微鏡（CLSM）で観察した（図9下段各右側）．(G) では粒状に脂肪球とタンパク質が分散していた．一方 (H), (I) では粒状に脂肪球が分散し，紐状にタンパク質が連なっていた．走査型電子顕微鏡（SEM）観察の結果（図9下段各左側）も CLSM 観察と一致した．さらに，タンパク質のネットワーク構造を高倍率で SEM 観察した結果（図9上段），(G) ではタンパク質の凝集塊が多く観察された．この結果は CLSM でのタンパク質が粒状に分散していた結果と一致した．さらにタンパク質であるカゼインミセルに着目すると，(G) ではカゼインミセルがランダムに会合し，全体として密な構造を形成していた．一方，(H)(I) ではカゼインミセルがストランド状に会合し，部分的なネットワーク構造を形成していた．この結果は CLSM でのタンパク質が紐状に連なっていた結果と一致した．

カゼインミセル部分を高倍率で観察した結果（図10），(G) では細い糸が広がった繊維状のネットワークが広い視野で観察さた．(H) (I) ではより太い

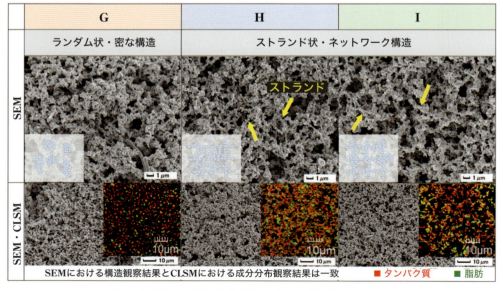

図9　CLS と SEM によるドリンクヨーグルトの構造観察

40. ヨーグルト

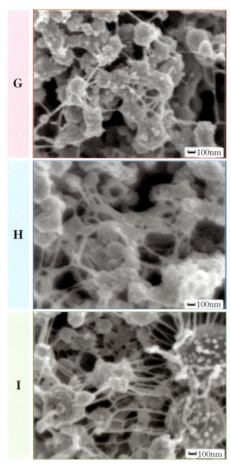

図10 SEMによる繊維状構造の観察

繊維が観察された．この繊維は，(H)ではカゼインミセルを覆うように，広い視野で多数観察されたのに対し，(I)では主に菌体付近でのみ観察された．全体に広がっている繊維は原材料で添加された増粘多糖類の可能性がある．一方，菌体付近で観察された繊維は，菌体外多糖類（EPS）の可能性が考えられる．増粘多糖類やEPSは微細構造を安定化し粘度を増加させ，それによってタンパク質の均一分布と粘弾性特性を向上させることが知られている．すべての試料で繊維状構造が観察されており，それぞれの物性と構造に影響を与えている可能性がある．

さらに，ネットワーク構造を持つ試料(H)(I)について，ストランド部分に着目して観察結果を図11下段に示した．(H)では細いストランドが，(I)では太いストランドが観察された．また，ストランドを構成するカゼインミセル表面に着目した観察結果を図11下段右に示した．(H)ではカゼインミセル表面が凸凹としているのに対し，(I)ではカゼインミセル表面が比較的なめらかであった．これは，(H)ではカゼインミセル表面のホエイタンパク質の付着量が多いと考えられる．このネットワーク構造の違いの要因として，原材料の違いのほかに，殺菌温度の違いが関係している可能性も考えられる．次に，フリーソフトAngio Tool[6]を用い(H)と(I)のネットワーク構造の画像を解析した

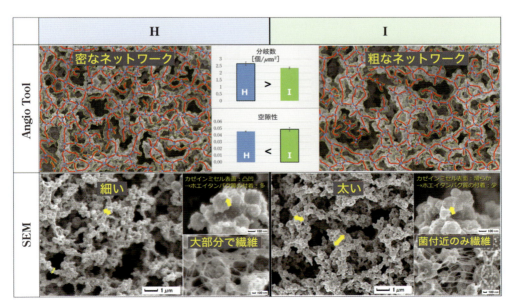

図11 SEMによる微細構造観察とAngioToolによるネットワーク構造解析

（図11上段）．総分岐数（Total Number of Junctions［個／μm^2]）は (H) が有意に高く（$p<0.05$），空隙性（Mean E Lacunarity）は (I) が大きい傾向（$p=0.12$）を示した．高度に発達したネットワーク構造ではLacunarity が低いのに対し，緩いネットワーク構造ではLacunarity が高く，構造の不均一性が高いことを示している．このことから，(H) は分岐点が多く，隙間の少ない密なネットワーク構造を，(I) では分岐点が少なく隙間の多い（不均一性の高い）粗なネットワークを形成していると考えられる．

　以上の結果から，(G)「さらさら」，(H)「ふわふわ」，(I)「とろとろ」それぞれの感性食感発現メカニズムを考察した．(G) では，カゼインミセルがランダム状に会合し，全体として密な凝集構造を形成しており，(H), (I) の様な広がったネットワーク構造を形成していなかった．この密な凝集構造が粘度の低さに繋がり，「さらさら」といった流動性の高い感性食感をもたらしたと考えられる．(H), (I) では，カゼインミセルがストランド状に会合し，部分的なネットワーク構造を形成していた．このネットワーク構造が (H), (I) における粘度の高さに繋がり，「ふわふわ」や「とろとろ」といった流動性の低い感性食感をもたらしたと考えられる．また，(H) ではゲルゾル転移ひずみが (I) よりも大きかったことから，(H) は固体的性質から液体的性質に変化するのにより大きな変形が必要であり，口腔内でより広がりにくいと考えられる．さらに，画像解析の結果より，(H) は (I) と比較して分岐点が多く，隙間の少ない密なネットワーク構造を形成していると考えられる．さらに (H) ではカゼインミセルを覆うように細い繊維が多数存在し，ストランドを補強したと考えられる．(H) では，これらの特性，および構造がひずみに対しての構造保持に繋がり，口腔内でのヨーグルトの広がりにくさを感じさせた．そのため (I) の「とろとろ」とした流動性に対して，(H) はより厚みを感じさせるような「ふわふわ」と表現

された感性食感をもたらしたと考えられる．

2.2.3　結論—調理・加工への応用

　各種ドリンクヨーグルトの質的に異なる食感の発現メカニズムを，オノマトペで表現される感性食感の違いを切り口として，物性測定・構造観察から見える化することが出来た．おいしい食感を実現するために，このオノマトペを切り口としたアプローチ法が商品開発に活用されることを期待している．

3.　まとめ

　製造工程の異なる代表的な3種類のヨーグルト，①プレーンセットタイプ（容器充填後発酵工程；一般的なゲル状），②ギリシャタイプ（濃縮工程），③ドリンクタイプ（粉砕工程）のそれぞれについて，おいしさを示す感性的な食感表現について，構造から具体化する方法を例示した．特に，おいしい食感をデザインするためには食品構造がどのように破壊されるかを理解することが重要であることを示した．

■ 参考文献

1) 中村 卓．食感による美味しさのデザイン〜おいしい食感表現を物性と構造へ翻訳し，食品開発を具体化する〜，食品と開発，2017; **52**(4): 7-10.
2) 日下 舞，風間紫穂，付 惟，中村 卓．咀嚼中の食感変化の見える化—クリーミー食感の特性とは—，月刊フードケミカル，2017; **348**(9): 70-75.
3) 片岡明日香，中村 卓．おいしい食感へのアプローチ技術—食品構造工学—，トライボロジスト，2021; **66**(1): 3-9.
4) Image J ダウンロードサイト
https://imagej.nih.gov/ij/download.html
5) 木﨑玲奈，中村 卓．食感と食品構造の関係，高分子，2022; **71**(11): 578-579.
6) Zudaire E, Gambardella L, Kurcz C, Vermeren S. *PLoS One*, 2011; **6**: e27385.

★ **Angio Tool Web サイト**
（https://ccrod.cancer.gov/confluence/display/ROB2/Home）

（中村　卓）

Part 10 ゲル状食品の組織構造

41 グミキャンディ

1. はじめに

グミキャンディ（グミ）は20世紀前半のドイツで，子供の噛む力を強化するために作られた。原料として砂糖・水飴・ゼラチン・クエン酸・香料などが用いられ，食感と香りを楽しむ菓子となっている。そのグミの特徴は，ゼラチンがグミ独特の食感を発現していること，そして，長期保存が可能な低水分系ゲル状食品（約20%）であることが挙げられる[1,2]。日本のグミ市場では，消費者の多様な要望に応えるべく，さまざまな食感のグミが開発されてきた。その食感を改変させるために用いられる原料がペクチンやアラビアガムなどの多糖類である。一般に，タンパク質と多糖類を混合させたゲル系では，2成分の配合割合の違いにより相形態が変化する。例えば水溶性のタンパク質と多糖類の混合水溶液においてタンパク質リッチ相と多糖類リッチ相に分離する。ここでは，グミの組織構造と食感・風味の関係を明らかにする。

2. おいしさの科学的評価

グミ固形分中のゼラチン濃度を5%と一定にし，ゼラチン単独グミ（G），アラビアガム15%添加グミ

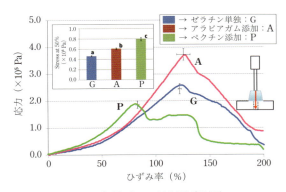

図1　各種グミの破断強度試験

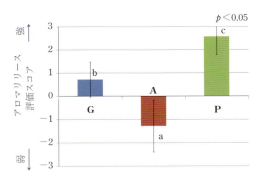

図2　グレープフレーバー強度の官能評価

（A），ペクチン2.5%添加グミ（P）の計3種類を試作した。この3種のグミについて破断強度試験を行った（図1）。ゼラチン単独に比べ，ペクチン添加で破断点がより低ひずみへシフトした。破断応力はアラビアガム添加で有意に高く，ペクチン添加で低かった。すべてのグミキャンディが破断していない状態である80%ひずみ率での応力はペクチン添加＞アラビアガム添加＞ゼラチン単独の順に有意に高かった。つまり，官能評価で噛んだ時にどの時点でのかたさで評価するかによって，かたさの順位が異なることを示している。

次に，4種類の香気化合物（Ethyl propanoate, *cis*-3-Hexenol, Damascenone, Methyl anthranilate）を含むグレープ合成香料を全体量に対し0.5%添加したグミについて，咀嚼時のグレープフレーバ強度を官能評価した（図2）。ゼラチン単独グミと比べ有意にアラビアガム添加グミではグレープの香りが弱く，ペクチン添加グミでは強く感じた。香気成分リリース分析において，咀嚼を想定して円柱型（直径14 mm，高さ5 mm）のグミを5 mm立方体に切断し，非平衡状態にて37℃の超純水を加え30秒間撹拌した。ヘッドスペースに放出された香気化合物を固相マイクロ抽出 SPME（PDMS/DVD）により1分間捕集し，ガスクロマトグラフィー（GC）によりリリース量を測定した（図3）。ゼラチン単独グミと比較して，アラビアガム添加グミでは香気化合物がグミ構造内に保持される傾向を示し，ペクチン添加グミでは放出される傾向を示した。このGCの結果は官能評価の結果と一致した。

ゼラチン単独グミに，多糖類であるアラビアガム

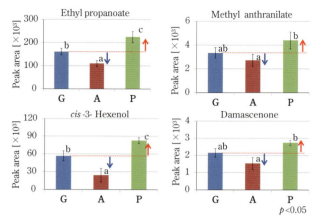

図3 レトロネーザルアロマを想定したCG分析

やペクチンを添加することで，食感と香り変化することが明らかとなった．

3. 組織構造観察と考察

3.1 グミの観察技法

グミキャンディは糖度が高いため電子顕微鏡により微細構造を観察する際，糖が内部構造を覆い観察を困難にしている．そのため，観察にはグミの構造を保持しながら固定して糖を抜くことが必要である．一般的な固定方法としてグルタールアルデヒドと四酸化オスミウムを用いる化学固定がある．

溶媒に水を用いて浸漬固定する方法を行い，走査型電子顕微鏡（SEM）の観察した（図4）．一方，染色剤としてローダミンBを添加して試作したグミを前処理せずにそのまま共焦点レーザー顕微鏡（CLSM）で観察した．上段右上のCLSM観察画像ではSEM観察像と異なりハッキリとした構造は見られなかった。特にアラビアガム添加では直径2 μmのセル（多孔／空隙）構造がSEMのみで観察され，これは，浸漬固定によるアーティファクトと判断した．

溶媒を用いずにグルタールアルデヒドと四酸化オスミウムの蒸気により固定した後，水で洗浄して糖を抜いた．得られたグミのSEM観察画像が前処理を行っていないグミのCLSMの観察画像と一致したことから，蒸気固定法では構造にアーティファクトがないと考えられた．

ゼラチン単独グミのSEM画像では均質な構造が観察された．一方，アラビアガム添加グミではナノスケールでの相分離構造，つまり，分散相内にアラビアガムが多く存在するコアセルベート構造が観察

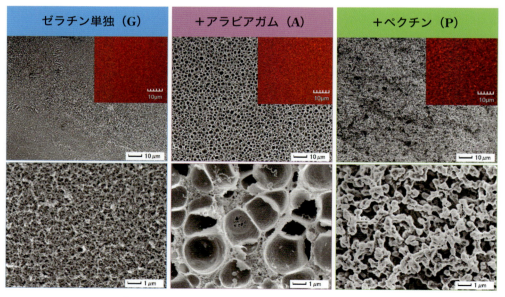

図4 浸漬法により化学固定したグミのSEM観察
上段各右上 CLSM観察　観察倍率上段：×1,000　下段：×10,000

された．ペクチン添加グミではゼラチン／ペクチン共連続による間隙構造が観察された（図6）．ゼラチンベースのグミキャンディに対して，多糖類（ペクチン，アラビアガム）を添加すると相分離構造を形成することが明らかになった．さらに，透過型電子顕微鏡（TEM）で連続相部分を観察した（図7）．図中の黒い部分がタンパク質（ここではゼラチン）を示している．ゼラチン単独では幅が10 nm程度のネットワーク構造が観察された．アラビアガム添加では幅20～30 nm程度の太いネットワーク構造が観察され，ネットワーク密度が高かった．ペクチン添加では細いが高密度のネットワーク構造が観察され，染色が濃いゼラチンと薄いペクチンが共存していると推定された．これらの構造と食感変化の関係を以下考察する．アラビアガム添加グミは，コアセルベート相分離形態を形成し，ゼラチンのネットワーク密度が上がり，高応力で破断を生じる弾力性のある食感に変化した．一方，ペクチン添加グミは，ゼラチンと共連続相分離構造を形成し隙間構造を持つため，低ひずみ率で破断を生じる歯切れの良い食感に変化した．

次に，構造とフレーバー強度の関係について考察する．アラビアガム添加グミにおいて，ゼラチン単独グミと比較し香気成分リリース量が少なくなった原因として，物性がかたくなったためと相分離構造の両方が考えられる．糖濃度を高くし，アラビアガムと同等のかたい物性を持つゼラチン単独グミを製作し，香気成分のリリース量をGCで測定した．その結果，同じ物性のゼラチン単独グミよりもアラビアガム添加の方が香気成分のリリース量が少なかった．つまり，香気成分の放出には物性よりも相分離構造が大きく影響していることが明らかとなった．すなわち，アラビアガム添加グミではコアセルベート構造の分散相内（アラビアガムリッチ相）に香気化合物が保持され，香気成分リリースが減少した．一方，ペクチン添加グミではゼラチン／ペクチン共連続による間隙構造によって，香気化合物がグミ構造外へと放出されたと考えられる．以上より，相分離構造が香りの放出に大きく影響することが明らかとなった．

4. 結論—調理・加工への応用

食品原料として複数の高分子量成分を配合した場合は，均一な構造ではなく，不均質な相分離構造を形成する．例えばタンパク質相と多糖類相に分離する．ここでは，グミでの組織構造と食感・風味の関係を明らかにした．加工食品の複雑な配合を組む場

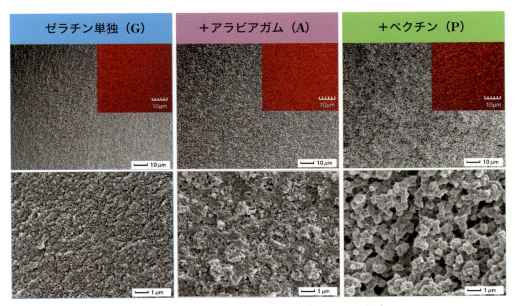

図5 蒸気法により化学固定したグミのSEM観察
上段各右上CLSM観察　観察倍率上段：×1,000　下段：×10,000

148　　　　　　　　　　　　　　　　　　　　　　　　　　　　　　　　　　Part 10　ゲル状食品の組織構造

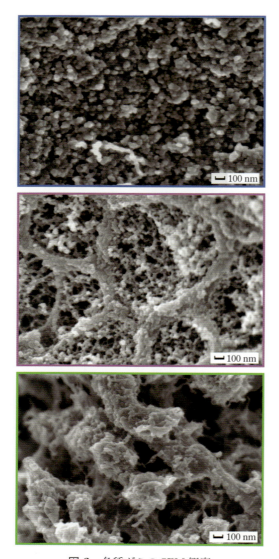

図6　各種グミのSEM観察
上段：ゼラチン単独　中断：＋アラビアガム
下段：＋ペクチン　　（観察倍率×50,000）

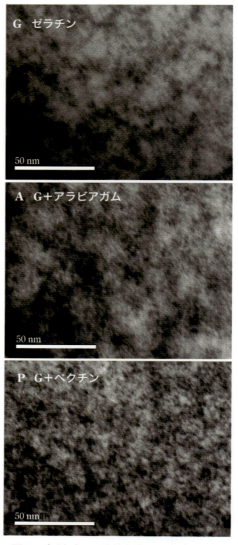

図7　各種グミの連続相部分のTEM観察
（スケールバー：50 nm（観察倍率×500,000））

合は，単独素材では起こらない相分離現象に注意が必要である．

■ **参考文献**

1) DeMars LL, Ziegler GR. Texture and structure of gelatin/pectin-based gummy confections. *Food Hydrocolloids*, 2001; **15**: 643-653.
2) Kasapis S. Recent advances and future challenges in the explanation and exploitation of the network glass transition of high sugar/biopolymer mixtures. *Critical Reviews in Food Science and Nutrition*, 2008; **48**: 185-203.

（中村　卓）

42 多 糖 類
（ジェランガム等のゲル）

1. はじめに

　食品の「おいしさ」は，食感やテクスチャーと表現される物理的な要因に大きく左右される．食品多糖類は，テクスチャー改良材（Texture Modifier）として多くの加工食品に利用されている．ゲル化能を有する食品多糖類は，プリン，ゼリーなどのデザート食品，和洋菓子，フィリング，惣菜ゼリー等々の製造に多用されている[1]．多糖類の起源は，植物，海藻，微生物など多岐にわたる．荷電基の有無による分類も可能で，荷電基をもたないものとして，セルロースやマメ科植物由来のガラクトマンナン，カードランなどがある．一方，酸性糖を含むものには，ジェランガム，アルギン酸，ペクチン，カラギーナンなどがある．

　多糖類のゾルからゲルへの転換，いわゆる「ゾル‐ゲル」転移について，アガロース（寒天の主成分で，荷電基を持たない糖が直鎖状に繋がった構造をもつ）を例にして説明する[2]．アガロースは冷水に溶けず80℃以上で加温することにより溶解した状態（ゾル）になる．この時，分子はランダムコイル状となっている．これを冷却してゆくと2本の分子鎖が絡み合い，二重らせん構造を形成する．この状態ではゲル化は起こっていないが，さらに冷却し30〜40℃に達すると2本鎖のユニット同士が多数会合してネットワーク構造を形成しゲルとなる．再加熱により分子鎖はバラバラとなり元のランダムコイル状をとり，全体としてゾルに戻る．負荷電基をもつジェランガム[3]やペクチン[4]などの場合には，正電荷イオン，特にCa^{2+}などの2価の金属イオンの存在によって会合が促進される．アルギン酸のようにCa^{2+}が2本の分子鎖を「Egg Box Junction（卵ケース）」を介して結びつける場合もあるなど，それぞれの多糖類毎にゲル化機構には違いが認められる[5]．このように細かな違いはあるものの，ランダムコイル状に溶解あるいは分散した分子鎖が，複数絡み合い，

さらに会合することによってネットワーク構造を形成する基本的な経路はほぼ共通している．研究手法としては，物性測定のほか，分子鎖の二重らせん構造形成など分子間相互作用の解析には分光学的方法が適用される[6]．一方，ネットワーク構造の観察には，各種の顕微鏡，特に電子顕微鏡が多用される[7]．本節では，主として飲用ゼリーを想定したジェランガムゲルを対象とし，その物性（ゲル化性）と微細構造の関連性について記述する．

2. 配合や冷却条件の違いによるジェランガムの物性の変化

　本節ではジェランガムのゲル化に影響を与えるカルシウム濃度と冷却速度について，ヘリックスの転移（CD測定の楕円率）と会合によるゲル化（動的粘弾性試験および圧縮試験）の観点からの検討結果を記述する[8]．

　添加カルシウム濃度を0，1.6，6.5，13，26 mMと変えたジェランガム水溶液をそれぞれ80 ⇒ 10℃まで2℃/min で冷却しながら楕円率（θ）の変化を観察した．その結果，楕円率の急激な低下がみられた温度は，それぞれのカルシウム濃度により異なり，表1に示す通りであった．26 mM のゲルでは70℃くらいから一部が白濁していて計測不可能であった（データ示さず）．添加カルシウム濃度が高すぎることで部分的にゲル化し，その影響で楕円率のバラツキが大きくなったと考えられた．以上の結果から，添加カルシウム濃度13 mM 以下においては，カルシウム濃度が高くなるとコイルヘリックス転移温度も高くなることがわかった．

　ジェランガム水溶液を同様に80 ⇒ 10℃まで2℃/min で冷却しながら動的粘弾性（貯蔵弾性率G'）を測定した．ゲル化温度はカルシウムの濃度の上昇に伴い高くなった（表1）．楕円率の低下開始温度からゲル化温度を差し引いた値，ΔTを計算した．表1に示すようにカルシウム濃度の上昇とともに小さくなった．すなわちカルシウム濃度が高くなるほど，ヘリックス転移からゲル化（会合）までにかかる時間が短いことが示された．表1には10℃でのG'の値（最終値）も示す．6.5 mM までは上昇したが，それ以降は減少する結果となった．同様なプ

表1 添加カルシウム濃度がジェランガム水溶液の楕円率，ゲル化温度，ゲルのG'最終値の温度依存性に与える影響

カルシウム濃度 (mM)	0	1.6	6.5	13	26
楕円率の低下開始点 (℃)	28.9	32.8	32.8	34.8	計測不能
ゲル化温度* (℃)	19.5	27.0	30.7	32.9	35.5
ΔT** (℃)	9.4	5.8	2.1	1.9	—
G'の飽和値 (kPa)	0.4	2.5	6.1	5.9	3.3

ジェランガム水溶液を80℃から2℃/minの冷却速度で10℃まで冷却しながらCD測定，動的粘弾性測定を実施．
*ゲル化温度：G'が急激に増加する温度（ヘリックス形成を示唆）
**ΔT：楕円率の低下開始点の温度からゲル化温度を差し引いた数値

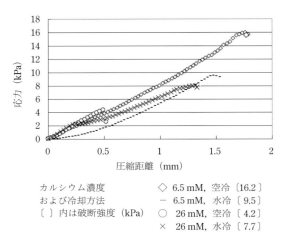

図1 異なったカルシウム濃度（6.5 mMと26 mM）存在下で形成された0.15%ジェランゲルの圧縮試験

80℃から10℃まで空冷（おおよそ2℃/minの冷却速度に相当）あるいは水冷（おおよそ10℃の冷却速度に相当）したものを試験に供した．ゲルの厚さは4 mm．

ロセスで形成させたゲルを別途圧縮試験に供した．その結果，G'と同様，カルシウム濃度6.5 mMで最高値に達したが，それ以上の濃度では減少した．食感を比較すると，カルシウム濃度0～6.5 mMまでは舌触りがなめらかで濃度に依存してかたくなったが，13,26 mMではざらざらして濃度の増加に伴いやわらかくなった（データ示さず）．以上の結果により，望ましい物性のゲルの最適カルシウム濃度は6.5 mMであり，それ以上濃度を高めると品質が損なわれる可能性が示唆された．

次に冷却速度を変えて動的粘弾性試験を行った結果，G'の最終値は冷却速度によって変化すること，その変化のしかたはカルシウム濃度毎に異なるパターンを示すことが明らかとなった（データ示さず）．同様の結果が見られるのか，圧縮試験で確かめた．圧縮試験に供するゲルは80⇒10℃を10℃空冷とするパターン（冷却速度2℃/minに相当）と10℃水冷とするパターン（冷却速度10℃/min）の2種を選んだ．適度なカルシウム濃度として6.5 mM，過剰なカルシウム濃度として26 mMのゲルを作製し圧縮試験を行い，破断応力を求めた（**図1**）．その結果，添加カルシウム濃度6.5 mMでは冷却速度を遅くすると破断応力は大きくなり，反対に26 mMでは80⇒10℃の冷却速度を速くすると破断応力は大きくなることがわかった．食感比較では，6.5 mMではいずれの冷却速度でもなめらかであるのに対し，26 mMでどちらの速度でもざらざらしていた．

3. 組織構造観察と考察

先に触れたとおり，多糖類ゲルのネットワーク構造の観察には電子顕微鏡が多用され，その試料作製法は化学固定法[9]や凍結乾燥法[10]，クライオ-SEM法[11]などがある．どの手法においても試料の凍結が必須であり，凍結による試料中の水分の体積増加と溶質の濃縮（凍結濃縮）は本来の組織構造を変化させる（アーティファクト）[12]．アーティファクトは例えば，ネットワーク構造の粗大化や膜状構造物の形成などが挙げられる[12]．多糖類ゲルの本来のネットワーク構造を観察するためには，凍結時の冷却速度と氷晶防止処理の2つがポイントとなる．まず，試料の冷却速度を上げるにはスラッシュ窒素を用いて凍結することが有効である．スラッシュ窒素とは，液体窒素を真空下に置きシャーベット状に変化させた後，大気圧に戻すことで得られる融点に近い液体窒素のことである．凍結乾燥法において，寒天ゲルを液体窒素で凍結すると，ネットワーク構造は大きな穴（i）や膜状構造（ii）が見られた（**図2A**）．一方，スラッシュ窒素で試料を凍結した場合は，試料

42. 多 糖 類（ジェランガム等のゲル）

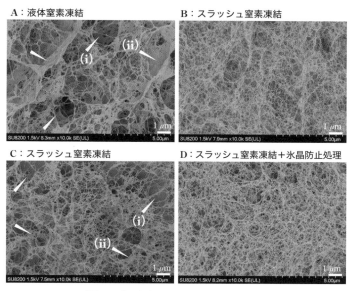

図2 寒天ゲルのネットワーク構造
上段（A, B）は凍結乾燥法，下段（C, D）はクライオ-SEM法

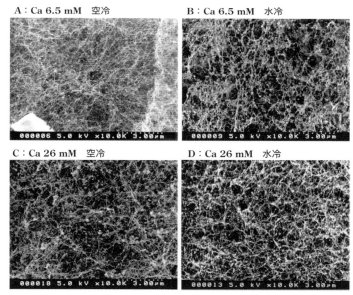

図3 異なったカルシウム濃度（6.5 mMと26 mM）存在下で形成された0.15％ジェランゲルのクライオ-SEMによる観察
ゲルは圧縮試験（図2）と同様の条件で作成．

の一部には図3Aのような構造も見られたが，別の部分では非常に緻密なネットワーク構造を確認できた（図2B）．次に，氷晶防止処理は試料を凍結する前に濃度が50％前後のエタノールなどの氷晶防止剤に浸漬することで，クライオ-SEM法においてスラッシュ窒素凍結との併用が可能である[10]．クラ

イオ-SEM法を用い，スラッシュ窒素で凍結した寒天ゲルはネットワーク構造の一部に穴（i）と膜状構造（ii）が見られた（図2C）．クライオ-SEM法で氷晶防止処理とスラッシュ窒素凍結を併用した場合，非常に緻密な構造が観察できた（図2D）．以降に示すジェランガムゲルのネットワーク構造は，ク

ライオ–SEM 法を用いて氷晶防止処理を施しスラッシュ窒素で凍結した試料を観察したものである.

圧縮試験と同じ条件で作製したゲル内部の微細構造観察をクライオ–SEM で行った（図3）[8].その結果，添加カルシウム濃度 6.5 mM では 10℃水冷の方が 10℃空冷よりも膜状の構造が多くみられ，また 10℃空冷の方が 10℃水冷より空隙が小さく全体的に緻密な構造だった.添加カルシウム濃度 26 mM では 10℃空冷，10℃水冷いずれにおいても膜状の構造が多くみられ，また 10℃水冷の方が 10℃空冷より空隙が小さく全体的に緻密な構造だった.

ジェランガムのゲル化に与える冷却速度の影響について以下のように考察した.添加カルシウム濃度に対応した冷却速度によりゲル化挙動が変化し，ゲルの性質に違いが生じる可能性が示された.添加カルシウム濃度が適度な場合（6.5 mM），ゲル化が適切に制御されている環境下にある.この場合，40 ⇒ 10℃の冷却速度を遅くすると，ヘリックスの形成が十分に終了した後，それらが集合したストランドが単位となり互いに十分会合することにより，緻密な構造となり，かたいゲルになると推察した.反対に 40 ⇒ 10℃の冷却速度を速くするとヘリックスの形成が十分に終了していない状態で，ストランドが部分的に会合することにより，膜状の構造となり，また緻密な構造とならずやわらかいゲルになると推察した.一方，添加カルシウム濃度が高い場合（26 mM），ジェランガムの部分的な凝集が高温下から始まり，その後，全体的に構造が形成され，ゲル化が適切に制御されない環境下にある.この場合，40 ⇒ 10℃の冷却速度を遅くすると，部分的な凝集を経た構造形成が促進され緻密な構造とならずやわらかいゲルになると推察した.反対に 40 ⇒ 10℃の冷却速度を速くすることで，部分的な凝集を経た構造形成が低減され，冷却速度が遅い場合と比較すると緻密な構造となりかたいゲルになると推察した.

本実験の結果は，かたさの調節を行うためには，ゲル化剤の添加量だけでなく冷却条件の制御が重要であることを示唆している.言いかえれば，冷却条件を変えることにより任意のかたさのゼリーを製造できる可能性が示された.本実験で得られた成果は加工現場においてジェランガムを原料とする，多彩な食感のゲルの創生に活用できるものと思われる.

4. 結論─調理・加工への応用

多糖類をゲル化剤として添加することにより，外観（透明感）や食感（固さ，脆さ，口触り，口溶け，滑らかさ等々）の改善，離水防止等の効果が期待される.製造にあたっては，加熱・冷却条件や塩類（金属イオン）の使用条件等を操作することにより，多様な食感のゲルを創出することが可能となる.今後，多様な食品多糖類のゲル化挙動やゲル構造について，実際の製造に関連した設定条件の下で，本稿で示したような物性測定，分光学的測定，顕微鏡観察を組み合わせたアプローチを行うことにより，消費者の嗜好に応じた多様な食感の設計・創出が可能になるものと期待される.

■ 参考文献

1) 國崎直道，佐野征男.1.食品多糖類の基本的性質，食品多糖類，pp10-23, 幸書房，2001 年.
2) 埋橋祐二，酒井武彦.第 3 部第 5 章第 1 節 海藻多糖，食感創造ハンドブック，第 1 版，西成勝好ら 編，pp357-364, サイエンスフォーラム，2005 年.
3) 國崎直道，佐野征男.6-2. ジェランガム，食品多糖類，pp154-168, 幸書房，2001 年.
4) 真部孝明.第 5 章第，ペクチンの利用，ペクチン，pp83-124, 幸書房，2001 年.
5) 國崎直道，佐野征男.5-3. アルギン酸類，食品多糖類，pp125-140, 幸書房，2001 年.
6) Matsukawa S, Watanabe T. Gelation mechanism and network structure of mixed solution of low- and high-acyl gellan studied by dynamic viscoelasticity, CD and NMR measurements, *Food Hydrocolloids*, 2007; **21**: 1355-1361.
7) 藤井智幸.ゲル構造へのアプローチ，日本食品工学会誌，1997; **44**: 738-744.
8) 窪 孝雄，藤田尚孝，南部優子，松村康生.ジェランガムのゲル化に与えるカルシウム濃度と冷却速度の影響，日本食品科学工学会誌，2012; **59**: 545-555.
9) Ghebremedhin M, Seiffert S, Vilgis TA. Physics of agarose fluid gels: Rheological properties and microstructure., *Current Reserch in Food Science*, 2021; **4**: 436-448.
10) Li M, Yang R, Feng X, *et al*. Effect of low-frequency and high-intensity ultrasonic treatment combined with curdlan gels on the thermal gelling properties and structural properties of soy protein isolate., *Food hydrocolloids*, 2022; **127**: 107506.
11) Du M, Zhang Y, Zhao Y, *et al*. Agarose/konjac glucomannan double network hydrogels to mimic the texture of beef tripe., *Food Hydrocolloids*, 2023; **135**: 108173.
12) 木村利昭.走査電子顕微鏡法 (4)，日本調理科学会誌，2000; **33**: 86-93.

（窪 孝雄，南部優子，松村康生）

43. プリン

1. はじめに

カスタードプディング（以下プディング）は、フランス発祥のデザートで、卵と牛乳の風味を調和させ、砂糖を混ぜて、卵の熱凝固性を利用して固める。プディングの嗜好は高く、年代に関わらず好まれる[1]。日本では「プディング」だけでなく、「ミルクプリン」、「蒸しプリン」、「焼きプリン」、「とろけるプリン」、「なめらかプリン」[2]などのソフトな食感を持ったものを「プリン」として販売している。プリンの材料には、生卵、液卵、粉末卵の卵類、増粘多糖類、デンプン類、寒天、ゼラチン、乳化剤などが使用されている。

現在好まれるプリンは、「なめらか」で「やわらかい」テクスチャーをもち、しかもクリーム風味のものである[1,3]。焼きプリンは味が濃く、卵のコクがおいしさのポイントである。コンビニなどで購入できる13種のプリンの嗜好調査を行ったところ、焼きプリンのかたさ、なめらかさの成績が低く、総合評価でも好まれなかった。消費者が求めるおいしいプリンは、なめらかでやわらかいミルク風味のデザートになってきている[4]。プディングのテクスチャーには、卵のタンパク質から構成される網状構造の細さおよび密度、空隙の状態が影響している[5,6]。パラフィン切片および固定したSEM像（図1）では、タンパク質の連続層が網状になっているのが観察されるものの、脂肪の挙動については明らかではない。

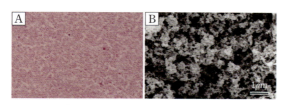

図1 プリンの光学顕微鏡像と高真空SEM像
A：パラフィン切片、PAS染色、B：グルタールアルデヒド・オスミウム酸二重固定

下坂ら[7]は牛乳の一部に乳脂肪クリームと植物性脂肪クリームを用いて、プディングを調製し、その物性が添加量に応じて異なり、脂肪球の大きさが異なることを報告している。

そこで、全卵、卵黄と牛乳、乳脂肪クリーム、植物性脂肪クリームを用い、モデル試料を調製し、タンパク質と脂肪の様態を捉えることにした。図1のように、プリンの組織構造は、SEMでは観察しにくいが、クリオスタット切片やパラフィン切片では比較的作成しやすい。そこで、長縄ら[8]が考案したアクロレインシッフ反応とオイルレッドO染色によりタンパク質・脂肪二重染色を試みた。

2. おいしさの科学的評価[9]

モデル実験に用いた配合は、A試料が卵50g、砂糖35g、牛乳125gで、これを基本配合とした。B試料は全卵の代わりに卵黄を用い、C試料は牛乳の代わりに植物性脂肪クリーム、D試料は乳脂肪クリームを用いた。プリン液を1個70gに調製し、160℃、30分間水蒸気の上がったオーブンで加熱した。

表1 モデル試料・市販品の栄養成分（%）

試料	水分	タンパク質	脂肪	糖質
A	70.7	4.7	4.6	19.4
B	65.1	5.4	9.3	19.4
C	48.4	3.8	29.5	18.0
D	49.6	4.1	26.5	19.6
E 上層	43.2	3.5	40.8	12.5
E 下層	69.6	5.4	6.3	18.7
F	74.3	5.8	5.9	14.1
G	71.6	4.5	4.5	19.4
H	71.0	4.8	6.0	18.2

＊ ABCD：分量よりの推測値
　EFGH：実測値

また、有名プリン専門店から4種の「とろけるプリン」「カスタードプリン」「プリン」「やわらかプリン」を購入してE, F, G, H試料とした。

それらの成分は表1の通りであり、CDは同様の値で、市販品FGとモデル試料Aは類似した値であった。

モデル試料の破断応力（図2）では、C試料（植物性脂肪クリーム）＞D試料（乳脂肪クリーム）＞A

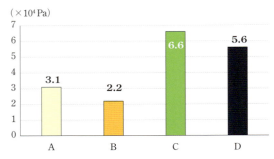

図2 モデル試料（ABCD）の破断応力

測定条件：プランジャー P-22 型ヨーグルトナイフ，測定ひずみ率 100%，測定速度 1.0 mm/sec，接触面積 114mm^2，ロードセル 2 kg．RE3305

試料（対照試料）＞B 試料（卵黄と砂糖と牛乳）の順であった．成分値と比較すると，水分量が多いとやわらかく，また卵黄やクリーム添加による脂肪が多いと試料はやわらかい．植物性脂肪クリームのプリンが，乳脂肪クリームよりやわらかいのは脂質の多さによる影響と考えられる．

3. 組織構造観察と考察

各試料の中央部分から 10 mm 角に試料を切り出し，ホルマリンカルシウム液（10%ホルマリン・1%塩化カルシウム水溶液）により固定した．固定後，1%アラビアゴム・8〜16%シュークロース液に浸漬し，OCT コンパウンド凍結包埋を行い，クリオスタットで 10 μm の凍結切片を作製した．染色はタンパク質・脂肪二重染色法で，タンパク質が青色に，脂肪は赤色に染色される（図3）．

通常のプリンの配合である A 試料は，図1と同様にタンパク質の連続層が青く細く，比較的均一に染色されている．赤い脂肪滴もサイズが細かく，均一である．脂肪滴が均一に存在していることはなめらかな食感につながる．卵黄で調製された B 試料は，脂質が多いので，A 試料より全体に赤く染色され，青い濃いタンパク質の集塊部分もみえる．植物性脂肪クリームを使用した C 試料では，タンパク質の網状構造中に小さな脂肪滴が比較的少なく分散した部分とそれらの間に大きな脂肪滴が多量に集合した部分に分かれて形成されていた（図3 C）．乳脂肪クリームを使った D 試料では，脂肪球がプディング組織内に不均一に分散するが，タンパク質の網

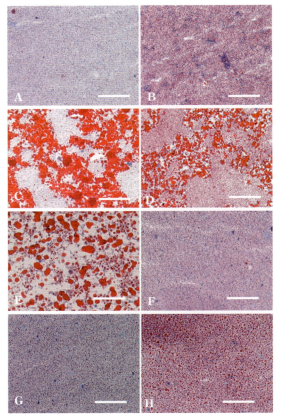

青：タンパク質，赤：脂質

図3 モデルプリンと市販品4種のタンパク質・脂質染色による光学顕微鏡像

A：卵＋砂糖＋牛乳，
B：卵黄＋砂糖＋牛乳，
C：卵＋砂糖＋植物性クリーム，
D：卵＋砂糖＋乳脂肪クリーム，
E：市販製品 H（とろけるプリン）上層部，
F：市販製品 F（カスタードプリン），
G：市販製品 G（プリン），H：市販品 G（やわらかプリン）．
▬：50 μm

状構造の中に分布する細かい脂肪滴は，C 試料よりも多くまた均一であった．また，脂肪球集積部分では，一部には融合したものもみられるが，C 試料ほど大きな融合は見られず，それぞれの脂肪球の輪郭は明瞭であった（図3 D）．乳脂肪クリームを使用した方がなめらかで，C 試料はもろい可能性がある．

これらの脂肪染色顕微鏡画像から，赤く染色された脂肪球および脂肪滴の断面積，画面全体に対する脂肪の占める比率（脂肪面積比）を画像処理した（表2）．

A 試料の脂肪球の断面積は，1.1 μm^2 で他の試料

表2 モデル・市販プリンの画像処理による脂肪球の断面積および脂肪面積比

試料	脂肪球の断面積 (μm^2)			脂肪面積比 (%)
A	1.1	±	1.2	12.9
B	3.1	±	6.8	32.3
C	14.9	±	165.9	66.4
D	8.0	±	74.1	45.7
E	20.5	±	55.6	31.4
F	0.9	±	1.0	8.6
G	0.9	±	0.8	8.0
H	3.0	±	3.8	25.6

に比べて有意に小さく，B試料の脂肪球の断面積は $3.1\,\mu m^2$ でA試料よりは大きかったが，クリームを用いた試料に比べると有意に小さかった．

植物性脂肪クリームを用いたC試料の脂肪球の断面積が，乳脂肪クリーム試料の脂肪球より大きな値を示した．

脂肪面積比では，C試料の脂肪面積比は66%以上で最も高く，D試料＞B試料＞A試料の順であった．このことは，プリンのかたさ（破断応力）に，水分含有率と脂肪量が関与することを示している．水分含有率の高いほどやわらかく，脂質分の多いほどかたいプリンが出来る．「やわらかプリン」を卵黄とクリームで調製するには，卵黄を20%以内（W/V）にする必要があると考えた．

E市販品の上層部（図3E）では，全卵と乳脂肪クリーム・牛乳のモデル試料（図示していない）に類似した構造を示した．青いタンパクの網状部分が連続し，その間に空隙部分（水が存在していた部分）が多い．その空隙部分に赤い脂肪滴が比較的均一に存在している．また，脂肪粒子の断面積も大きいので（$20.5 \pm 55.6\,\mu m^2$），乳脂肪クリームと植物性脂肪クリームの両方の使用が推定される．脂質が多く，なめらかでやわらかな構造と考えられ，上層にあるので，一口目にクリームのコク味を感じることができる．

F, G市販品は，A試料の構造に類似しているおり，脂肪の粒子のサイズ（$0.9\,\mu m^2$）も，同程度で均一に存在していることから，なめらかでおいしい全卵，砂糖，牛乳の配合で作成したプリンであると考えられた．F市販品はG製品より赤く染まっているので，脂肪の多い牛乳を使用あるいは卵黄を添加しているかもしれない．H市販品は，染色性から脂肪が多く

（脂肪面積比25.6%），脂肪粒子の断面積も $3.0\,\mu m^2$ で，牛乳のみ使用の調製試料より大きい（図3D）．しかも，融合あるいは集合部分は見当たらないので，少量のクリームの使用と脂肪の分散を改善する添加物（増粘多糖類など）の使用が考えられた．

4. 結論―調理・加工への応用

タンパク質・脂肪二重染色法による試料の構造では，牛乳のみを使用したプディングは，均等に分散した脂肪球の微小顆粒が観察された．

植物性脂肪クリームを使用した試料は，脂肪滴が融合・集積して連続的に分布し，乳脂肪クリームの試料は脂肪球が融合していたが，植物性脂肪クリーム使用の試料とは異なり，タンパク質の網状構造内にも微細な脂肪球が多数分散していた．クリームに卵黄を添加した試料では，脂肪球および脂肪滴がより均一に分布しており，脂肪の分散に卵黄成分が作用したことが推察される．

これらの構造の差異は，テクスチャーに影響する．また，それらの構造的特徴から，市販プディングの組成を推定することができる．おいしいプリンの作成に貢献できる．

■ 参考文献

1) 峯木眞知子，棚橋伸子．市販プディングに対する嗜好性―アンケート調査および官能検査―，青葉学園短大紀要，2001; **26**: 31-38.
2) 浅野悠輔．第6章 卵の利用，卵―その化学と加工技術―，浅野悠輔，石原良三 編，p283，光琳書院，1984年．
3) 峯木眞知子，棚橋伸子．市販プディングのテクスチャーと組織構造，青葉学園短大紀要，2002; **27**: 69-75.
4) 棚橋伸子，峯木眞知子．市販プディングのテクスチャー分析，青葉学園短大紀要，2003; **28**: 37-45.
5) 井戸明美，峯木眞知子．冷凍液卵のプディングへの応用，青葉学園短大紀要，1998; **23**: 5-14.
6) 峯木眞知子，井戸明美．冷凍液卵を撹拌したプディングの調理特性，青葉学園短大紀要，2000; **23**: 41-47.
7) 下坂智恵，杉山静代，熊谷佳代子，他．カスタードプディングの嗜好性と物性に及ぼすクリーム添加の効果，日本調理学会誌，2004; **37**: 344-351.
8) 長縄貴直，渡邊康一，神崎文次，他．Milk Science, 2002; **51**(1): 33-37.
9) 峯木眞知子，棚橋伸子，渡邊康一．クリームの種類及び配合がカスタードプディングの構造に及ぼす影響，日本家政学会誌，2006; **57**: 523-532.

（峯木眞知子）

44 チョコレート

1. はじめに

チョコレートは世界中の人々に愛されるお菓子である．日本では近年カカオポリフェノールなどの健康を訴求した製品が多く登場しており，消費量が増加している．

2. おいしさの科学的評価

チョコレートのおいしさにおいて油脂結晶の役割は大きい．例えば，見た目の美しさは微細な油脂結晶で連続相が形成されることによる表面の艶，さらに食べる際のパリッと割れるテクスチャー（スナップ性），口腔内の温度（約32℃）での速やかな溶解にともなう風味・食感の変化，など．これらの物性は，含まれる油脂，すなわちココアバターの性質によるところが大きい．

図1に示すように，ココアバターは25℃を超えるまでは固体脂比率が約90%と高く，パキッと割れる状態を維持するが，30℃を超えると一気にとける[1]．この特性により，チョコレートは口腔内の温度（約32℃）で速やかに融解する．これが口どけに大きく影響している．同時に固体脂に閉じ込められていた味・香りの成分も一気に解放され，舌や鼻で独特の味や香りが感じられる[2,3]．この口どけが良く保存安定性に優れたチョコレートを作る上で重要なのが油脂結晶の制御である．

ココアバターには，I～VI型の6つの結晶多形があるが，このような独自のテクスチャーを得るうえで，ココアバターがV型結晶であることが重要である．このV型結晶を多く形成させる方法としてテンパリングがある．

図2に温度変化と結晶形成の推移をしめす．加熱・融解した後，最初の冷却時には不安定結晶であるIII・IV型の結晶を生じやすい．冷却後，一度，約31℃まで昇温させると，この不安定結晶が融解し，それと同時に，安定なV型の結晶核を生じる．この状態で成形して冷却することにより，全体が安定なV型で結晶化する[4]．

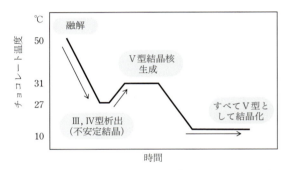

図2 テンパリングにおける温度処理と生じる現象

この他，工業的には予めV型に調製された種結晶などを用いたシードテンパリング法も活用されている．これらを実現するために，テンパリングによる油脂の多形構造の調整や，植物性油脂の配合など，様々な工夫がなされている[5]．なお，テンパリングについては写真や模式図を交えて，書籍にも詳述されている[6,7]．

3. 組織構造観察と考察

3.1 固形分の光学顕微鏡観察

例としてミルクチョコレートの模式図（図3）を示す．図に示すように，固形分はロールミルなどによる粉砕処理を経て微細化されており，それぞれの固体成分の大きさは，粉乳，ココア粉末，砂糖が10～20 μmである．これに対し，連続相の油脂の

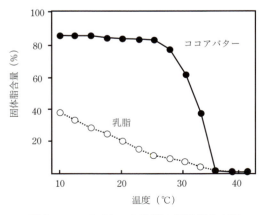

図1 ココアバターと乳脂の固体脂含有量

44. チョコレート

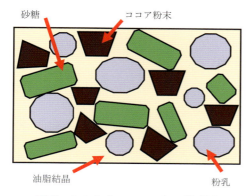

図3　ミルクチョコレートの模式図

結晶は非常に微細で厚さ 0.2 μm 幅が約 3 μm とされている[5]．このような模式図で示された大きな構造は光学顕微鏡でも観察することができる．

例として市販のミルクチョコレートとハイカカオ (95%)のチョコレートの観察像を図4に示す．温めて液状（スラリー）にしたチョコレートをスライドグラスにとり，カバーグラスで押さえて光学顕微鏡で観察した．内包する固形分（10〜20 μm）の厚さのプレパラートになるために，光が透過しにくい

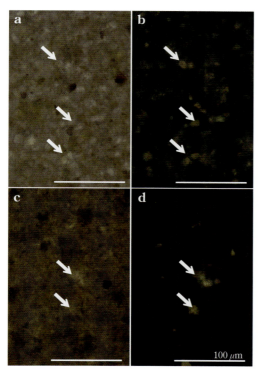

図4　光学顕微鏡像（透過像 a,c/ 偏光像 b,d）
a,b：ミルクチョコレート，c,d：ハイカカオチョコレート
a-b, c-d は同じ視野，スケールバーはいずれも 100 μm

が，茶褐色に見えるココア粒子の一部や偏光像で光る砂糖の粒子は比較的容易に観察することができる．

黄土色〜濃茶褐色の顆粒はカカオマス（ココア粉末）で，その周囲には透過光で光が透過する粒子（図4 a, c 矢印）が存在する．同じ視野で比較すると偏光像で光っており（図4b, d 矢印），砂糖の粒子であることがわかる．

砂糖はミルクチョコレートには多く存在しているが，ハイカカオのチョコレートには，ほとんど存在していない．副材料として乾燥イチゴ粉末や抹茶などを配合したホワイトチョコレートも市販されているが，これらも透過光で「色」を目安に混合・分散状態を知ることができる．

最近では，この他，X線 μCT により，各原材料の密度差を用いて成分の分布を明らかにしている例もあり，様々な手法で固形分の存在状態が観察されている[8]．

連続相である油脂の結晶は，前述の通り非常に微細で，上記手法での光学顕微鏡観察ではその構造を捉えるのは難しい．厚さ 1 μm 以下の油脂結晶については，極低温の電子顕微鏡で観察する必要がある．トリグリセリドについては，Cryo-TEM を用いた研究がある[9]．

このようにチョコレート中の油脂結晶は，サブミクロンレベルであり，電子顕微鏡などで観察する必要がある．しかし，その油脂結晶が目視でも確認できる状態がある．ファットブルームである．

3.2　チョコレートの品質とブルーム

ブルームを生じるとチョコレートは艶が消失し，表面状態が変化する．艶の消失，見た目の変化だけでなく，油脂に起因するファットブルームの場合には，結晶多形の変化により融点が上昇するために口どけが悪くなるなど，ブルームの発生，成長はチョコレートの品質に大きな影響を与える．このため，保存安定性の観点からブルームはチョコレートにおいて最も大きな課題の一つである．

図5に主なファットブルームの発生要因を示す[4]．保存中の温度変化（高温への曝露や温度の変動）による一部融解と再結晶化や，テンパリング不良，ナッツ類からの油脂移行など様々な要因で発生する[10]．

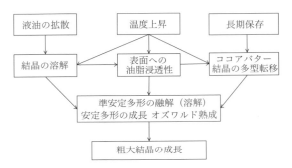

図5 ファットブルームの発生要因

油脂に起因するブルームの他に，シュガーブルームを生じるが，この場合は別の要因で，結露等で生じた水分にチョコレート中の砂糖が溶解し，その後に再結晶化することにより発生する．

図6にクライオ-SEM像を示す．試料はCryo-Unitを装備したJSM 5300（JEOL）を用い，装置内で金蒸着した試料を液体窒素（デュワー）で冷却しながら観察した．

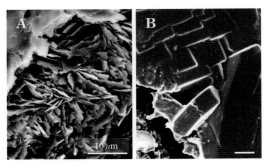

図6 ファットブルームとシュガーブルーム
（クライオ-SEM像）
A：ファットブルーム，B：シュガーブルーム（焼き菓子上のチョコレート）※ABで倍率は異なる　スケールバーはいずれも10μm）

ファットブルームが針状の結晶であるのに対し，シュガーブルームは角ばった大きな結晶であり，形態的特徴が異なることがわかった．

3.3 レーザー顕微鏡によるプレブルームの定量評価

ブルームはチョコレートの品質課題であるため，その判断・計測については多くの研究があり，従来からある目視評価のほか，色差計によるLab*の数値から色の変化をWhiteness Indexとして算出する方法[11]がある．観察装置を使った研究も，プロフィロメトリー[12]，原子間力顕微鏡[13]，SEM[14]など，多様な手法で計測されてきた．

商品開発を迅速に進めるうえで，長期間を要する保存安定性試験の短縮が期待されており，より早く，より初期の段階での変化を捉える方法が必要となった．検討した中で，レーザー顕微鏡（以下LSM）による表面計測が有効であることを見出した．

測定期間を短縮するために試験用に調製したテンパリングなしのチョコレートについて，その表面構造の変化を，LSMで観察・計測した．配合・調製方法およびXRD，DSCの結果から，本実験はアンダーテンパリングのチョコレートにおけるココアバターのIV型からV型への多形転移に起因するファットブルームについての検討であり，一般的なテンパリング有りの場合のブルームとはタイプが異なる．本手法では，目視で確認できる以前のごく初期のブルーム（以後，プレブルームと表記）を迅速かつ定量的に評価できた[15]．

12.9％のココアバターを含むダークチョコレートを50℃で溶解してアルミカップに充填，これを20℃で保管しながら，レーザー顕微鏡を用いて縦横4×4の16視野（722×995μm）を定点観察した．

保存中のDay0～Day5までの変化を図7に示す．LSMでは，形状の他に計測値として高さの情報を持ち，図7（b）に示すように3D像では赤（最高部）～基準面（黄緑）～濃紺（最深部）として高低差を示すことができた．

図7（a）ではDay2の矢印の箇所で赤いスポットを生じた（＝A）．さらにDay3には中央に赤いスポットが生じたが，こちらはDay4～5で急速に広がった（＝B）．なお，この試料で目視によりブルームを確認できたのは更に時間を経過した後のDay8であった．この発生時期の異なるブルームをプレブルームA,Bとしてそれぞれ解析し特徴づけを行った．なお，計測の範囲は図7（c）に示すようにプレブルームAは16画面のうちの1画像（パーティション4）を，プレブルームBは中央の円で示す領域をそれぞれ解析した．

次に，図8（a）の中央，白線部分の断面プロファイルを図8（b）に示す．プレブルームAは高さ16μm幅26μmと急峻であるのに対し，プレブルームBの高さは6μm以下と低く，放射状に幅200μm以上に横へと拡大し，かつ周囲には2～3μmの窪

44. チョコレート

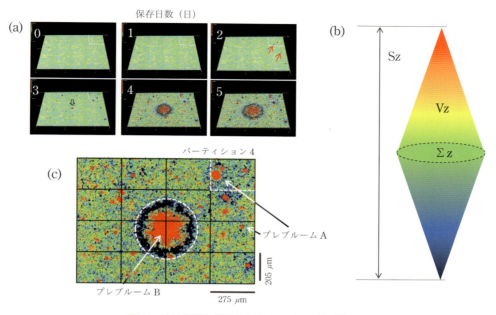

図7 定点観察(経時変化)3D像と計測範囲

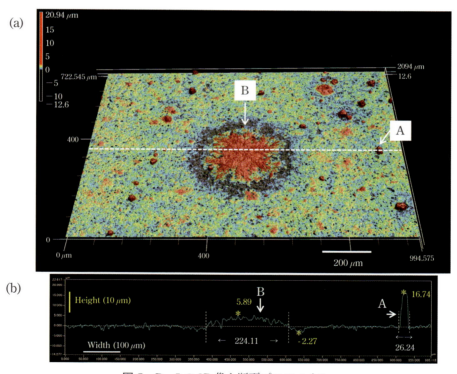

図8 Day5の3D像と断面プロファイル

みがあった．発生時期だけでなく形態的な特徴にも違いがあることがわかった．

次に計測値について解析した．パラメーターおよび計測範囲は図7(b, c)に示した．まず，プレブルー ムAについてパーティション4のエリアで，最大高さ(Sz)，底面積比率(Σz)，体積(Vz)の3つのパラメーターを用いて解析した(図9)．Day0の測定範囲の計測値から表面粗さの指標であるSaを

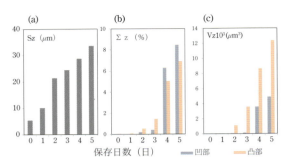

図9 プレブルームAの解析

の Lab* の計測値から Whiteness Index（WI）も算出した．図10(b) に示すように，数値の上昇は Day 6 からであった．これは目視（Day 8）より早かった．

LSM によるプレブルームの計測は，従来からある目視や WI よりも早い初期の段階において，発生時期とその後の成長が異なる2種類のプレブルームの体積変化として定量的に捉えることができる．

3.4 クライオ-SEM によるプレブルームの観察

保存試験終了後の Day8 の試料を細切し，オスミウムプラズマコーターで導電性を付与した後，クライオ-SEM（SU3500, HITACHI + Alto1000 Gatan）を用いて−160℃で SEM 観察を実施した．観察視野は，事前に3.3項のレーザー顕微鏡（以下 LSM）で計測し，位置を確認しながらプレブルーム A,B の特徴を持つブルームを観察した．

その結果，急峻で高さのあるプレブルーム A（図11(a)）に対し，プレブルーム B（図11(b)）はシダ状で放射状に広がる様子が観察された．プレブルーム A の周囲は平坦で変化が少ないが，図8（a）でプレブルーム B の周囲の窪んだ部分＝濃い青色の部分に相当する部位（図11(c)）は，プレブルーム A の周囲に見られるような平坦さはなく凸凹していた．これは連続層の油脂が移動して窪みとなったため，固形分が露出したと考えられる．このようにブルーム本体だけでなく，その周囲の構造にも違いがあることが SEM でも確認できた．

ここまで光学顕微鏡，クライオ-SEM，LSM と3種類の顕微鏡を用いた観察結果について述べた．SEM では非常に鮮明に捉えることができるが，一方で観察のためには，細切し，真空下に曝露する必要がある．LSM は SEM ほどの解像度はないが，非破壊分析で，同一試料について経時的な変化を定量的に計測することができるうえ，目視や WI よりも早い変化を捉えることができる点で有効である．観察装置の特性を鑑みて目的に合致した観察装置を選択することが重要である．

求め，この数値以上を凹凸として評価した．

Sz（最大高さ）（図9a）は保存日数の増加に伴い上昇するが，3D 画像上は変化のない Day0-1 も変化している．Σz（底面積比率：基準面における凹凸の底面積（%））は，それぞれ凹凸の底面積を青（凹）赤（凸）で示す．Day0-1 は低値で Day2 から上昇し発生時期の相関はあるが，Day4 以降に急激に上昇して凸よりも凹みが急増している（図9b）．図9c に示した Vz（体積）は形態的な変化と最も相関があった．体積は，すなわち油脂の移動量を示しており，ブルームの発生から成長を最も正確に捉えていると考えられた．

同様にプレブルーム B も Vz(体積)で評価した（図10(a)）．Day3 まではわずかな変化で，Day4-5 にかけて急激に増加していることが体積変化としても示された．測定範囲内において，凹の体積は凸の体積より小さく，これはブルームの発生・成長に必要な油脂が表面だけでなく内部からも供給されていることを示していると考えられた．

Jin[11] らの式を用い，色差計（日本電色，ZE6000）

4. 結論―調理・加工への応用

ここまでに述べたように，チョコレートの品質においては油脂の役割が大きい．油脂，特にチョコレー

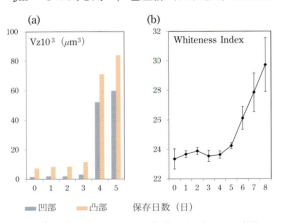

図10 プレブルームBの体積およびWIの変化

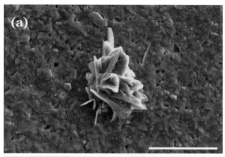
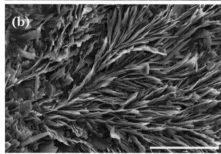
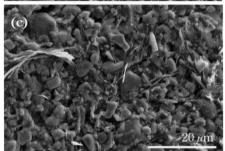

図11 プレブルームA,Bのクライオ-SEM像
スケールはいずれも20 μm，クライオ-SEM像，(a)プレブルームA，(b)プレブルームB，(c)プレブルームB周囲の窪み

トに多く含まれるココアバターは，温度による物性の変化が大きいゆえに，保管温度など環境の影響を大きく受ける．様々な技術的工夫で，季節に応じた保存安定性の高い商品が開発されており，ブルームを生じにくい安定した品質での商品の入手が可能となっている．チョコレートの用途は板チョコだけでなく，アイスなど冷菓やパン，ドーナツへのコーチング，焼き菓子へのトッピング，パン内包での焼成など，用途が多様化している．それぞれに製造～保存時の温度・環境は異なり，様々な品質が求められる．品質評価の迅速化は，保存安定性の試験をする

うえで重要であり，今回紹介した観察法の活用が期待される．

■ 参考文献

1) 佐藤清隆，上野 聡．脂質の機能性と構造・物性 分子からマスカラ・チョコレートまで，p138 図5.1，丸善出版，2011年．
2) 上野 聡，本同宏成，山田悟史．話題 一身近な現象の物理― チョコレートのおいしい物理学，日本物理学会，2016; **71**(11): 767-770.
3) 石橋ちなみ，本同宏成，上野 聡．チョコレートのおいしさの科学（油脂結晶の構造と制御），日本食品工学会誌，2019; **20**(2): A15-18.
4) 大澤俊彦，木村修一，古谷野哲夫，佐藤清隆．食物と健康の科学シリーズ チョコレートの科学，p63，朝倉書店，2015年．
5) 渡邊慎平，芦田祐子，吉川真一．チョコレートにおけるファットブルームの評価とその制御，オレオサイエンス，2021; **21**(7): 275-282.
6) 河田昌子．新版お菓子「こつ」の科学，p222，柴田書店，2013年．
7) 中山弘典，木村万紀子．科学でわかるお菓子の「なぜ？」第14版，辻製菓専門学校 監修，p171，柴田書店，2020年．
8) Chen J, Ghazani SM, Stobbs JA, Marangoni AG. Tempering of cocoa butter and chocolate using minor lipidic components, *Nature Communications*, 12, Article number: 5018 (2021).
9) Acevedo NC, Marangoni AG. Characterization of the Nanoscale in Triacylglycerol Crystal Networks, *Crystal Growth & Design*, 2010; **10**: 3327-3333.（https://doi.org/10.1021/cg100468e）
10) 金田泰佳，八田珠郎．チョコレートにおける結晶成長とファットブルーム，日本結晶成長学会誌，2014; **41**(4): 194-204.
11) Jin J, Hartel RW. Accelerated Fat Bloom in Chocolate Model Systems: Solid Fat Content and Temperature Fluctuation Frequency, *J. Am. Oil Chem. Soc.* 2015; **92**: 1473-1481.
12) Rousseau D, Sonwai S, Khan R. Microscale Surface Roughening of Chocolate Viewed with Optical Profilometry, *J. Am. Oil Chem. Soc.* 2010; **87**: 1127-1136.
13) Rousseau D. On the porous mesostructure of milk chocolate viewed with atomic force microscopy, *LWT*, 2006; **39**: 852-860.
14) Zhao H, Young AK, James BJ. Effects of Fat Polymorphic Transformation and Nonfat Particle Size Distribution on the Surface Changes of Untempered Model Chocolate, Based on Solid Cocoa Mass, *J of Food Sci.* 2018; **83**: Issue4, 998-1004.
15) Ashida H, Morita A, Karatani N, *et al*. Surface topographic analysis of early stages of fat bloom of dark chocolate with 3D-laser scanning confocal microscopy (3D-LSCM), *Food Struct.* 2020; **23**: 100136.

（芦田祐子）

45 ケーキ
（小麦粉と米粉のちがい）

1. はじめに

ケーキは小麦粉，卵，バター（油脂），砂糖から作られ，小麦粉の膨化調理に分類される．スポンジケーキは卵による気泡を利用するが，バターケーキでは油脂のクリーミングによる気泡や，ベーキングパウダーにより炭酸ガスを発生させて膨化を促す．

現在，小麦粉アレルギーの方も増え，グルテンフリーの食材を求める人も多く，グルテンを含まない米や雑穀を利用する人も多い．学校給食では米飯給食を進めており，ケーキやパンに利用できる米粉の開発も進んだ．そこで，小麦粉ケーキと米粉ケーキの違いを比較した．

2. おいしさの科学的評価

小麦粉と米粉を使用したパウンドケーキを調製し，その物理化学的特性を比較した．

材料は，小麦粉，米粉，卵液，無塩バター，砂糖を各100 g と，ベーキングパウダー2.8 g を使用した．パウンドケーキの調製方法は様々あるが，今回はシュガーバッター法を採用した．焼成条件は，170℃ 40分であった．

焼成後ケーキの断面を図1に示した．小麦粉ケーキの方がよく膨らんでおり，米粉ケーキで膨らみが小さかった．

この原因を探るため，バターの特性を動的粘弾性により測定した（図2）．いずれのひずみ [%] においても，貯蔵弾性率および損失弾性率ともに，小麦粉バターで値が低く，米粉バターで高かった．このことから焼成後ケーキの体積が小麦粉で大きかったことは，バターの粘弾性が低く，加熱により気泡が熱膨張しやすかったことも起因したと考えられた．そのため，米粉パウンドケーキでは，焼成温度を高くすることや焼成時間を長くする必要があることが示唆された．

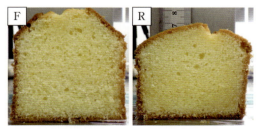

図1　パウンドケーキの断面写真
F：小麦粉ケーキ　　R：米粉ケーキ

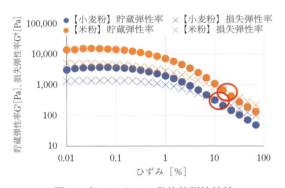

図2　各バッターの動的粘弾性特性
条件：せん断ひずみ 0.01–100%，周波数 1 Hz，温度25℃
○：貯蔵弾性率と損失弾性率が逆転する点

米粉ケーキは，保存により老化しやすいと言われている．そのため，調製1日目と7日間保存したケーキについて，テクスチャー特性を比較した（図3）．かたさは，小麦粉ケーキで低く，米粉ケーキで高かった．保存により，小麦粉ケーキのかたさが上昇したが，米粉ケーキでは変化がなかった．凝集性は，小麦粉ケーキで高く，米粉ケーキで低かった．このことから米粉ケーキは小麦粉ケーキに比べてかたいが，崩れやすい性質を持っていることがわかった．また，保存によってさらに凝集性が低くなることか

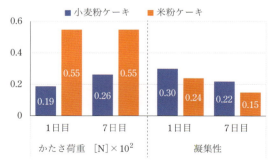

図3　ケーキの調製1日目と7日目のテクスチャー特性 [1,2]
条件：速度 1 mm/sec，ひずみ率80%，15 mm 角

45. ケーキ（小麦粉と米粉のちがい）

ら，老化が速いことも示された．

3. 組織構造観察と考察

3.1 小麦粉と米粉の組織構造

パウンドケーキに用いた小麦粉と米粉を，低真空SEMで観察した．米粉の粉砕方法は様々あり，米粉に水分を加える湿式と加えない乾式や，粉砕装置の違いによる気流式・ピン式・胴搗式・挽き臼式・ロール式がある．このような方法の違いにより，米粉の組織構造も異なってくる．

小麦粉は，丸いデンプンとその周りに付着したタンパク質が観察された（図4 F）．米粉では，小麦粉に比べて小さな多面形の粒子のかたまりが観察されたため，湿式による粉砕であると推察した（図4R）．

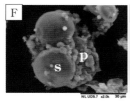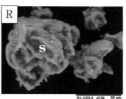

図4 小麦粉と米粉の低真空電子顕微鏡像
F：小麦粉　　R：米粉　　s：デンプン　　p：タンパク質

3.2 小麦粉と米粉のパウンドケーキの組織構造

小麦粉と米粉を使用したパウンドケーキについて，組織構造を観察した．

小麦粉ケーキは，ヨード染色により濃い紫色に染まったデンプンと，黄色に染まったタンパク質のグルテンストランドが観察された（図5 F）．一方，米粉ケーキでは全体が濃い紫色に染色され，デンプンの連続層が確認できた．さらに米粉ケーキでは，小麦粉ケーキよりも気泡が大きく角張っており，連続性が悪い部分が多かった（図5 R1）．このことから小麦粉ケーキでは，グルテンストランドが形成されることにより，連続層が緻密であることがわかった．

米粉ケーキの老化を防ぐ目的で，一般的な米粉であるうるち米粉の20％を，もち米粉に置換したケーキについても調製した．もち米粉はヨード染色によって赤色に染色され，ケーキの内部に取り込まれていた（図5 R2）．さらに，うるち米粉の米粉ケーキよりも連続層が切れずに，連続性が良かった．赤色に染まった面積が，置換した20％よりも多く見えたことは，もち米粉が加熱によりよく膨潤することを示していると考えられた．このことから，うるち米粉にもち米粉を置換することにより，ケーキのきめが細かくなると推察された．

4. 結論―調理・加工への応用

米粉は小麦粉と全く同じようには扱えないが，材料や分量，作り方を始めとした焼成条件を変更することにより，小麦粉の代替品として広く利用できることが，様々な研究により示されてきた．今後，さらに汎用性の高い食材として利用されることを期待する．

■ 参考文献

1) 島村 綾，峯木眞知子．卵殻粉を添加したパウンドケーキの調製，東京家政大学研究紀要，2017; **57**(2): 49–54.
2) 土屋京子，成田亮子，峯木眞知子，他．もち米粉添加が米粉ケーキの品質に及ぼす影響，日本官能評価学会誌，2013; **17**(1): 29–35.

（峯木眞知子，小泉昌子）

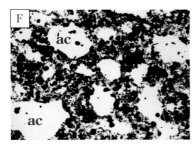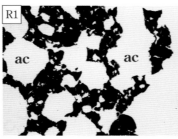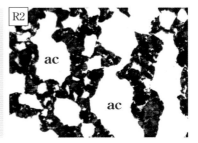

図5 ケーキの調製1日目の組織構造[1,2)]
F：小麦粉ケーキ　　R1：米粉ケーキ　　R2：もち米粉を添加した米粉ケーキ
ホルマリン液固定，パラフィン切片，厚さ10μm，ヨード染色，ac：気泡

46 ちんすこう

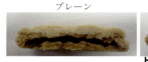
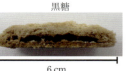

図1 ちんすこうの市販品2種類の断面

1. はじめに

ちんすこうは，伝統的な琉球菓子である．琉球王朝時代には，王家や貴族家の祝儀や法事などの行事に用いられた貴重な菓子でもあった[1]．当時は，ラード，米粉，砂糖を材料として，製造されていた．現在は，材料が米粉から小麦粉に代わっている．

ちんすこうは他の小麦粉菓子と比べて，材料や作り方，焼き上がりの外観，食感に違いがある．また材料に由来する健康や食生活への利点は，次の3つが挙げられる．①ラードは健康に良いオレイン酸などの脂肪酸を多く含む，②ラードは植物油よりも酸化しにくいため，長期保存に向く製品を作ることができる，③材料に卵を含まないため，保育園などで卵アレルギー児のおやつとして採用できる．

2. おいしさの科学的評価

ちんすこうの作り方の特徴として，50℃に温めたラードに砂糖を混ぜて，「みぞれ状」にすることが挙げられる[2]．この温度は，高すぎても低すぎてもみぞれ状にはならない[3]．みぞれ状にすることが，ちんすこうの特徴的な食感に寄与していると考えられる．そのため，他の油脂を用いてみぞれ状にして調製したちんすこうの研究も行われている[3]．ラードやバターなどの動物脂では，焼き上がり表面にひび割れができるが，キャノーラ油やごま油などの液体植物油脂ではほとんどない．食感では，ラードはバターと比べてやわらかく，液体植物油脂と似ていた．このことからちんすこうをラードで作ることは，外観はバター，食感は液体植物油脂の特徴を，兼ね備えることにつながっていると考えられる．

市販ちんすこうの割断面を，図1に示す．プレーン味と黒糖味の2試料を用意した．原材料名は，「小麦粉，砂糖，ラード，（黒糖），膨張剤」であった．2試料ともに，中央部に空洞があり，上側で色が薄く，下側で濃かった．食感は，上側がサクサク，下側がザクザクしており，下側の方が脂っぽく感じた．

食感を確認するために，破断測定を行った．破断曲線は，図2の通りである．横軸に示した破断ひずみ率は，60％以前が上側，60％前後が中央部の空洞，60％以降が下側に当たると推定される．縦軸に示した破断荷重［N］は，プレーンが12.93 ± 3.75，黒糖が10.27 ± 1.46，破断ひずみ率［％］は，プレーンが7.75 ± 0.82，黒糖が6.60 ± 1.30であった．しかし2試料ともに，破断した後も曲線が上がり続けている．これは，破断したのは表面だけであり，内部の構造は破断されずに残っていたと考えられた．特に黒糖では，破断歪ひずみ40％から60％までの曲線の凹凸が激しいことから，空洞に近い上側の内部構造が残っていることがわかる．破断ひずみ率80％前後の曲線の細かい凹凸は，下側が上側よりもザクザクとした食感であることを示している．

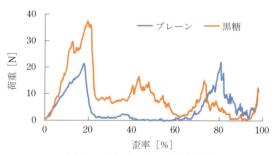

図2 ちんすこうの破断曲線
測定条件：ひずみ率95％，速度1mm/sec，プランジャーくさび型

上側と下側でこのように食感が違う理由として，下側はオーブンで焼く時に鉄板に直接接しており，実際の温度や熱の伝わり方が異なると考えられた．

3. 組織構造観察と考察

3.1 低真空SEMによるちんすこうの観察手法

ちんすこうは，ラードを多く含むため，卓上走査型電子顕微鏡（低真空SEM）では，鮮明に観察できないことがある．そのため，ちんすこうを割断して

様々な前処理を施し，卓上走査型電子顕微鏡を用いて，100倍で観察した画像を比較した（図3）．

そのまま観察した場合やAu-Pdコーティングのみを施した場合には，観察視野に靄がかかったような状態で，鮮明とは言い難かった（図3A,B）．そのため次に，オスミウム溶液による脂質固定を施した．

ちんすこうは水分をほとんど含まない食品である．そのため，オスミウム溶液に入れるのではなく，蒸気固定を選択した．蒸気固定は，密閉容器に2%オスミウム溶液を入れ，試料へかぶらないように工夫し，25°Cで1時間静置した．その結果，視野が鮮明になり，小麦粉デンプン粒であると推定される粒子も観察できた（図3C）．しかし，左側に白く見えるチャージ現象が起きたため，さらにAu-Pdコーティングを施した（図3D）．これにより，細かい部分まで観察することができるようになった．

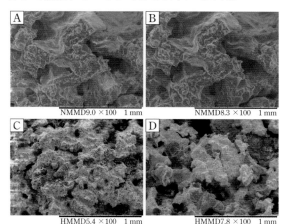

図3　観察時に施す前処理による違い
A：そのまま，B：Au-Pdコーティング，C：オスミウム蒸気固定，D：オスミウム蒸気固定＋Au-Pdコーティング

3.2　ちんすこうの部位による組織構造の違い

破断測定の結果より，ちんすこうの食感は，上側と下側で異なった．そのため，割断した黒糖試料に，オスミウム蒸気固定＋Au-Pdコーティングを施して，50倍と500倍で観察した（図4）．

50倍の画像を比較すると，試料の上側（図4 A-1）で空隙が多く，下側（図4 B-1）で少なかった．500倍に倍率を上げると，表面が白くなめらかな構造が観察され，これは脂質（ラード）であると推定された（図4 A-2, B-2）．小麦粉のデンプン粒は，1〜40 μm程度であるため，ラードが絡みついている球状の物質が糊化デンプンであることが推定された．試料の上側と下側を比べると，上側ではラードが均一に混ざっているのに対して，下側でラードが偏って存在しているように観察された（図4 A-2, B-2）．実際に食べた感想として，下側の方がザクザクしているが，脂っぽく感じたことから，組織構造に基づいた感覚であることが確認できた．

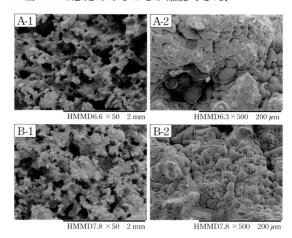

図4　ちんすこうの部位による違い
オスミウム蒸気固定＋Au-Pdコーティング
A：上側　　B：下側　　1：50倍観察　　2：500倍観察

4.　結論―調理・加工への応用

これまでちんすこうは，製造・加工方法が秘伝とされ，公開されていなかった．しかし今では，家庭におけるおやつとして手作りされる程度に，一般的になっている．研究レベルでは，ラード以外の油脂として，健康に良いとされる油でも調製できることや，その食感の違いが報告されている[3]．食のトレンドとして食感が重視される現代で，さらに応用の幅が広がる菓子であると期待したい．

■ 参考文献

1) 益山 明．尚王朝の興亡と琉球菓子，琉球大学＜菓子講座＞講義録，pp.43-51, pp71-81, 琉球新報，2010年．
2) 芝崎本美．栄養と料理 8, 女子栄養大学出版部，2015; **20**: 58.
3) 成田亮子，島村 綾，峯木眞知子．多種の油脂を用いた琉球菓子"ちんすこう"の調製，日本家政学会誌，2017; **68**(8): 413-420.

（小泉昌子）

米菓子

1. はじめに

米菓子，米菓とは文字通り，米を加工した菓子のことである．米菓の代表例はせんべい，おかき，あられであり，同じ米加工品の菓子である白玉団子，大福，落雁などを含めないことが多い．

おかきやあられは，もち米を蒸したものを杵つきし，そのもちを冷蔵・老化させた後，成形，乾燥を経て焼成または油ちょう，調味して完成となる．一方，せんべいは，うるち米を原料とし，吸水させたうるち米を粉砕した後，蒸練しながら生地を作り，成形，乾燥後に焼成または油ちょうして完成させる．もち米で作ったおかきやあられと比べて膨らみにくい．山谷らは，せんべいはかたさを特徴とする草加型，ソフトな食感を特徴とする新潟型，しっとりとした食感を特徴とするぬれせんべい，揚げ焼きによる揚げせんべいの4種に分類されるとしている[1]．

このように米菓の原料，製法によって多孔質の内部構造も異なる．この構造の違いが咀嚼時の米菓の破壊の仕方に影響し，米菓の種類ごとに，パリパリ，カリカリ，サクサクといったオノマトペで表される食感の違いを生んでいる．また咀嚼中の米菓への唾液吸収の態様の違いが口どけ感や飲み込みやすさ/飲み込みにくさに影響をもたらしている．

2. おいしさの科学的評価

2.1 米菓の破砕振動がもたらす食感[2,3) †1]

早川らが日本語テクスチャー用語体系[4]の中で分類した中分類と小分類の内容から，オノマトペには破砕時の噛みごたえといった食品の破壊抵抗に関する用語と，つぶれた状態やすべりやすさのように，唾液により湿った舌，歯肉粘膜や硬口蓋粘膜などの咀嚼粘膜と食塊の摺動により発生する音に関する用

---

†1 本項は筆者の日本調理科学会誌の総説および専門書記事の一部をベースに筆者自身が再編集した．

語の2種類がある[2,5,6]と考えられる．カリカリやパリパリといった米菓の食感用語は，咀嚼中の米菓の破砕音（振動）由来の擬声語にあたる．

筆者らは，米菓咀嚼中の咀嚼振動を検出するために上口蓋部に装着する振動検出用口腔内装置を開発した[7]．振動記録用口腔内装置を装着したパネルに食感の異なる複数の米菓を咀嚼してもらい，その時の咀嚼振動を測定・記録する．同じ米菓試料を用いて，「サクサク」感をはじめ，米菓で頻出する評価用語について官能評価を実施する．そして，振動データと官能評価結果を，従来通りの統計解析から，ある振動成分が，例えば「サクサク」感を支配する重要な因子であるということを導き出すのである．また本手法は米菓の官能評価に与える咀嚼振動の寄与度を推量することも可能とする．パネルによる米菓の食感評価により，比較的高率で選択された食感用語の中から「ふわふわ」と「ザクザク」に注目し，パネルが実際に咀嚼して評価した時の用語選択率と咀嚼振動を人工的に与えた時の用語選択率を図1[7]に示す．「ザクザク」については，3種類の米菓ともに実際に咀嚼した場合と咀嚼振動を与えた場合で，その結果に違いは見られないが，「ふわふわ」については咀嚼振動を与えた場合には用語選択率が零に近い．このことから，「ザクザク」感は咀嚼振動の影響を受けるが，「ふわふわ」感は振動刺激により想起される食感ではないことがわかる．

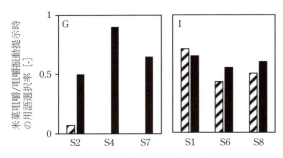

図1 米菓咀嚼時と咀嚼振動刺激提示時の注目する用語別の選択比
咀嚼振動提示時（▨），米菓咀嚼時（■）

2.2 米菓食塊の口どけの良さと飲み込みやすさ

咀嚼能力の低下した高齢者は，ビスケット，スナック，ケーキ，せんべい，まんじゅうについて，全体的に「やわらかく」「口どけがよい」ものを望

む傾向があるとされている[8]．早川らが実施した食品テクスチャー用語の認知度調査[9]によれば，若年層も含めて「口どけがよい」という用語の認知度が87％と高率であり，このことは非高齢者層も「口どけ」を意識していることの証左である．米菓には高齢者を含んだ幅広い消費者層に受け入れられている．口どけがよく，飲み込みやすい食感は，超高齢化の中の米菓開発では重視すべき項目である．

著者らはまず，米菓の口どけ感に関する官能評価用語の言葉出しを行った．高橋ら[10]，伊藤ら[11]による米菓の官能評価を参考に選定した口どけ感の異なる6種類の米菓（無調味品）と，それに加えて2種類の米菓（無調味品）を準備した．パネル（21歳から26歳までの男性5名，女性3名）に米菓の口どけ感に関連する特徴を表現する言葉を複数挙げるように指示した．その結果，出現率が高い順に，「唾液の吸収の速さ」「食塊の残りやすさ」「くずれやすさ」「かたさ」「歯への付着性」「飲み込みやすさ」という言葉が収集された．前述の口どけ感の異なる6種類の米菓について順位法と採点法による官能評価を実施した．順位法の結果をもとに，中前の方法[12]により1位から6位の順位を正規化し，順位法スコアを正規化順位スコアに変換した．この正規化順位スコアと採点法スコアとの相関を図2に示す．

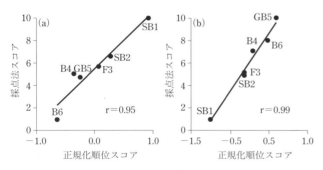

図2　採点法スコアと正規化順位スコアの相関
(a) 唾液の吸収の速さ，(b) 食塊の残りやすさ
（試料名の数字は口どけの良さの評価順位と同一，文献13より英文を和文に翻訳して転載）

「唾液の吸収の速さ」「食塊の残りやすさ」「口どけの良さ」について，採点法スコアと正規化順位スコアには高い正の相関（それぞれr=0.95，0.99，1.00）があった．「唾液の吸収の速さ」「食塊の残りやすさ」についての散布図における試料の順番は，「口どけの良さ」についての米菓の順番とほぼ一致することから，「唾液の吸収の速さ」「食塊の残りやすさ」は口どけ感を表す代表的な用語として適当であることがわかる．

3. 組織構造観察と考察

3.1 米菓の内部構造の影響[13,14] [†2]

米菓の内部構造は，焙焼時に生地中の水分が蒸発して多数の気泡が生じ，そのままデンプン等がガラス化・硬化することで気泡構造がそのまま残った，いわゆるクローズドセル型の多孔質構造となる．図3にX線CTによる米菓試料の断層像の一例を示す．気泡を取り囲む骨格の部分（以下，気泡膜）の集合体が米菓の強度を担う実質部分であるため，単位空間あたりに占める気泡膜の体積分率や厚みは咀嚼時の破壊特性に影響を与える．

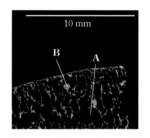

図3　米菓のX線CT断層図[13]
A：気泡　B：気泡膜

気泡膜の厚さは口どけスコアと負の相関（$r=-0.84$）が，気泡の平均サイズは口どけスコアと正の相関（$r=0.62$）の関係があった．つまり，口どけ感の良い米菓は気泡の膜が薄く，平均サイズが大きい傾向にあることがわかる．

山谷ら[14]は，気泡口どけ感の官能評価値（y）を目的変数とし，気泡膜の厚さ（単位 μm，変数名 x_1），気泡のサイズ（μm, x_2），気泡数（mm-1, x_3），最大破断荷重（N, x_4），蒸留水1.5 μl の吸水時間（s, x_5），酵素による食塊粘度の半減期（min, x_6），食塊残渣の平均粒度（μm, x_7），脂質量（mg/100 g, x_8），ダミー変数（もち米菓 $x_9=1$，うるち米菓 $x_9=0$）を説明変数として重回帰分析を行い，最も説明変動率の高い式として次

[†2] 本項は細井，山谷，筆者らの日本食品科学工学会誌の共著論文をベースに筆者自身が再編集した．

の重回帰式を得た.

$$y = 0.2290566\,x_1 + 0.4849081\,x_2 + 41.337392\,x_3 \\ - 2.433181\,x_4 + 46.285197\,x_6 \\ + 0.1078257\,x_7 - 182.2426$$

$(R^2 = 0.9780,\ p = 0.0005)$ \hfill (1)

このことは米菓の理化学的測定データから米菓の口どけ感を推定できることを示している.

3.2　せんべい中の油浸透度が食感に及ぼす影響[15] †3

油掛けされた米菓は,油を掛けた直後と時間経過後では食感が異なることが知られている.以下に,山谷らが実施したせんべいへの油浸透度と食感の関係に関する研究報告を紹介する.

米粉を用いた丸型素焼きのせんべいをサラダ油に沈め,減圧浸透させて,油含率が10%から50%の間で約10%刻みになるように複数の油含侵せんべいを作製した.図4に示すように,X線CTを用いて,せんべい内部の油分布を可視化することで,せんべい芯部から同心円状に7つの領域に分け,各層別の油含量を推定した.油含有米菓の食感用語として,有意差の見られた「しなっと」「しっとり」「カリカリ」「ザクザク」「かたい」を採用した.全含油率が大きいほど「しなっと」「しっとり」の強度は増える傾向にあった.「カリカリ」「ザクザク」「かたい」では含油率が最も大きい50%では他の含油率の結果よりも強度が最小となったが,含油率依存的な傾向はみられなかった.油含有せんべいの破断強度測定を実施したところ,10%の含油率でその強度が最大であった.これは油によるアンチプラスチサイジング効果であり,ガラス化したせんべいの気泡構造が破壊される際の咀嚼振動と関係の深いと考えられる「カリカリ」「ザクザク」や「かたい」の強度が含油率依存にならなかった原因である.

それぞれの食感用語別に,前述の7層の含油率と食感強度の相関係数を図5に示す.「カリカリ」「しっとり」「しなっと」については芯部に近い層の含油率との相関が高く,「かたい」「ザクザク」については中間層の含油率との相関が高い.いずれも,米菓全体の含油率との相関係数より大きいことから,せんべい内部への油の浸透度がそれぞれの食感形成に関わっていることが推察される.

---

†3　本項は山谷,筆者らの日本食品科学工学会誌の共著論文をベースに筆者自身が再編集した.

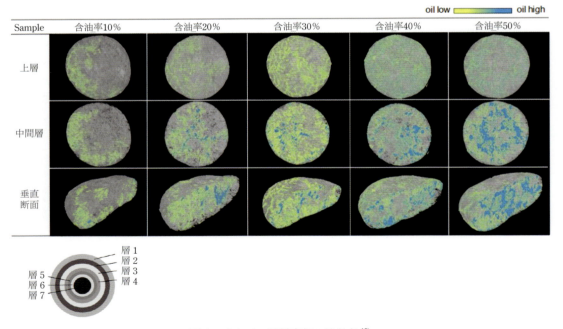

図4　せんべい試料内部の油分布[15]

47. 米菓子

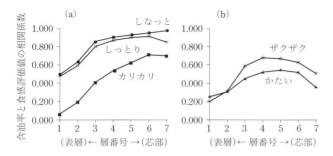

図5 各層の含油率と食感強度の相関[15]
(a) しなっと・しっとり・カリカリ (b) ザクザク・かたい
（文献15より英文を和文に翻訳して転載）

3.3 米菓の食塊構造と飲み込みやすさ[16] †4

10種類の市販米菓についてQDA法によって「飲み込みやすさ」の官能評価を行い，60ポイント以上の5種類（swallow_H1, H2, H3, H4, H5），40−60ポイントの間の1種類（M1），40ポイント未満の4種類（L1, L2, L3, L4）に分類した．

食塊は，伊藤らの提案するビーズ式破砕機を用いた簡易的な人工食塊作製法[17]に準拠して調製した．試料に枯草菌由来のアミラーゼを含んだ人工唾液を添加して粉砕した．咀嚼時間は5 s, 10 s, 15 s, 20 sの4段階とし，直後にフリーズドライ（FD）した．得られたFD試料をX線CTで撮像し，人工食塊の内部構造を密度差によって可視化した．

図6（a）に，FD人工食塊断層像の一例を示す．CT値を8ビット諧調で表しており，値が大きい色ほど密度が高く，黒が空隙を示す．外縁部の密度が高い米菓片が複数見られ，いずれも米菓片内部には米菓の気泡構造が残っている．外縁部の矢印の部分は，この構造片の唾液の吸収と構造材（主としてデンプン）の一部溶解と，咀嚼時の圧縮によって密度が大きくなっている．また構造片の間の空隙は，FDの際に生じた氷結晶の跡である．

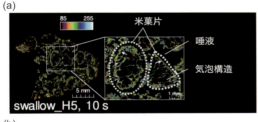

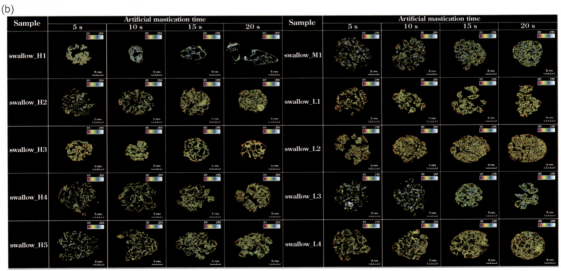

図6 FD人工食塊（せんべい）の各試料の断層像（咀嚼時間別）
（文献16より英文を和文に翻訳して転載）

---

†4 本項は山谷，筆者らの日本食品科学工学会誌の共著論文をベースに筆者自身が再編集した．

図 6（b）に，FD 人工食塊の各試料の断層像を咀嚼時間別（5-20 s）に並べたものを示す．飲み込みやすい資料から順番に構造から推察されることは次の通り．

swallow_H1 および H3 は，5 s で気泡構造が見られなくなり，15 s 以降は食塊中に構造体が一切見られない．咀嚼直後から唾液の吸収と水分による構造材の溶解が進んだことがわかる．

swallow_H2，H4 および H5 は，5 s で米菓片が形成され，10 s から 15 s にかけて米菓片の外縁部が高密度化し，20 s で内部に気泡構造を残したまま米菓片どうしが接合している．

swallow_M1 は，10 s までは swallow_H2，H4 および H5 と同様の経過をたどるが，15 s 以降は浸透した唾液による構造材の溶解と咀嚼による圧縮によって気泡構造が壊れる．

swallow_L1 および L2 は，10 s で米菓片の外縁部が厚くなり，15 s から 20 s にかけて気泡構造も壊れ，最終的にひとまとまりの圧縮された食塊となる．

swallow_L3 は，唾液の吸収が遅く，10 s までは米菓片の外縁部の大きさは変わらず，米菓片どうしが近接した状態である．15 s 以降，唾液の吸収が大きくなり，気泡構造が壊れた米菓片どうしが近接してまとまった状態を示している．

swallow_L4 は，L3 と同様に 10 s までは米菓片が近接した状態であるが，15 s 以降に気泡構造が壊れた米菓片どうしが咀嚼による圧縮でひとまとまりに固まった状態になる．

以上から，飲み込みやすい米菓は，唾液吸収速度が大きく唾液への溶解が進むもの，または米菓片が残留していてもひとまとまりの食塊となるものであることが推察される．

4. 結論─調理・加工への応用

本節では，米菓咀嚼時の破壊振動由来のパリパリ，ザクザク等の食感と，口どけの良さや飲み込みやすさに着目した．いずれも米菓自身の気泡構造や食塊自身の構造はもちろんのこと，油の分布，唾液の浸透度合いにも影響されることがわかる．本節では，空間情報を得るために X 線 CT が大変有効な方法であることを示した．また口どけ感や飲み込みやすさ

を把握するためには咀嚼中の経時変化をとることが重要になる．これからの食感研究では，空間 3 次元の情報に時間の次元を加えた 4 次元化の考え方が必須となってくると考えられる．本節が 4 次元化に目を向けるきっかけとなれば本望である．

■ 参考文献

1) 山谷健太，竹井 亮，髙橋 肇，他．油による米菓食感の変化と油の浸透度の可視化，日本食品科学工学会誌，2022; **69**(5): 213-224.

2) 西津貴久．咀嚼による食品の破砕音について，日本調理科学会誌，2017; **50**(4) 127-132.

3) 大坪研一 監修．米の機能性食品化と新規利用技術・高度加工技術の開発，エヌ・ティー・エス，2023 年．

4) 早川文代．日本語テクスチャー用語体系，https://www.naro.affrc.go.jp/org/nfri/yakudachi/terms/texture.html (2016).

5) 有原圭三 監修．グリケーションの制御とメイラード反応の利用，pp245-259，シーエムシー出版，2020 年．

6) 都甲 潔 監修．おいしさの科学とビジネス展開の最前線，p67，シーエムシー出版，2017 年．

7) Xuanpeng Wang，勝野那嘉子，勝又明敏，他．米菓の食感に及ぼす咀嚼振動の影響に関する研究，美味技術学会誌，2021; **20**(1): 9-17.

8) 宅見央子，中村弘康，白石浩荘，他．高齢者用菓子類の食感に求められる要素，栄養学雑誌，2010; **68**(2): 131-140.

9) 早川文代．日本語テクスチャー用語の体系化と官能評価への利用，日本食品科学工学会誌，2013; **60**: 311-322.

10) 髙橋 肇，伊藤 彰，山村健介，他．米菓の硬さによる分類，日本咀嚼学会雑誌，2009; **19**(1): 29-38.

11) 伊藤 彰，髙橋 肇，北川純一，他．咀嚼時の米菓のテクスチャー変化とかたさ官能評価の関連，日本咀嚼学会雑誌，2013; **23**(1): 3-16.

12) 中前光弘．順位法を用いた視覚評価の信頼性について：順序尺度の解析と正規化順位法による尺度構成法，日本放射線技術学会雑誌，2000; **56**: 725-730.

13) 細井友加里，山谷健太，竹井 亮，他．米菓の物性と構造が口どけ感に及ぼす影響，日本食品科学工学会誌，2018; **65**(12): 573-582.

14) 山谷健太，細井友加里，竹井 亮，他．米菓の口どけ感の定量的評価，日本食品科学工学会誌，2019; **66**(3): 90-99.

15) 山谷健太，竹井 亮，髙橋 肇，他．油による米菓食感の変化と油の浸透度の可視化，日本食品科学工学会誌，2022; **69**(5): 213-224.

16) 山谷健太，伊藤克洋，竹井 亮，他．米菓の飲み込みやすさの解明に向けた食塊構造の可視化，日本食品工学会誌，2022; **23**(1): 25-34.

17) 伊藤克祥，細井友加里，山谷健太，竹井 亮，髙橋 肇，勝野那嘉子，今泉鉄平，西津貴久．米菓の口どけ感評価のための簡易的な人工食塊作製法の検討，美味技術学会誌，2021; **20**(2): 75-80.

（西津貴久）

Part 12 油脂を使った食品の組織構造

48 マヨネーズ

1. はじめに

18世紀半ばにフランスのリシュリュー公爵がメノルカ島（スペイン）の港町マオンで出会ったオリーブ油と卵黄，レモン汁が混ぜられたソースがヨーロッパ，アメリカへと普及し，「Mayonnaise（マヨネーズ）」となった，というのが最も有力な起源説とされている[1]．

マヨネーズの物性の特徴は，一定以上の力で変形して構造が壊れ，流動性を示すが，静置すると構造が回復して保形性を示すことである．そのため，食感としては咀嚼の際，口に入れた直後は一定の固さを感じるが，速やかに粘度の低下が起こり，さらに乳化構造が壊れて，あたかも口の中で溶けるような感覚が起こる．これは「口どけ」と表現され，マヨネーズの食感にとって重要な要素になっている．

マヨネーズ中の油は水中油滴型の乳化状態（O/W型乳化）で存在し，油脂含有率が65％以上のリアルタイプでは乳化粒子が最密充填に近く，油滴同士が接触して油滴間の摩擦が生じ，粘度が高くなる．また，油滴粒子の粒子径が小さいほど，表面積が増加して摩擦が大きくなり，粘度も高くなる[2]．この原理を応用して低オイルタイプの粘度を高めるマイクロエマルション技術が活用されている．また，W/O/W型の乳化により油滴中に水相を含むことで低オイルながら油滴径を大きくして粘度を増加させるダブルエマルション技術がある．

マヨネーズを焼成すると，一般に卵黄型では一部乳化が壊れて油脂が分離し，調理感のある状態になる．一方，全卵型では保形性がある状態となり，それぞれ用途に応じて使い分けることができる．この差は加熱によるタンパク質の凝固状態の違いによると考えられる．

食感については，マヨネーズの乳化構造が壊れやすいほど，クリーム感を感じるという報告[3]もあり，咀嚼初期のかたさや保形性とその後の構造破壊が食感の形成に重要な要素となる．

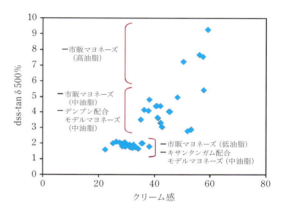

図2 クリーム感と乳化構造の壊れやすさの関係

2. おいしさの科学的評価

マヨネーズの食感は，官能評価ではQDA法により，かたさや付着性を評価し，対応する基本物性として回転粘度，かたさ（応力）などのテクスチャー特性，動的粘弾性，およびトライボロジー測定などが用いられ，官能評価と物性と相関性が検討されている[3-5]．ここでは，一例としてマヨネーズ（リアルタイプ）と低オイルタイプのマヨネーズ様調味料（デンプンの配合量（4, 5, 6％）が異なる）に注目し，物性とおいしさの関係を検討した事例について紹介する．

1) 回転粘度

事前の官能評価でリアルタイプマヨネーズと食感が最も近いと判断されたのは，5％デンプン配合の低オイルタイプ試料であった．しかし，他の配合量

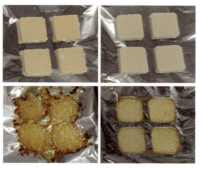

図1 焼成前後のマヨネーズの状態
上：焼成前，下：焼成後（190℃, 8分）
左：卵黄型マヨネーズ，右：全卵型マヨネーズ

試料と比較すると近い粘度を示したものの，その測定値は大きく異なる結果となった．

回転粘度はマヨネーズの製造において品質管理の手段として有用な方法ではある．一方，食感との相関という観点では十分とは言えない可能性が示唆された．

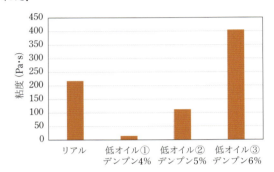

図3　各マヨネーズの回転粘度
(B型粘度計BH形式，ローター：No.6)

2）テクスチャー特性

口腔内での感覚を評価する方法として，テクスチャー特性の測定を実施した．各試料をレオナーの円筒型プランジャーで2回圧縮した際の応力変化から，かたさ (N/m^2)，付着性 (J/m^3)，凝集性を求めた（図4）．

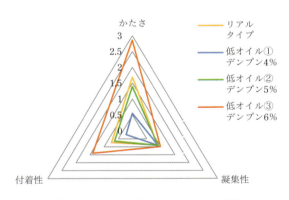

図4　マヨネーズのテクスチャー特性

その結果，5%のデンプンを配合した低オイルタイプは，かたさ，付着性でリアルタイプとほぼ同様のテクスチャー特性を示した．一方，凝集性はいずれの試料でも有意な差はなかった．このことから，かたさや付着性はマヨネーズの食感と相関性の高い特性値であることが示唆された．

3）動的粘弾性

マヨネーズの食感との相関が報告されている動的粘弾性について，リアルタイプ，低オイルタイプの評価を行った．測定条件は周波数依存性とひずみ依存性があり，ひずみ依存性は内部構造の壊れやすさ等を評価できるため，ひずみ依存性による評価が適していると考えられる．

各グラフ（図5）にはひずみを段階的に増大させたときの貯蔵弾性率 G'，損失弾性率 G"，損失正接 tan δ の結果を示した．低オイルタイプではデンプン量の増加に従い G'，G" の値が大きくなることが確認された．tan δ の値は配合量に応じて低くなり，

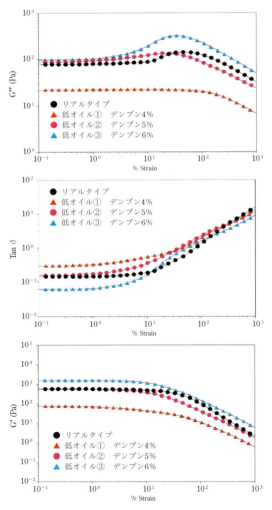

図5　動的粘弾性測定
（レオメータ）

治具：パラレルプレート，φ40 mm，アルミ製
ギャップ：1,400 μm

弾性要素の割合が高くなることが示された．リアルタイプとの比較では，他の評価と同様に 5％配合のものが最も近い値を示し，官能評価と相関することが示唆された．

一方，ひずみを増大させていくとある範囲（およそ 10〜100％）ではいずれの項目もわずかに差が生じた．例えばリアルタイプの G' は歪みが増大しても低オイルより高い値を保持しているが，一度低下が始まるとその変化率は大きく，やがて低オイルと同程度まで低下する．この結果は口腔内で感じるかたさとその急激な低下，いわゆる「口どけ」の違いを表していると考えられる．低オイルタイプでもリアルタイプのような口どけを再現することは技術上の課題であり，様々な検討がなされている．

4) 口どけの評価

マヨネーズ類の口どけは食感の嗜好性に大きく影響するが，客観的な評価ができていなかった．

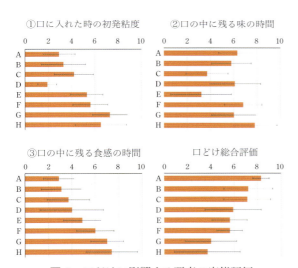

図 6 口どけに影響する要素の官能評価
（採点法（1〜10 点）によるパネリスト 9〜12 名の平均値および標準偏差）

ヨーグルト[6]，チョコレート[7]等で口どけ評価の報告はあるが，マヨネーズでは異なる感覚である可能性がある．そこで，言葉だし官能評価で得られた口どけに相関する評価項目の候補として口腔内で感じる「初発の粘度」，「味の持続時間」，「食感の持続時間」について 7 種の試料（A〜G）を評価し，「口どけ」の総合評価への寄与度を統計的に算出した（ステップワイズ法）．その結果，食感の持続時間の寄与率が 97％となり，口どけを説明する項目として選定できた．

食感の持続時間を数値化する方法として，より簡易的な羽根型粘度計を検討した（**図 7**）．測定データから代表値として「最大値」「最終値」「最大値に達した時間」等を説明因子とし，PLS により回帰式を導出した結果，最大値に達する時間と最終値／最大値を説明因子とすることで，実用的な精度で口どけが予測できる可能性が示された[8]．

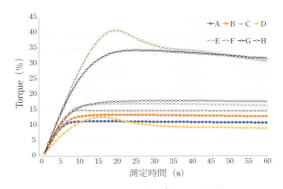

図 7 羽根型粘度計*による物性
＊レオメータおよび羽根型スピンドル

3. 組織構造観察と考察

マヨネーズの食感に関わる物性値はどのような組織構造により生み出されているのか，その構造観察の結果から述べる．

1) 走査型電子顕微鏡（SEM）観察

図 8 にマヨネーズの SEM の画像を示す．表面の凹凸状のものは卵黄であり，その乳化粒子の中に油

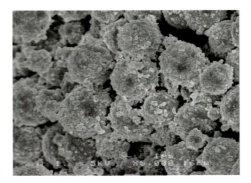

図 8 マヨネーズの高真空 SEM 写真
前固定：2％グルタールアルデヒド，後固定：2％四酸化オスミウム（倍率 5,000 倍）

脂が含まれている．粒子は密な状態であり，表面が触れ合うように近接しているのが観察される．この粒子同士の摩擦により，マヨネーズの特長的な食感をもたらす物性が生み出される．

2）共焦点レーザー走査顕微鏡

リアルタイプと各種の低オイルタイプを共焦点レーザー走査顕微鏡で観察したのが図9である．電子顕微鏡での観察と同様に，リアルタイプは乳化粒子が密な状態であるのに対し，低オイルタイプは粒子径が大きく，やや疎になっており，添加したデンプンなどによって形成された水相の物性が大きく影響することが推察される．

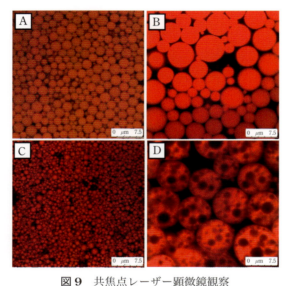

図9　共焦点レーザー顕微鏡観察
染色　脂質：ナイルレッドで赤く染まる
A：リアルタイプ，B：低オイルタイプ，C：マイクロエマルション，D：ダブルエマルション

また，マイクロエマルション技術で作成した低オイルタイプでは乳化粒子径が小さいことが観察され，表面積の増大による摩擦で粘度が高くなっていると推察できる．さらに，ダブルエマルション技術では油滴中に水相の粒子の存在が確認され，低オイルでも油滴が大きいため，疎にならず，粘度が高くなることが推察できる．

これらの低オイルタイプは，デンプンの配合や乳化技術の活用により，リアルタイプに近い物性を示すが，その組織構造は大きく異なることが分かる．

4．結論─調理・加工への応用

マヨネーズの口どけは，咀嚼初期において適度なかたさを有し，その後の咀嚼による応力を受けてひずんで流動性を示し，さらに唾液との混和により乳化粒子が分散して構造が壊れることで発生する，あたかも口の中で溶けるような感覚であると言える．これは構造的には乳化粒子同士の摩擦と，その密から疎への状態変化ととらえることができ，この変化が速やかなほど口どけが良いと感じる．低オイルタイプでも，デンプン等の添加により，かたさや粘弾性などの物性値はある程度再現できるが，咀嚼中の物性変化にはわずかな違いがあり，この差を人は認識していると考えられる．デンプン等の種類や配合，および乳化技術と口どけの評価手法により，さらに消費者が求める食感を構築できるものと期待される．

■ 参考文献

1) 今井忠平．マヨネーズドレッシングの知識，p302, 幸書房，1993 年．
2) 小林幸芳．マヨネーズ・ドレッシング入門，p205, 日本食糧新聞社，2005 年．
3) Terpstra MEJ, Jellema RH, Janssen AM, et al. Prediction of Texture Perception of Mayonnaises from Rheological and Novel Instrumental Measurements. *J Texture Stud*., 2009; **40**(1): 82–108.
4) Sun C, Liu R, Liang B, et al. Microparticulated whey protein-pectin complex: A texture-controllable gel for low-fat mayonnaise. *Food Res. Int*. 2018; **108**, 151-160.
5) Schädle CN, Bader-Mittermaier S, Sanahuja S. Characterization of Reduced-Fat Mayonnaise and Comparison of Sensory Perception, Rheological, Tribological, and Textural Analyses. *Foods*, 2022; **11**(6): 806-825.
6) 日下　舞，中村　卓．口どけとテクスチャー，油脂のおいしさと科学，山野善正 監修, p300, エヌ・ティー・エス，2016 年．
7) Godoi FC, Ningtyas DW, Geoffroy Z, et al. Protein-based hydrocolloids: Effect on the particle size distribution, tribo-rheological behaviour and mouthfeel characteristics of low-fat chocolate flavoured milk, *Food Hydrocolloids*, 2021; **115**: 106628.
8) 薮田寛之，竹内雄大，松崎光伯，他．マヨネーズ類の口どけ評価手法の構築，日本食品工学会，2020 年．

（栁澤琢也）

49 エマルション油滴表面

1. はじめに

エマルションは本来混じり合わない2種類の液体の一方が，もう一方の液体中に分散された構造を有する．食品産業ではほとんどの場合，2種の液体は油と水であると考えて差し支えない．本書籍でも取り上げられているチーズやアイスクリーム，マヨネーズをはじめ，果実ジュースや豆乳などの食品がエマルションの例としてあげられる．油の種類は乳脂肪やサラダオイルを中心とする油脂類に加え，精油も含まれるなど，多岐にわたる．

本稿では，これらの具体的な食品のおいしさを，原料とする素材をもとに縦割型で考えるのではなく，エマルションの物理的存在状態を基本にしたものの見方，すなわち物理化学的な観点から俯瞰し，構造との関係性について議論することを目指す．そのため，次の項で述べる「おいしさの科学的評価」については，実際の数値で示すのではなく，エマルションの物理的存在状態やその口腔内における変化と，おいしさとの関連性について，これまで明らかになっていることを紹介しながら，概念的に取り扱うこととする．

一般的な水中油滴型の食品エマルションの構造を図1に示す．巨視的には白濁して見えるエマルションにおいて，油分は多くの場合，微細化された形で水の中に油滴となって存在する．油滴となった油の周囲，つまり油水界面には，両親媒性の乳化剤やタンパク質，あるいは多糖類などが吸着し，その安定化効果により油滴の状態が維持される．図中では見やすくするためにタンパク質と乳化剤を同程度のサイズで描いているが，実際には両者の分子量は大きく異なることに注意が必要である．

食品エマルションにおいて，乳化剤は添加物として配合されるものであり，その機能性をもとに，天然由来のレシチンのほか，合成系のショ糖脂肪酸エステルやポリグリセリン脂肪酸エステルなどがよく

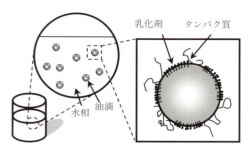

図1 水中油滴型エマルションの模式図

使用される．また，タンパク質としては，乳化特性に優れる牛乳由来のカゼインや卵黄のリポタンパク質などが利用されることが多い．

2. エマルションのおいしさ

油脂は食品から純粋にそれだけをとり出しても，味や香りはほとんどせず，それ自身でおいしさを感じることがないことは経験的によく知られている[1]．しかしながら，油脂は水分などの他の成分と共存する中で，エマルションの形で特有のおいしさを発揮することも確かである．油脂が直接味覚を刺激することはないことから，油脂のおいしさ，特に口腔感覚はその物理的存在状態に起因していると考えられている．

口腔感覚は食品を咀嚼している最中に感じるさまざまな触覚のことで，主に食品と唾液からなる混合物と，触覚刺激に応答する口腔内の受容体間の相互作用の結果として生じる[2]．油脂の口腔感覚は，油っぽさやクリーミーさ，ボディー感，濃厚さなどに代表されるものであり，喫食時の口腔の動きに合わせて知覚される．

他方，精製された油脂自体に香りがない場合でも，一般的に香気成分は油溶性の化合物が多いことから，実際の食品においては，油脂とともに香気成分も共存していることがほとんどである．このことから，喫食時に食品中の油脂から放出される香気成分による嗅覚の刺激も，エマルションのおいしさを決定する重要な因子であるといえる．

それでは，これらのエマルション特有の口腔感覚やエマルションからの香気成分の放出を決める物理化学的要因は何なのであろうか．水分や油分，あるいはそこに溶解した成分が単独で引き起こすものは

別として，油分と水分が混じり合うことで新たに創出された油水界面こそが，ここでは重要な役割を果たすことになる．

この物理化学的メカニズムを詳しく述べる．我々はさまざまなエマルションの感覚特性を口腔内で知覚する際に，エマルションの流動特性や摩擦特性の違いを感知するとともに，咀嚼中のせん断によって油滴から放散される香気成分の放散特性の違いを検知する．このとき，これらのエマルションの異なる物理化学的特性は，しばしば油滴間の相互作用の様式やその結果生じる油滴の構造変化によって決まることが明らかになっている．具体的には，油滴の配向や凝集による粘度の変化，あるいは油滴の合一による口腔内の摩擦力や潤滑力の変化，そして油滴の表面積変化による香気成分の揮発挙動の増減などである．このようなコロイドスケールの微視的な振る舞いは，油滴表面の吸着層の厚みや立体構造に依存するというのが本稿の主要な論点である．

次項では，共焦点レーザー顕微鏡法またはクライオ電子顕微鏡法を駆使し，エマルションの油滴本体および油滴表面の構造的特徴を洗い出す．旧来の食品エマルション，すなわちチーズやマヨネーズの観察については，他の項目でも扱われることから本稿では取り上げず，近年急速に研究と応用展開が進む食品エマルションを扱う．この新しいタイプの食品エマルションとは，従来の乳化剤やタンパク質などの分子〜ナノサイズの素材に代わり，サブミクロン〜ミクロンサイズの微細な粒子によって作出された系のことを指す．なお，本稿における「微細な粒子」とは，デンプン粒のような固体からなる"硬い粒子"だけではなく，ミクロなゲル粒子やタンパク質凝集体，（粒子という言葉から想像される粒状の形状ではないが）植物由来の繊維状の構造体などの素材も，"柔軟な粒子"として含むものとする．

ここでは，ホールフーズを志向する微細化農産物や，社会の持続的発展に資する植物性素材，そして多糖類をもとにした微細化ゲルなどを使って調製したエマルションを観察対象とする．上述した微細な粒子によって油滴が安定化される様子や，油滴表面における構造特性を調べた観察像を示し，コロイド科学的観点から種々の解釈を加える．

3. 組織構造観察と考察

エマルションの油滴の表面（すなわち油水界面）を安定化している成分を判別するには，特定の成分を染色可能な蛍光試薬を組み合わせた，共焦点レーザー顕微鏡法が有効である．より高倍率での観察を要する場合は，クライオ-SEM が適している．この手法では，急速凍結した試料を装置内部で割断し，水分を一部昇華させ，割断面を観察する．化学固定や脱水を必ずしも要せず，また，割断や昇華の条件を調整することで，油滴の表面と断面の双方の観察が可能である（図2）．さらに高倍率での観察を実施する場合は，透過型電子顕微鏡法（Transmission Electron Microscopy: TEM, Scanning Transmission Electron Microscopy: STEM など）も用いられる．

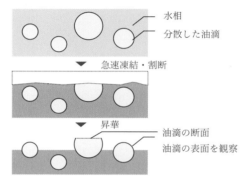

図2 クライム-SEM による油滴の構造観察

3.1 微細化農産物を用いたエマルション
1） 穀物素材

米粉粉末を用いて調製したエマルションの CLSM 観察を行った（図3）[3]．ナイルレッドを用いて油相を，ファーストグリーン FCF を用いて，米粉中の貯蔵タンパク質やデンプン粒子表面のタンパク質を染色した．連続相には，数十 μm の米粉粒子や，10 μm 程度のデンプンと思われる粒子が観察された．一方で，油水界面には，タンパク質や，デンプン粒子と思われる比較的大きな粒子も吸着していた．

クライオ-SEM 観察においても，連続相や油滴表面の近傍には，米デンプンに特徴的な，多面体状の粒子がみられた．一方で，油滴の表面の大部分は，デンプン粒子に覆われてはいなかった．油滴表面に

49. エマルション油滴表面

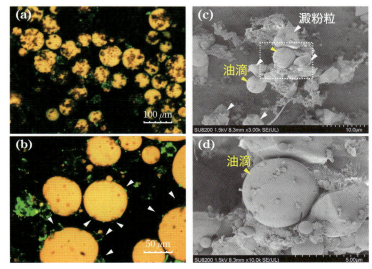

図3 米粉エマルションのCLSM観察像（左）およびクライオ-SEM観察像（右）
赤：ナイルレッド（油滴） 緑：ファーストグリーンFCF（タンパク質）

いくつか存在するサブミクロン径の粒子は，タンパク質などの凝集体であると考えられる．粒子状の吸着物が存在しない部分も多くみられたが，このような部分は，タンパク質分子などにより，比較的薄い吸着層が形成されていると考えられる．

2）果実素材

ほとんどの果実類は，セルロースやペクチンなどの多糖類が集合した繊維質が大部分を占める．梅ピューレに油を加え，高速ブレンダーで撹拌してエマルションを調製し，クライオ-SEMにより観察した（図4）．エマルションの連続相には，網目状の構造体が観察された．これらは主に梅ピューレの繊維であると考えられる．放射状の構造は，凍結時に生成した氷結晶によるアーティファクトの場合があるので注意が必要である．高倍率で油滴の表面を観察した結果，繊維状の構造物が油滴を覆っており，連続相の繊維状構造とも繋がっていることが明らかとなった．梅ピューレによる油滴の安定化には，油水界面への繊維状の構造体の吸着と，エマルション全体に広がる網目状構造の双方が寄与していることが示唆される．

果実を加工した素材としては，ピューレの他にも，保存性や運搬性に優れた粉末が流通している．著者らは，梅の粉末，および繊維質に加えてタンパク質や脂質も含むアボカドの粉末をそれぞれ用いてエマルションを調製し，CLSM観察（三重染色）および

クライオ-SEM観察を行った（図5）[4]．

梅粉末を用いた場合，CLSMでは，粒状や繊維状の構造体が油水界面に局在していることが明らかとなった（図5（a），（b））．クライオ-SEMでは，油滴表面の凹凸が比較的多くみられた（図5（e））．

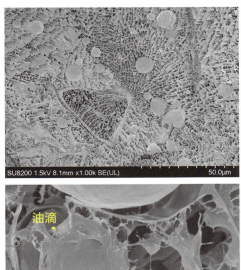

図4 梅ピューレエマルションのクライオ-SEM観察像（上：1,000倍 下：20,000倍）

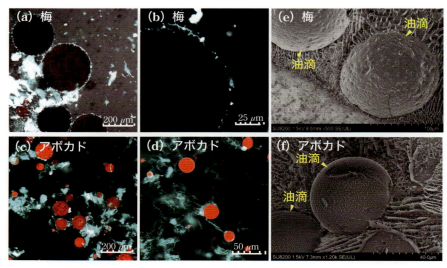

図5 アボカド粉末および梅粉末エマルションのCLSM像（a-d），およびクライオ-SEM像（e, f）[4]
赤：ナイルレッド（油滴）　青：カルコフルオールホワイト（セルロース）　緑：ファーストグリーンFCF（タンパク質）

これは，油滴表面の構造体，または，それらの吸着痕であると考えられる．

アボカド粉末を用いた場合，CLSMでは，油滴は繊維質の構造物にトラップされていたが，油滴表面との相互作用については判断するのは困難であった（図5（c），（d））．クライオ-SEMで油滴表面を観察した結果，油滴の表面は比較的，凹凸が少なかった（図5（f））．アボカドには，タンパク質や極性脂質が他の果実と比較して多く含まれている．それらの分子が界面に吸着していると考えられる．

3.2 植物性素材を用いたエマルション
1) 大豆脂質親和性タンパク質（LP）

脱脂大豆から新たに分画された脂質親和性タンパク質（Lipophilic protein：LP）画分は，膜タンパク質などのタンパク質がリン脂質とともに凝集した複合粒子である[5]．LP分散液と油を高圧ホモジナイザーにより均質化し，得られたエマルションへの酢酸添加前（pH 7.2）および添加後（pH 5.3）の，外観性状と微細構造を比較した（図6）[6]．LPエマルションの外観性状は当初は液状（図6左上：薄く広がった様子）であったが，酢酸添加により半固形状（図6左下：保形性のある様子）に変化した．注意すべきは，酢酸の添加前後で，油滴の形状や凝集状態，油水界面層の厚みなどの構造的特徴にほぼ違いがなかった点である．この外観性状の変化は，酢酸の添加により，密に接した油滴同士の相互作用が強まったためである．エマルションの巨視的な性質を評価する際には，微細構造観察に加えて，種々の理化学測定を行い，多角的に評価することも肝要である．

2) 大豆オイルボディ

大豆から製造される豆乳は，種子に含まれる油滴状の構造体（オイルボディ）が水中に分散した，天然のエマルションである．オイルボディを支持膜上でリンタングステン酸により染色し，STEM観察を行った結果[7]，油水界面膜は，数nm以下のごく薄い層であった．この層は，膜タンパク質（オレオシン）やリン脂質の複合層である．油滴の表面近傍に

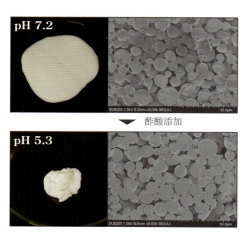

図6 大豆LPエマルションの外観およびクライオ-SEM像（上：pH 7.2　下：pH 5.3）[6]

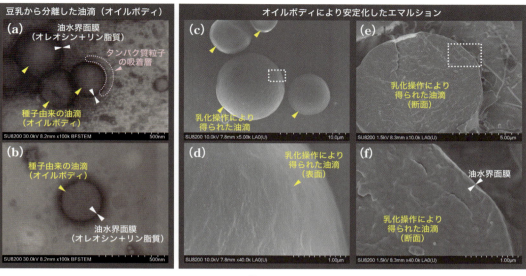

図7 大豆オイルボディのSTEM像 (a, b)[7]，および大豆オイルボディにより安定化された
エマルションのクライオ-SEM像 (c, d：油滴表面の構造　e, f：油滴断面の構造)[8]

は100 nm未満のタンパク質（β-コングリシニン，グリシニンなどの貯蔵タンパク質）の粒子が幾重にも吸着していた（図7 (a)）．それらのタンパク質を取り除く処理を行うと，粒子状の吸着物は観察されなかった（図7 (b)）．豆乳や豆腐の加工プロセスでは油が分離することは稀であり，喫食時にも油っぽさはあまり感じられない．これには，タンパク質粒子がオイルボディの周囲を厚く覆っていることも関係している可能性がある．

また，著者らは，新しい試みとして，貯蔵タンパク質粒子を含まない大豆オイルボディの分散液に，さらに油を加えて撹拌し，エマルションを調製した[8]．形成された油滴の表面や，断面の界面層をクライオ-SEMで観察したところ，粒子状のものは観察されなかった（図7 (c) - (f)）．大豆オイルボディを粒子とみなして乳化に用いても，元々の粒子構造は壊れ，膜タンパク質（オレオシン）とリン脂質が新たに吸着層を形成するようである．

3.3 ゲル粒子を用いたエマルション

ゲル化剤溶液を希薄な条件下でゲル化させると，内部に網目状の構造をもつ微細なゲル粒子（ミクロゲル）が形成される．より簡単に，通常のゲルをホモジナイザー等で微細化して作製される場合もある．ミクロゲルを乳化に利用する試みは，当初は合成高分子素材を対象に始まったが，近年ではタンパク質や多糖類などの食品素材を用いた事例も増えつつあり，物理的安定性の向上，pH応答性などの機能が報告されている[9]．著者らは，寒天とカードランから作製したミクロゲルを用いて，エマルションを調製することを試みた[10]．

寒天ミクロゲルを用いた場合，CLSMでは，油水界面に数 μm～10 μm程度のゲル粒子が吸着した様子が観察された（図8 (a)）．クライオ-SEMにおいても，油滴の表面に微細な粒子が吸着した様子や（図8 (c)），油滴断面の界面層やその付近に，網目状の構造物が存在する様子が観察された（図8 (e, f)）．他方で，カードランを用いた場合は，CLSMでは油滴とゲル粒子との相互作用は判断できなかった．これは，油滴表面のゲル粒子が微細であるためと推測された．クライオ-SEMでは，微細なゲル粒子が油滴表面を緻密に覆っていることが明らかとなった（図8 (d)）．ミクロゲルにより安定化されたエマルションはいずれも数カ月の長期にわたって物理的に安定であったが，これは，ゲル粒子が，かさ高い界面層を形成したことが関係していると考えられる．

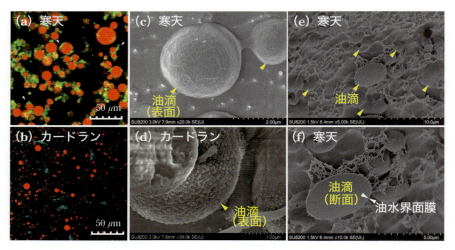

図8　ミクロゲルエマルションのCLSM像（a, b）およびクライオ-SEM像（c-f）[10]
赤：ナイルレッド（油滴）　緑：ナイルブルーA（寒天）　青：ANS-Na（カードラン）

4. 結論──調理・加工への応用

本稿では，口腔感覚と嗅覚を中心としたおいしさという観点から，新たに研究開発が進む微細な粒子により安定化されたエマルションについて論じた．すなわち，穀物粉末のような"硬い粒子"から，ミクロゲルやオイルボディ，果実由来の繊維状構造体のような"柔軟な粒子"まで，種々の微細な粒子状素材を取り上げ，CLSMとクライオ-SEMを用いて油滴表面の微細構造の重要性を議論した．粒子で安定化したエマルションの嗜好性については，長期安定性とは違い，まだまだ研究と実証が待たれる分野ではあるが，従来の乳化剤とは違って，さまざまなユニークな構造を有することが明らかになりつつある．本分野における今後の研究の進捗を期待するところである．

また，大豆脂質親和性タンパク質の項でも述べたが，本稿で議論した結果の正しさは，種々の理化学試験によって担保されるべきである．すなわち，吸着物質の組成などの定性分析や吸着量測定などの定量分析に加え，油滴の表面電位の解析や吸着物質の表面疎水性の測定などを併せて行うということである．これにより，調理・加工に優れたエマルションを構造論的に理解することが可能になり，エビデンスにもとづく効率の良い開発活動にもつながのではないだろうか．

■ 参考文献

1) 日本味と匂学会編．味のなんでも小事典‐甘いものはなぜ別腹？，pp82-83, 講談社，東京，2004年．
2) David Julian McClements. Food Emulsions: Principles, Practices and Techniques, 2nd Edition, pp.415-416, CRC Press, Boca Raton, FL, 2004.
3) 谷澤容子，矢吹実奈子，石井統也，他．各種農産食品微粒子の起泡素材および乳化素材としての食品加工・調理への利用，日本調理科学会誌，2020; **53**(5): 319-329.
4) Ho H, Ishii T, Matsumiya K, *et al*. Utilization of dried Japanese apricot and avocado fruit powders as an emulsifying agent: The importance of the powder-dispersed phase in emulsification., *J. Food Eng.*, 2021; **294**: 110411.
5) Matsumura Y, Sirison J, Ishi T, *et al*. Soybean lipophilic proteins - Origin and functional properties as affected by interaction with storage proteins. *Curr. Opin. Colloid Interface Sci.*, 2017; **28**: 120-128.
6) Sirison J, Ishii T, Matsumiya K, *et al*. Tuning of rheological behavior of soybean lipophilic protein-stabilized emulsions. *Food Hydrocoll.*, 2023; **141**: 108745.
7) Ishii T, Matsumiya K, Nambu Y, *et al*. Interfacial and emulsifying properties of crude and purified soybean oil bodies. *Food Structure*, 2017; **12**: 64-72.
8) Ishii T, Matsumiya K, Matsumura Y. Combinational effects of acid and salt addition on colloidal, interfacial, and emulsifying properties of purified soybean oil bodies. *Food Hydrocoll.*, 2021; **111**: 106213.
9) Dickinson E. Microgels ― An alternative colloidal ingredient for stabilization of food emulsions. *Trends Food Sci. Technol.*, 2015; **43**(2): 178-188.
10) Ishii T, Matsumiya K, Aoshima M, *et al*. Microgelation imparts emulsifying ability to surface-inactive polysaccharides ―bottom-up vs top-down approaches. *NPJ Sci. Food*, 2018; **2**(15).

（石井統也，南部優子，松宮健太郎）

50 ソフト食品
（介護食品）

Part 13 新食品の組織構造 — **181**

1. はじめに

　日本の高齢化率は，約 28% であり，2055 年頃には 4 人に 1 人が 75 歳以上という超高齢化社会が到来する[1]．高齢者は誤えんしやすく，日本人の誤えん性肺炎による死亡は死亡原因の第 6 位となっている[2]．高齢者等を対象としたソフト食品の開発には，安全に喫食できるための物性基準を満たす必要があり，製品ロット間差の少ない安定した製品の製造が求められる．マルハニチロ株式会社では，「メディケア食品」ブランドを展開し，病院施設と在宅向けの両面から取り組み，"食のバリアフリー化"に貢献している．介護用ソフト食品には数多くの形態がある（**表 1**）．一般に，咀嚼機能やえん下機能が衰えた人（えん下困難者）の食事では，食物の誤えんを防ぐことが重要であり，水のようなさらっとした液体では，間違って気管に入りやすい場合もある．また，餅のように粘り付きがあり，付着性が大きい物では気管を詰まらせる可能性もあり危険である．そのため，介護食品では咀嚼しやすいかたさと同時にまとまりやすく，飲み込みしやすい形態かどうかが重要な条件となる．

表 1 介護食品の主な形態

	特徴
刻み食	通常の食事を細かく刻んだもの
ソフト食	柔らかく煮込んだり，食材をミキサーにかけてから固めたもの
ミキサー食	食べ物をミキサーにかけてポタージュ状にしたもの
ゼリー食	ミキサーにかけてペースト状もしくはゼリー状にしたもの

2. おいしさの科学的評価

2.1 介護食品のテクスチャー評価

　えん下困難者を対象とした介護食品を開発するに

は，様々なテクスチャーの基準をクリアする必要がある．介護食品のテクスチャー基準として提唱されているものが数多くあり，食品メーカーでは，その基準としてユニバーサルデザインフードやえん下困難者用食品評価基準，えん下食ピラミッドなどが幅広く利用されている．ユニバーサルデザインフードは，2002 年に設立された日本介護食品協議会により自主規格が策定された．登録されている商品が 2024 年現在 2,000 品を超え，92 社以上の加盟登録がある．同協議会が制定した規格に適合する商品パッケージには，UDF のマークが記載されており，「かたさ」や「粘度」の規格により分類された 4 つの区分を表示している．

　また，えん下困難者用食品評価基準は，2009 年厚生労働省が策定し，現在は消費者庁が管轄している．かたさ，付着性，凝集性の許可基準によりその適合性を審査し，国（消費者庁）の許可を受けて表示許可基準 I，II，III に分類されている（**表 2**）．「許可を受けるべきえん下困難者用食品（えん下を容易にし，誤えん及び窒息を防ぐことを目的とするもの）たる表示の適用範囲については，えん下困難者の用に適する旨を医学的，栄養学的表現で記載されたものに適用されるものとする．」と規定されている．このように，介護食品の開発には，基準に則したテクスチャーの制御が必要となる．

表 2 特別用途食品（えん下困難者用食品）規格基準

規格[※1]	許可基準 I [※2]	許可基準 II [※3]	許可基準 III [※4]
硬さ（一定速度で圧縮したときの抵抗）（N/m²）	2.5×10^3 〜 1×10^4	1×10^3 〜 1.5×10^4	3×10^2 〜 2×10^4
付着性（J/m³）	4×10^2 以下	1×10^3 以下	1.5×10^3 以下
凝集性	0.2 〜 0.6	0.2 〜 0.9	—

※1　常温及び喫食の目安となる温度のいずれの条件であっても規格基準の範囲内であること．
※2　均質なもの（例えば，ゼリー状の食品）．
※3　均質なもの（例えば，ゼリー状又はムース状等の食品），ただし，許可基準 I を満たすものを除く．
※4　不均質なものを含む（例えば，まとまりのよいおかゆ，やわらかいペースト状またはゼリー寄せ等の食品）．ただし，許可基準 I 又は II を満たすものを除く．

（資料；平成 29 年 3 月 31 日 消食表第 188 号「特別用途食品の表示許可等について」より抜粋）

2.2 介護食品のテクスチャー制御

介護食品は，油やタンパク質素材を混合させて成型させた製品が多く，油滴含有ゲル（エマルションゲル）として考えることができる．一般にゲル状食品は水分含量が高く，ゲルに含有される油脂は油滴，すなわちO/W型エマルション状態で存在する．また，タンパク質をゲル基材とする油脂含有ゲルは，あらかじめタンパク質により調製したエマルションをゲル化して得られる．そのため，油脂含有ゲルは学術論文ではエマルションゲルとして表されている場合が多い[3]．

エマルションゲルは，介護食のみならず，その他の加工食品でも存在するため，その知見を新たな加工食品の開発に応用できる．

ここでは，水 - 油 - タンパク質からなるモデルエマルションゲルを試作し，その種々の製法の違いによるテクスチャー制御と組織構造との関係性について検証した．真空冷却高速撹拌機を使用し，表3 のモデル配合組成で原料を同時に撹拌機に投入し，室温で撹拌した．撹拌条件は表4 試験区で実施し，ステンレスの型に流し込み，冷凍後，スチーム加熱したものについて各種測定を行った．テクスチャーアナライザーによってかたさ測定を行った結果，撹拌速度が速くなるほど，硬さが増す傾向を確認した（図1）．

次に，かたさに寄与する可能性がある，油滴サイズや気泡の割合，タンパク質の組織構造との関係性について検討を行った．

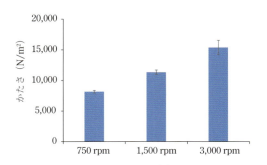

図1 かたさ測定結果
ユニバーサルデザインフード物性測定方法に準じて実施した．値は mean±SD，n＝4

3. 組織構造観察と考察

モデルエマルションゲルの組織構造を観察するため，表5 の条件で分析を行った．

表5 観察対象とその測定方法

観察対象	測定方法・装置
油滴	デジタルマイクロスコープ・電子顕微鏡
気泡	X線マイクロCT
タンパク質	HE 染色

1） 油滴サイズ

試料をグルタールアルデヒド・オスミウム酸固定した後，その断面を電子顕微鏡で観察した．大きな球体（図4 A1 赤点線）はタンパク質（卵白）であり，微細な球体状（図4 A1 黄色実線）のものが油滴であると推察した．また，試料から油滴を界面活性剤で抽出し，デジタルマイクロスコープで観察した（図2）．これらの結果から，かたさ（図1）と油滴サイズ（直径）には関連性があり，撹拌速度が速くなると油滴サイズが小さくなる傾向を確認した（図2）．

表3 モデル食品配合組成

原材料	割合［%］
水	41.9
油	18.2
タンパク質	39.9

表4 撹拌条件試験区

試験区	撹拌速度	撹拌時間
Control	3,000 rpm	
撹拌速度 1/2	1,500 rpm	5 分
撹拌速度 1/4	750 rpm	

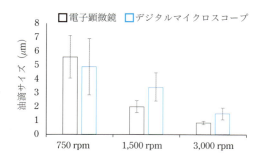

図2 油滴サイズまとめ
電子顕微鏡 値は mean±SD　n＝30
デジタルマイクロスコープ 値は mean±SD　n＝20

2) 気泡の割合

空域率，気泡径について X 線 CT を用いて 3 次元での解析を行った．気泡の大きさに関して，750 rpm では 70 μm 未満の小さい気泡が多く，3,000 rpm では 130 μm 以上の大きい気泡が多く，最大で 350 μm のものを確認した（**図 3**）．空域率に関して，750 rpm が約 2.5% と最も少なく，1,500 rpm と 3,000 rpm は約 5.0% で同程度であった．

3) タンパク質の組織構造

試料を凍結乾燥した後，固定化し，切片を作製，HE 染色による組織観察及び画像解析を行った（**図 4**）．染色されていない白い部分を気泡とみなし，画像処理により気泡の占める割合と気泡 1 個当たりの面積を平均化し算出した．気泡の面積率（%）は，750 rpm；24.7±1.9，1,500 rpm；36.3±0.9，3,000 rpm；34.7±3.4（n=3，値は mean±SD），また，

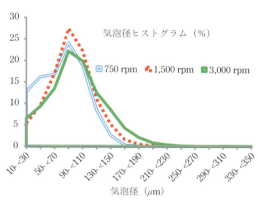

図 3 気泡径分布の解析結果

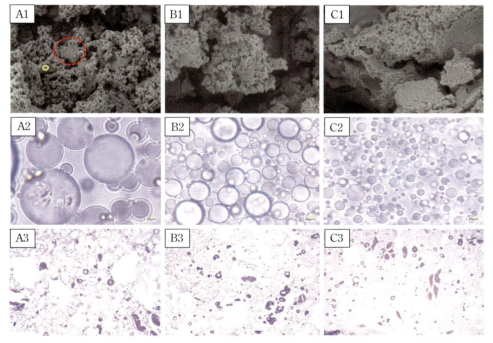

図 4 A；750 rpm，B；1,500 rpm，C；3,000 rpm で調製したソフト食品の組織構造
・A1, B1, C1；グルタールアルデヒド・オスミウム酸固定による油滴観察　電子顕微鏡像 500 倍
・A2, B2, C2；デジタルマイクロスコープによる油滴観察像 5,000 倍
・A3, B3, C3；デジタルマイクロスコープによる HE 染色の組織観察像 200 倍

気泡の平均面積（μm^2）は，750 rpm；247.3±52.4，1,500 rpm；587.3±81.0，3,000 rpm；1423.3±675.9（n=3，値は mean±SD）．撹拌速度が速くなるほど，気泡の量・大きさが増す傾向があることを確認した．

これらの結果は，X線マイクロ CT の空域率と同様の傾向を認めた．また，染色されたタンパク質と思われる青色の平均面積は撹拌速度が速くなるほど大きくなっていることを確認した．

一方で，青色染色部分を 1,000 倍に拡大した画像を観察すると（図省略），タンパク質と思われる青色部分は細かくなっており，その周囲に白い円型部分を確認できた．このサイズを測定したところ油滴径（図2）と一致しており，油滴と判断した．これらの組織構造から，油滴周囲にタンパク質が吸着し，タンパク質同士が結合してネットワークを作ってかたさに関与していると考える[4]．

4. 結論—調理・加工への応用

介護食品のテクスチャー変化の主な原因として，①油滴径，②気泡の割合，③タンパク質の組織構造が影響していると推察する．今回のモデル食品の検討では，油滴サイズが安定している撹拌速度 1,500 rpm 以上のかたさが均一で，保形性も良く食べやすいと考える．

タンパク質によって安定化されたエマルションゲル系では，撹拌速度が速く油滴サイズが小さくなるほど，ゲルはかたくなった．多くの場合，個体粒子の分散系と同様に液滴により弾性率は増大する．これは，液滴粒子が固体粒子のように挙動し，ゲルマトリックスと相互作用しているためである．

すなわち，液滴粒子のずり弾性率（G_d）は，$G_d =$ $2\gamma/R$ で表される[5]．ここで，γ は界面張力，R は粒子半径である．したがって，粒子が小さいほど，界面張力が高いほどかたい粒子ということになる．

原材料や温度，湿度など製造環境が日々変化する中で，本稿ではテクスチャー制御の一つの指標として油滴サイズに着目した．しかしながら，介護食品は，脂質，タンパク質，糖質，水などの複合体である加工食品であり，様々な要素が複雑に相互作用したものである．そのため，油滴や気泡，タンパク質など各成分のみを上手く抽出し，微細構造を観察する技術が重要になる．

今回紹介した観察手法は一部である．例えば，油滴や粒度であればオイルレッド O 染色や粒度分布計，共焦点レーザー顕微鏡も分析方法として知られている．エマルション評価には，液中分散安定性評価，ゼータ電位や TD-NMR（時間領域核磁気共鳴）なども有効な手法である．また，気泡であれば密度，蛍光顕微鏡，タンパク質であれば HE 染色以外でも PAS 染色などの利用が可能であり，同じ対象であっても様々なアプローチから評価を試みることが大切である．

今後，介護食品（ソフト食品）の物理的条件の違いを微細構造の観点から明らかにすることで，新たな商品開発や生産の効率化に役立てたい．

■ 参考文献

1) 令和4年度内閣府高齢者白書．
2) 厚生労働省「人口動態調査」2021 年．
3) 合谷祥一. 5. おいしさとテクスチャー, おいしさの科学事典, 山野善正 総編集, pp277-281, 朝倉書店, 2003 年.
4) Tang CH, Liu F. *Food Hydrocolloids*, 2013; **30**: 61-72.
5) Van Vliet T. *Colloid & Polym. Sci.*, 1988; **266**: 518-524.

（住田基樹）

51. やわらか焼そば

1. はじめに

　超高齢者社会に伴い，咀嚼・えん下機能の低下した人に適した形態の多種多様な調理・加工品が市場に出回っている．これらは飲み込みやすい，食塊形成がしやすいなどのテクスチャーが改良されているだけでなく，口に運びやすい，香りが良い，味が良いなども研究されている．高齢者は咀嚼・えん下機能だけでなく，味覚・嗅覚[1]も低下する．若いころに食べた食品は懐かしさもあって好まれる．麺類は高齢者にとって，いつまでも食べたいごちそうの一つである．この欲求に応じた焼そばのやわらかいバージョンが発売されている．そこで，高齢者にどのように適応できるようにしているのかを構造から推察した．

2. おいしさの科学的評価

　やわらか焼そばのポイントの一つは，麺の長さが，従来の焼そばの半分以下になっていることである（図1）．この長さにより，やわらかいだけでなく，飲み込みやすさや箸でのつかみやすさが改良されている．また，調理をする側にとっては，ほぐれやすさが長所であろう[2]．

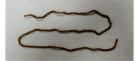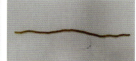

図1　焼そばの外観
左：普通の焼そば，右：やわらか焼そば

　このやわらか焼そばと同会社の普通焼そばを比較すると，咀嚼時筋電位咀嚼測定で，咀嚼回数は普通焼そばの約70％，咀嚼時間も約80％と有意に少なくなっていた（$p<0.01$）（図2）．

　麺を破断測定し，麺の破断荷重の結果を示すと（図3），やわらか焼そばは有意に小さく，やわらかくなっていたと報告されている．

　高齢者をパネルにした官能評価でも，のみ込みやすいと答えた人が多く（図4），咀嚼機能がやや低下した高齢者に適した食品である．

　やわらか焼きそばの原材料名は，めん（小麦粉（国内製造），食塩／加工でん粉，着色料（カラメル，クチナシ），かんすい），野菜（キャベツ，にんじん），中濃ソース，砂糖，植物油，食塩，粉末ソース，香辛料，粉末醤油，ポークエキス，たん白加水分解物／調味料（アミノ酸等），カラメル色素，pH調整剤，乳化剤，酸味料，増粘剤（加工でん粉），（一部にえび・小麦・大豆・鶏肉・豚肉・もも・りんごを含む）と記載されている．

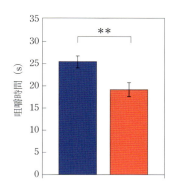

図2　普通焼そば（左）とやわらか焼そば（右）の咀嚼時間

図2，3，4は東洋水産㈱提供

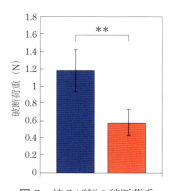

図3　焼そば麺の破断荷重
普通焼そば（左）とやわらか焼そば（右）の破断荷重　測定条件：くさび型プランジャー，圧縮率　90％，加熱後放置し，室温20℃測定

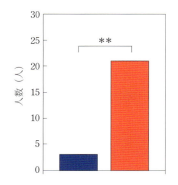

図4　官能評価により麺が飲み込みやすいと答えた人数（23人中）

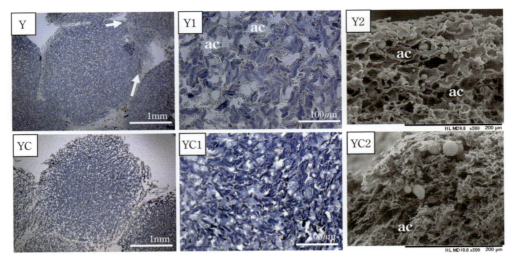

図5 焼そば麺の光学顕微鏡像
Y：冷凍やわらか焼そば，Y1：Yの内部拡大，YC：Yを電子レンジで加熱，YC1：YCの内層部の拡大（クリオスタット切片10μm，ヨード染色），Y2, YC2：Yを2.5％グルタールアルデヒド・1％オスミウム酸固定，卓上SEM観察　YC2：YCを低真空SEMで観察，↑：流出デンプン，ac：空隙

3. 組織構造観察と考察

やわらか焼そば（冷凍）（図5 Y, Y1）とそれをレンジで温めた麺（図5 YC, YC1）をクリオスタット切片10μmにし，ヨード染色を施した．やわらか麺の周囲は，ヨード染色で染まる部分と染まらない流出したデンプン部分（Y：↑）が取り囲んでいる．麺の断面では，やわらか焼そばは細かな空隙が比較的均一に多数存在している（図5 Y, Y1, Y2）．これは，水分が存在した部分であると考えられるので，やわらか焼そばの水分は多いと思われる．ヨードによる染色では，大デンプン粒は青く濃く染まっており，疎な構造は麺のやわらかさにつながっていると考える（図5 Y1）．加熱麺では，それぞれの小麦粉の大デンプン粒が糊化・変形して見え，空隙を埋めるデンプンは染色性が異なる（図5 YC1）．小麦粉とは異なる，水分を良く吸収するアミロペクチンが多い加工デンプンが使用されていると推察する．加熱麺外層部を低真空SEMで観察すると，多量の空隙が小さくなり，炒めた油脂の脂肪球は加熱によりさらに大きくなっていた（図5 YC2）．

4. 結論─調理・加工への応用

小麦粉デンプン以外に，加工デンプンのような物質が観察されることから，水分を保持する加工デンプンが使われていると考える．加工デンプンを使用することにより麺の食感が改良されている．さらに高齢者向きの食品が開発されていくことを期待する．なお，加熱麺のデンプン，タンパク質を観察するには，固定を行うことをお勧めする．

■参考文献
1) 城田直子，峯木眞知子，他．維持血液透析患者の嗅覚と味覚の関連性と食事管理のあり方，*New Diet Therapy*, 2017; **33**(1): 3-14.
2) 東洋水産株式会社，NEWS RELEASE 独自技術による「やわらか食」が新登場！マルちゃんやわらかソース焼そば（野菜入り）
3) 島村 綾，高橋智子．介護食向け焼そばの物性と官能評価，第28回日本摂食嚥下リハビリテーション学会講演抄録，2022: S224.

（峯木眞知子）

52 プラントベースのチーズ様食品

1. はじめに

19世紀に欧州で始まった菜食主義は，現在ではベジタリアンやヴィーガンとして知られている．さらに，SDGs（持続可能な開発目標）の観点からも「サステナブルフード」の原料として植物が注目されている[1,2]．環境負荷の高い動物性食品から植物性食品への潮流がある．ターゲットとした「動物性食品らしいおいしい食感」をどのようにプラントベースフード（plant-based food）で実現するか？目標とした動物性食品らしいおいしい食感との差を明確にし，構造的な違いを明らかにする必要がある．そうすることで，ターゲット食品らしいおいしい食感を植物性原料素材で再現するための方向性を具体的に示すことがでる．

2. おいしさの科学的評価

チーズの視覚的な「おいしさ」の要因に「糸曳性（いとひき）」がある（図1）．これは，「加熱すると溶けて伸びる」性質である．とろけるタイプの牛乳ベースの市販プロセスチーズ（A）のより好まれる糸曳きは，「形状が糸」「伸長距離が長い」特徴をもつ．一方，乳製品を全く使用していない市販のプラントベースチーズ（PBC：T, S, O）は最も伸長した（A）の1割程度の距離で切断され，形状は膜状であった（図1）．

糸曳性の前提となる加熱で融ける性質を動的粘弾性測定（温度スイープ）で評価した．動物性チーズ（A）では，温度の上昇と共に $\tan \delta$ が増加し（固体的から液体的性質に変化），PBC（T, S, O）では，$\tan \delta$ が低い値（固体的性質）を保持した（図2）．

「チーズらしい」おいしい見た目をPBCに付与するためには，まず連続相の性質を加熱により固体から液体に変化させ，伸長により切れるまでの距離を伸ばし，さらに糸状（束状）の形状にする必要がある．

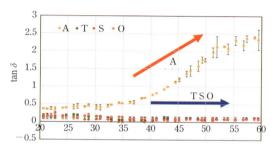

図2 動的粘弾性試験 温度スイープ

3. 組織構造観察と考察

共焦点レーザー顕微鏡（CLSM）を用いて，加熱前（未加熱）試料の成分分布を観察した（図3上段）．連続相であるタンパク質（赤）に，球状の脂肪（緑）が分散している様子が観察された．また，脂肪の分布は（A）では方向性を持っており，細長く帯状にまとまって局在していた．一方，PBC（T, S, O）では全体的に分散分布していた．走査型電子顕微鏡（SEM）でも同様の球状分散構造が観察された（図4上段）．

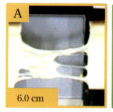 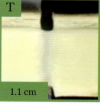 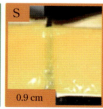 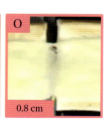

図1 糸曳性試験で切れる（半分の伸長距離時の様子）
A：動物性（安定剤増粘多糖類）
他プラントベース T：豆乳・加工デンプン，
S：ココナツオイル・加工デンプン，O：オーツ麦・寒天・加工デンプン

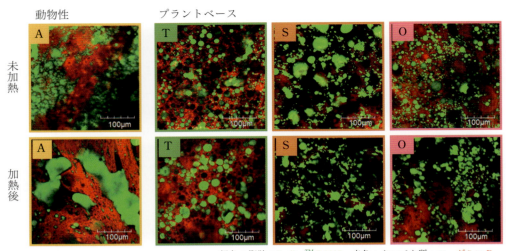

図3　CLSM観察　未加熱と加熱後の比較

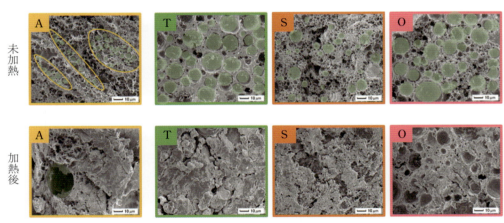

図4　SEM観察　未加熱と加熱後の比較

図5　SEM観察　加熱伸長途中の比較

伸びるメカニズムをイメージするためには，未加熱時だけではなく，加熱により溶融・引張りによる伸長途中・加熱伸長後の構造を比較する必要がある．

加熱による構造変化を CLSM（図3下段），SEM（図4下段）で観察した．動物性（A）では，未加熱時では連なった分布の脂肪球が，加熱溶融後では大きな脂肪が観察された．さらに，図5の加熱伸長途中では細長い穴が，加熱伸長後では束状と膜状の両方の構造が観察された．以上の結果から伸びるメカニズムについて考察する．動物性（A）では連なった脂肪球が加熱によってとけ，合一することで，大きな穴ができる．さらに，大きな穴が引き伸ばされ，細長い穴となることで，束状構造が形成される．このような構造が，動物性（A）の穴の数が多い，糸の本数が多いという特性に繋がったと考えられる．

一方，PBC（T, S, O）では加熱で脂肪球分布の変化は観察されなかった（図3下段，図4下段）．加熱伸長途中・加熱伸長後の構造を観察した（図5）．未加熱時に全体に分布した大きな孔が，加熱溶融後に小さな穴が，加熱伸長途中に穴が，加熱伸長後に膜状構造が観察された．大きな穴や穴が変形した様子は観察されなかった．これらの結果より，加熱による脂肪球の合一が起こらず，伸長時に細かい亀裂を生じなかった．また，未加熱の連続相のネットワーク構造が伸びに対して切れやすかったと考えられる．2つの理由から伸長変形に対して一気に大きな亀裂を生じ切れてしまったと考えられる．

動物性（A）の融けるチーズ（A）のみで相分離した繊維状構造（増粘多糖類由来）が観察された．この繊維状構造に注目して未加熱・加熱溶融後・加熱伸長途中・加熱伸長後の構造を観察した（図6）．未加熱試料で見られた繊維状構造が，加熱試料でも観察された．さらに，加熱伸長途中試料と加熱伸長後試料では，繊維状構造が連続相の束同士の間に見られた．束同士を繊維がつなぐ様子が観察された．このことより，繊維状構造が束を切れにくくしたと考えられる．以下伸びるメカニズムをイメージする．連続相のネットワーク構造が伸びやすい性質を持つ．未加熱時に脂肪球が帯状の局在分布であり，加熱時に脂肪球が合一し溶けることで大きな穴ができ，伸長中に亀裂が入ることで穴同士がつながりさらに大きな穴となり，束状構造を形成する．その結果，糸曳きの距離が長く，形状が糸状になると考えられる．

低真空SEMによる前処理なしでの観察とEDS（エネルギー分散型X線分光法）による元素分析を行った

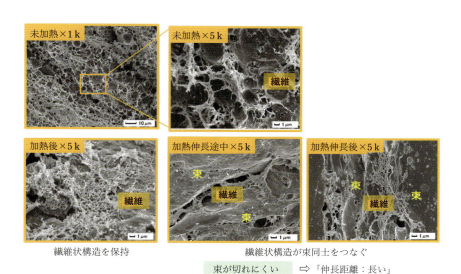

図6　動物性の融けるチーズにおける繊維構造の変化

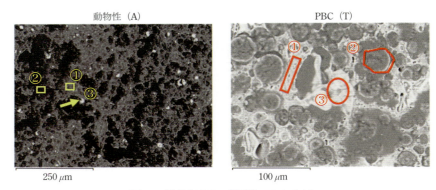

図7 低真空SEM観察とEDS分析

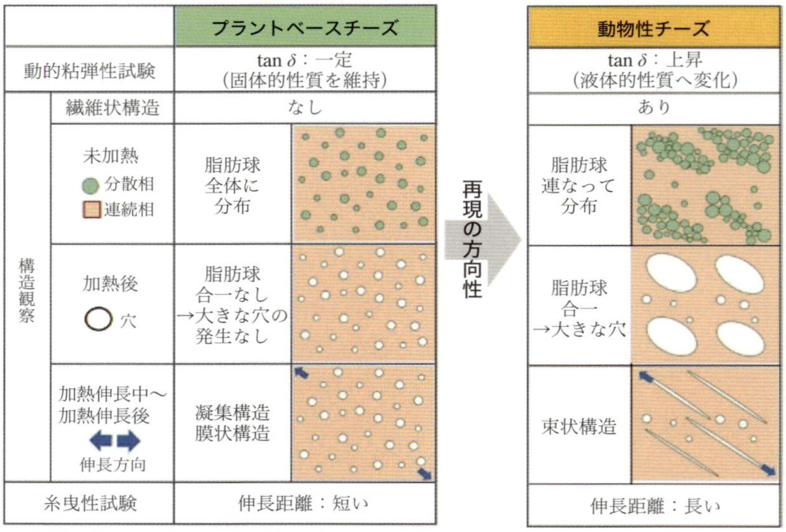

図8 まとめ 伸びる構造変化

(図7)．元素の炭素(C)と酸素(O)比から糖質(O多)・タンパク質・脂質(O少)を推定できる．動物性(A)では左図中，連続相①タンパク質，分散相②脂質，③リン酸カルシウムと推定された．PBC(T)では右図中，連続相①タンパク質，分散相②脂質，分散相③糖質（デンプン粒）と推定された．前処理で失われるリン酸カルシウムを検出できた．

4．結論─調理・加工への応用

プラントベースチーズ(PBC)に高い糸曳性を付与する方向性を図8に示した．①加熱による固体的から液体的の性質への変化，②繊維状構造（未加熱〜加熱伸長後）による連続相の補強③連なった脂肪球分布（未加熱）から加熱による脂肪球の合一，③束状構造（加熱伸長途中〜加熱伸長後）を再現する必要があると考えられる．

以上のように，食品組織構造の観察結果より，動物性チーズとPBCの糸曳性が生じるメカニズムの違いを明らかにし，PBCに「とろける」タイプの動物性チーズ特有の糸曳性を付与する方向性を示した．

■ 参考文献

1) Grossmann L, McClements DJ. The science of plant-based foods: Approaches to create nutritious and sustainable plant-based cheese analogs, *Trends in Food Science & Technology*, 2021; **118**: 207-229.
2) 三浦孝之, 佐藤 薫. イミテーション（アナログ）チーズについて，日本食品工学会誌，2019; **66**: 381-386.

（中村 卓）

53 エスプーマ

1. はじめに

エスプーマとは，スペイン語で「泡」を意味する．日本国内では，食材や料理を泡状にした食事のことを，エスプーマ食と呼んでいる．泡は，固体や液体の食材に比べて，表面積が大きい．そのため，口に含んで舌と上顎で泡を潰すと，食材の風味が口の中に広がり，鼻の方まで抜けていく．このことより，エスプーマ食の特徴は，食材の風味を豊かに感じられることである．

エスプーマ食は，ペースト状にした食材とつなぎとなる素材（凝固剤と呼ばれる）を合わせてサイフォンと呼ばれる加圧容器（日本炭酸瓦斯㈱ ESPUMA ADVANCE®）に入れ，そこにガスを充填して含ませ，調製する（図1）．この方法は，スペインの「エル・ブリ」のシェフ，フェラン・アドリア氏が開発した[1]．現在では，レストランなどでメイン食材のソースのようなトッピングとして利用する方法が普及している．具体的には，ドレッシングやポン酢，わさびなどをはじめとしたレシピが，多数公開されている．エスプーマは嗜好品として一般的に利用されるだけでなく，ドイツの高齢者施設では，高齢者に適した食事として提供されている．泡状であるエスプーマ食は，味覚・嗅覚が低下した方や，咀嚼やえん下が困難な方向けの食事[2]として，利用できるためである．エスプーマをえん下調整食として利用する研究として，納豆[3]やパン粥[4]，米粥[5]，鮭のクリーム煮[6]などが報告されている．

2. おいしさの科学的評価

エスプーマの凝固剤として利用される食材は，クリームやゼラチン，卵白，じゃがいもデンプンなどがある．これらは，料理を提供する温度によって使い分けられる．冷たい料理にはクリームやゼラチン，温かい料理にはじゃがいもデンプン，卵白はどちらにも使用できる．

エスプーマのガスには，亜酸化窒素ガス（N_2O）や二酸化炭素（CO_2）が使われる．これらのガスは，食品添加物として国の認可を受けている．ガスの種類は味に影響し，N_2O は無味であるのに対して，CO_2 は酸味が強い．そのため，N_2O の方が幅広い料理に利用できる．一方で N_2O は，ボンベのみの取り扱いで，法人や飲食店への設置しか認可されていない．CO_2 は，カートリッジ式が市販されているため，個人でも入手可能で，手軽に利用することができる．

これまで和食のエスプーマ食は，ほとんど見当たらない．そのため，エスプーマ食（主食，主菜，副菜，デザート）のレシピ集を作製した（図2）[7]．いずれのエスプーマ食も食材をミキサーで粉砕し，クリームやゼラチンと混合，N_2O を充填して，調製している．このエスプーマ食のレシピはすべて，喫食にかかる時間として推定した30分間は，泡を保持できる配合になっている．

これらのエスプーマ食は，消費者庁の特別用途食品の「えん下困難者用食品」の許可基準Ⅰ-Ⅲに該当する．この許可基準は，定められた条件下でテク

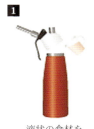
1 液状の食材を専用容器に入れる

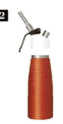
2 ヘッド部分を取り付ける

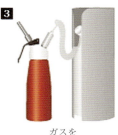
3 ガスを充填する

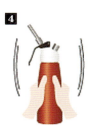
4 ボトルを上下に振る

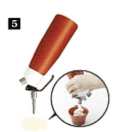
5 レバーを握って泡を出す

図1　エスプーマ食の基本の調理法

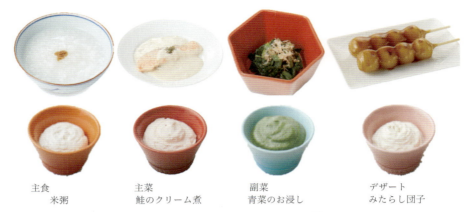

図2 エスプーマ食にした料理[7]
上：料理　下：各エスプーマ食

主食　米粥
主菜　鮭のクリーム煮
副菜　青菜のお浸し
デザート　みたらし団子

スチャー測定を行った際の，かたさ［N/m^2］，凝集性，付着性［J/m^3］の指標により決められている．

　主菜「鮭のクリーム煮」（図2）は，豆乳クリームで調製されており，テクスチャー特性がえん下困難者用食品の許可基準Ⅲを満たしていた．えん下のしやすさについて，比較的健康な高齢者を対象に，えん下内視鏡検査（VE：Videoendoscopic evaluation of swallowing）を実施した（図3）．その結果，エスプーマ食を1回飲み込んだ直後は，白い丸で囲ったように咽頭残留物が確認された．しかし2回目の飲み込み後は，咽頭残留物が確認されなかった．このことから，エスプーマ食は咀嚼しやすいだけでなく，えん下についても問題がないことが示された．

3. 組織構造観察と考察

3.1 低真空SEMによる泡の観察

　エスプーマ法の凝固剤である2種類のクリーム（植物性脂肪クリーム・豆乳クリーム）を泡にして，低真空SEMを用いて構造を観察した（図4）．前処理は，抽出した泡を液体窒素に浸けて凍結し，割断して，すぐに試料台へ固定した．

　植物性脂肪クリームの泡は，豆乳クリームに比べて大きく，サイズにばらつきがあった（図4）．画像処理により，気泡30個の長径を求めると，植物性脂肪クリームが $160 \pm 40\,\mu m$，豆乳クリームが $80 \pm 30\,\mu m$ であった．

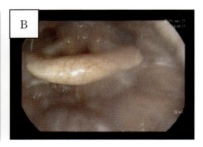

図3 鮭のクリーム煮エスプーマ食のえん下内視鏡検査[6]
A：飲み込み1回目　　B：飲み込み2回目
対象者：68歳女性　　○：咽頭残留物

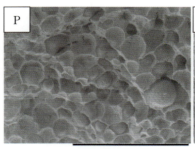
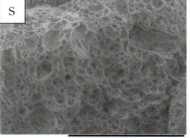

図4 クリームの種類による泡の状態[6]
P：植物性脂肪クリーム　S：豆乳クリーム

3.2 低真空SEMによる鮭のクリーム煮の観察

鮭のクリーム煮のエスプーマ食では材料に，ゆでた鮭，昆布水，味噌，クリーム2種類を用いた．味噌は調味だけでなく，泡の保持時間を向上させ，安定性が高いことから用いた．

外観は，豆乳クリーム試料の方がなめらかで，つやがあった（図5）．泡の安定性は，豆乳クリーム試料で30分間離水が全くなかった．これには，泡を取り囲む連続層が太かったことが寄与していると考えられた．鮭はミキサーにより粉砕したが，100 μm以下の小さな破片が観察された（図6）．

4. 結論—調理・加工への応用

エスプーマ食は，嗜好品としてだけではなく，味覚・嗅覚の低下した方や，咀嚼・えん下が困難な方にも適した調理法である．多種多様な食や嗜好に対応することが求められるこれからの時代に，適合した食事形態であると考えられる．しかし現時点では，法人や飲食店における手作りしか選択肢がない．そのため今後，食品メーカーが加工食品として大量生産し，世の中に流通させてくれることを，期待したい．さらに，亜酸化窒素ガスが個人でも入手可能になり，在宅医療などの食事にも応用できるようになることも，期待したい．

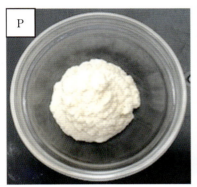 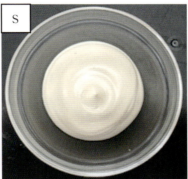

図5　鮭のクリーム煮エスプーマ食の外観[6]
　　P：植物性脂肪クリーム　　S：豆乳クリーム

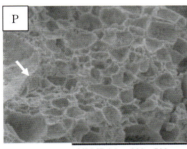 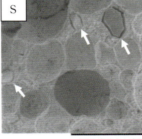

図6　低真空SEMによる鮭のクリーム煮エスプーマ食の観察[6]
　　P：植物性脂肪クリーム　　S：豆乳クリーム　　↑：鮭の破片

■ 参考文献

1) Adria F, Soler J, Adria A. エルブリの1日，ファイドン，2009年．
2) 峯木眞知子．エスプーマ利用による高齢者食への展開，日本家政学会誌，2022; **73**(12): 731-737.
3) 藤間紀明．エスプーマ（泡状）納豆の新しいえん下調整食としての可能性，新潟リハビリテーション大学大学院修士論文，2011年．
4) 駒込乃莉子，山本菜美，和田涼子，他．高齢者向きエスプーマ調理法による泡状パン粥の調製，東京家政大学研究紀要，2019; **59**(2): 27-32.
5) 駒込乃莉子，小泉昌子，和田涼子，他．味噌の種類がエスプーマ米粥の品質および嗜好性に与える影響，東京家政大学研究紀要，2022; **62**(2): 27-33.
6) Koizumi A, Koizumi A, Mineki M. Preparation and suitability of *Espuma* fish dishes for older adults, *Food Science and Technology Research*, 2023; **29**(3): 247-256.
7) 峯木眞知子，和田涼子．エスプーマ食・レシピ集 咀嚼・えん下の難しい人向けの泡食 初版，東京家政大学，2020年．

（小泉昌子，峯木眞知子）

54 卵殻粉による食品の改良効果

1. はじめに

卵の殻は，97％が無機成分，2％がタンパク質で構成されている．無機成分のうち38％がカルシウムで，他にはマグネシウムも含まれる．そのため，食品素材として，カルシウム強化食品に利用することができる．食品に利用されるカルシウムとして，炭酸カルシウム，リン酸カルシウム，乳酸カルシウムなどの種類がある．その中でも炭酸カルシウムが最も豊富に存在しており，石灰石，貝殻，卵殻などに含まれる．また，カルシウム補給だけでなく，スポンジケーキの起泡性の安定性を良くする[1]，フライの揚げ衣を軽くする[2]，かまぼこなどの水産練り製品の弾力増強効果[3]などの食感改良を目的とした使用もできる．

近年の研究において，卵殻カルシウムと石灰カルシウムをサプリメントとして12カ月間摂取した効果を検証したところ，卵殻カルシウムの方が，骨量の増加に寄与することが報告されている[4]．この理由として，卵殻カルシウムが持つ多孔質な構造がある（**図1 左側**）．卵の殻の役割は，内部にいるひよこを守ること，そして将来的にひよこの骨の原料となる時に酸に溶けやすいことがある．そのため，構造が多孔質であることがひよこの育成に寄与し，ひいては人間の食品素材としても効果的であると考えられている．

このことから卵殻カルシウムは，食品素材としてカルシウム補給源・機能向上に寄与し，今後幅広く利用されると期待できる．

2. おいしさの科学的評価

卵殻カルシウムは，水に溶けないが，無味に近く，食品の風味を悪くすることがない．そのため，小麦粉や米粉などの粉類に混合すると，利用しやすい[5,6]．

そこで小麦粉を使用した焼き菓子であるパウンドケーキに，卵殻粉を添加した[6]．材料は，小麦粉，全卵，上白糖，無塩バターを各100 gとベーキングパウダー2.8 gであった．卵殻粉の添加割合は，小麦粉の重量に対して，0％（無添加），0.5％，1.0％の3試料とした．卵殻粉を添加した分は，小麦粉の重量を減らした．

表1に，各パウンドケーキ100 g当たりの栄養価を示した．パウンドケーキは1本当たり約400 gであることから，1/4本を食べた場合に摂取できる栄養価である．1.0％添加試料では，牛乳100 mLに相当する量のカルシウムを摂取できることがわかった．

ケーキの断面は，**図2**に示した．いずれの試料も，重量や体積に有意な違いはなかった．さらに0％と1.0％試料については，官能評価も実施した．ケーキの内層の色は1.0％添加試料で有意に薄いと評価されたが，それ以外の香りや食感の項目では，違いがなかった．このことから卵殻粉1.0％添加のパウ

表1 卵殻粉添加パウンドケーキ100 g当たりの栄養価

卵殻粉 添加割合	エネルギー [kcal]	タンパク質 [g]	脂質 [g]	カルシウム [mg]
0%（無添加）	415	5.2	23.6	38.5
0.5%	415	5.2	23.6	85.7
1.0%	414	5.2	23.6	132.8

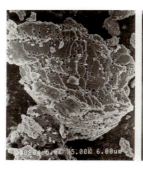
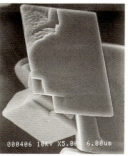

（㈱キユーピー提供）

図1 各種カルシウムの電子顕微鏡像
（左：卵殻カルシウム，右：石灰カルシウム）

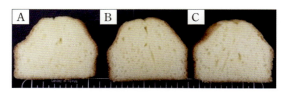

図2 卵殻粉を添加したパウンドケーキの断面観察
A：無添加　B：0.5％添加　C：1.0％添加

ンドケーキは，無添加のものと比べても，違和感なく食べられることが示された．

3. 組織構造観察と考察

3.1 卵殻粉を添加したパウンドケーキ

使用した卵殻粉の平均粒径は，4 μm で，現在では微細になって使用しやすくなっている．

先述したパウンドケーキについて，構造を観察した（図3）．試料は，卵殻粉無添加と1.0%添加のケーキである．ヨード染色では，デンプンが黒く，グルテンが薄く黄色に染色された．卵殻粉1.0%添加ケーキでは，気泡（ac）がやや小さく，グルテンストランドがやや細く見えるが，両試料に大差はなかった．卵殻粉（↑）はヘマトキシリン染色により，濃く染め出された（図3C2）．4 μm の卵殻粉よりも大きく観察されたため，撹拌や焼成過程での凝集によるものであると考えらえた．グルテンストランド内部に取り込まれ，デンプン粒に密着している状態で観察された．

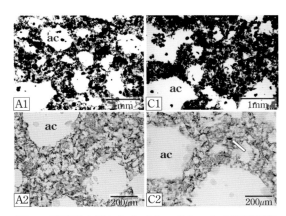

図3 卵殻粉を添加したパウンドケーキの組織構造
A：卵殻粉無添加，C：卵殻粉1.0%添加，1：ヨード染色，2：ヘマトキシリン染色，ホルマリン固定，パラフィン切片 10 μm，↑卵殻粉

3.2 卵殻粉のネットワークによる食品改良効果

卵殻粉の添加は，スポンジケーキやシューパフの体積を大きくすると報告されている．モデル実験として，コーンスターチに卵殻粉を0%，0.5%，1.0%添加して，エクストルーダーで膨化させた時の断面を示した（図4）．エクストルーダーは，食品を膨

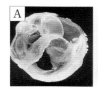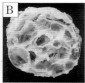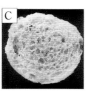

（キユーピー㈱提供）

図4 コーンスターチに卵殻粉を添加してエクストルーダー処理した膨化状態
A：無添加，B：0.5%添加，C：5.0%添加

化させ，軽くて歯切れのよいスナックフーズを作るのに適している．卵殻粉の添加に伴って，コーンスターチの膨化が大きくなった．この膨化により，気泡膜が一層細かくなり，ソフトな食感になった．このような卵殻粉の膨化効果は，うるち米，コーングリッツ，マッシュポテト，玄そばなど穀物全般にみられたと報告されている[7]．

4. 結論─調理・加工への応用

家庭で廃棄される卵殻粉を活用して，カルシウム補給の他，食感改良が期待できる．卵殻粉1%内外の添加は無添加の製品と同様の製品ができる．卵殻粉の利用は製品の体積膨化も促す．これらの効果を利用して，更なる添加製品を工夫できる．

■ 参考文献

1) 黒田南海雄，久野昌朗．食用卵殻粉・カルホープの食品への利用について（第2編），月刊フードケミカル，1999；15(8)：102-104.
2) 土屋京子，島村 綾，成田亮子，他．揚げ衣の食感に影響を及ぼす添加材料および揚げ油の検討，日本調理科学会雑誌，2013；46：275-280.
3) Ishiroshi M, Samejima K. Reduction of Sodium Salt in Sausages by Divalent Metal and Egg Shell Powder. *Nihon chikusan Gakkaishi* (*Anim. Sci. Tecnol. Jpn*), 1993; **65**: 716-719.
4) Sakai S, Vu TTH, Le DT, Ha AD, Masuda Y, Yamamoto S. Effects of Eggshell Calcium Supplementation on Bone Mass in Postmenopausal Vietnamese Women, *J Nutr Sci Vitaminol*, 2017; **63**(2): 120-124.
5) 島村 綾，峯木眞知子．卵殻粉を添加したパウンドケーキの調製，東京家政大学研究紀要，2017；**57**(2)：49-54.
6) 大 雅世，島村 綾，峯木眞知子．卵殻粉添加が米粉バターケーキの品質に与える影響，日本家政学会誌，2017；68(1)：13-21.
7) 黒川 徹．エクストリュージョン・クッキング，pp217-220，光琳，1987年．

（峯木眞知子，小泉昌子）

Part 14 食品組織を可視化する技術・作る技術

共焦点レーザー顕微鏡を用いた事例

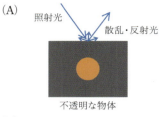

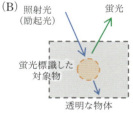

図1 不透明（A）および透明（B）な物質に対する光の挙動

1. 可視化の技術とその原理

1.1 従来の三次元計測における課題

食品はその内部において各成分が三次元的に分布している．そのため，食品を三次元的に可視化すると，内部の構造の把握が容易になる．

不透明な食品の場合，可視領域付近の光は，食品の表面付近で散乱あるいは反射する（図1(A)）ため，これらの光では内部の構造を計測できない．可視化したい成分間で密度に差があると，X線CTなどを用いることで内部の構造を可視化できる．密度差が小さい場合は，物理的セクショニングによる再構成法（図2(A)）が用いられる．すなわち，ミクロトームやクライオスタットで食品の表面から連続的に一枚ずつ切片を作製する．次に，各切片を顕微鏡で二次元画像として計測する．最後に，PCのソフトウェアを用いて，二次元画像から三次元構造を再構築する．この物理的セクショニングでは，切片作製時に，食品内部の微小な構造が破壊や変形する可能性が高い．そのため，三次元的に再構築する際，上下の画像間で位置合わせをするのが非常に困難となる．また，切片の厚みは5 μm程度であることが多く，例え500 μmの厚みの食品試料であっても100枚もの切片が必要となる．多量の切片をミスなくミクロトームで切断し，スライドガラスに貼り付けるには，洗練された高い技術と集中力を要する．

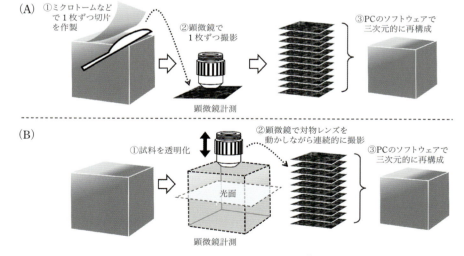

図2 食品内部の三次元計測法[1]

物理的セクショニングによる再構成法（A）では，ミクロトームなどで食品の表面から順番に切片を作製し，それらの切片を1枚ずつ二次元画像として顕微鏡で計測する．最後に，ソフトウェアで三次元構造を再構築する．光学的セクショニングによる再構成法（B）では，試料を透明化し，顕微鏡の対物レンズを上下に移動させながら，光面における内部の構造を二次元画像として計測する．最後に，ソフトウェアを用いて三次元構造を再構築する．

1.2 透明化による三次元計測とその課題

不透明な試料を透明にすることができれば，光は試料内部を進むことができる（図1（B））．試料内部の計測したい対象構造（成分）を蛍光標識しておくと，試料内部に入ってきた励起光をもとに蛍光が発せられる．そのため，光学セクショニングによる再構成法（以下，透明蛍光化法と表記する．図2（B））が適用できる．すなわち，蛍光顕微鏡での計測時に，対物レンズを上下させ，焦点面（光面）を移動（光学セクショニング）させながら，蛍光画像を二次元画像として連続的に計測する．最後に，PCのソフトウェアを用いて，二次元画像から三次元構造を再構築する．光学セクショニングでは，試料の物理的な切断を伴わないため，物理的セクショニングと異なり，微小な構造が破壊や変形を受けることがない．また，光学セクショニングでは，上下の画像間での位置合わせも容易である（光の収差などによる影響は受けるため，顕微鏡の種類によっては位置合わせが容易でないこともある）．光学セクショニングでは，試料の透明化が不可欠であるため，もともと透明な食品試料への適用は容易である．一方，透明化が困難な不透明な試料では，適用できない．また，透明化に数日〜1カ月程要することも透明蛍光化法の欠点であろう．

1.3 透明化の原理

一般的に，構成成分間で屈折率に差がなくなると，光は成分の境界で屈折することなく，直進することができるため，透明に見える（図3）．したがって，試料の透明化は，光を散乱する物質を試料から除去すること，ならびに試料中に含まれる水分を高屈折率溶液に置換（試料全体の屈折率の統一）することで達成されると考えられている．

試料の透明化法は，100年以上前から開発されてきた．グリセロール，尿素，界面活性剤を組み合わせた水溶液ベースのSc*a*le[2]は，蛍光褪色の課題を克服したはじめての透明化試薬として2011年に報告された．これを皮切りに，Sc*a*le試薬の3つの試薬を再検討したCUBIC[3]や，高濃度のフルクトース溶液を用いたSeeDB[4]などが相次いで開発された．さらに，界面活性剤のスクリーニングにより，植物を透明にできるClearSee[5]なども開発されている．現在，植物や動物，昆虫の生体組織を透明にする溶液については，非常に多くの種類が報告されている．一方，光を散乱するデンプンやタンパク質が大部分を占める食品の場合，これらの成分は内部の構造を形成する主体であり，除去するわけにはいかない．そのため，このような食品に，植物や動物，昆虫の生体組織を透明にする溶液は適用できない（これらの透明化試薬を用いても，例えば，麺などの食品をある程度は透明にできるが，十分な透明度が得られない．また，内部の構造が破壊されてしまうことが多い）．

筆者らは，高濃度のサリチル酸ナトリウム溶液が，デンプンやタンパク質を多く含む食品の光の散乱を劇的に低減できることを見いだし，食品を透明にできるSoROCSを開発した[6]．

1.4 三次元計測可能な蛍光顕微鏡

ワイドフィールド蛍光顕微鏡（図4（A））では，ランプからの励起光が対物レンズを通して試料に照射される．試料から発せられる蛍光（図4中の緑色の線）は，再び対物レンズを通して，画像センサーに届く．厚さのある試料をワイドフィールド蛍光顕微鏡で観察すると，対物レンズの焦点面以外からの励起光（図4（A）の実線以外の緑色の線）も画像センサー（カメラ）に入るため，全体的にピンボケした画像となる．そのため，本顕微鏡は切片観察に用いられることが多い．近年では，ワイドフィールド蛍光顕微鏡に構造化照明を組み合わせることで，光学セクショニングする手法も使われる．本法では，例えば，ランプとダイクロイックミラーの間にグリッドを設置し，輝度強度差のあるパターン光を試料に照射する．試料の観察領域において，焦点面以

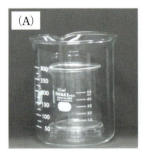
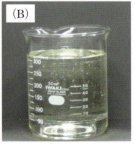

図3 透明化の原理
(A) ビーカー（ガラス，屈折率：1.43〜）は無色透明であるが，空気の屈折率は1.00であり，屈折率に差があるため，見ることができる．(B) ビーカーに屈折率がガラスと同程度の液体を入れると，小さなビーカーは"消える"．

外では，グリッドの焦点が合わないため見えない．あるグリッド位置の蛍光を取得すると，グリッドを次の位置に移動する．これを繰り返すことで得られる複数の蛍光情報を演算することで，焦点面のみの蛍光画像を生成する．

共焦点蛍光顕微鏡（図4（B））では，像位置にピンホールが配置されている．焦点面以外から発せられる蛍光は，ピンホールで除外される．そのため，共焦点顕微鏡では光検出器に届く光量が低減し，画像が暗くなる．現在のほとんどの共焦点顕微鏡では，明るいレーザー光が搭載されている（ランプを用いる場合は，ランプとダイクロイックミラーの間にピンホールを配置し，点光源となるようにする）．

二光子励起顕微鏡（図4（C））では，2つの光子が同時に分子に吸収され励起を起こす現象を利用する．2つの光子で励起するため，1つの光子で励起する共焦点顕微鏡などの場合と比べて，各光子が必要とするエネルギーは半分となる．すなわち，理論上は励起光の波長は2倍長くなる（実際は，2倍より短くなることが多い）．光源には，近赤外の波長を用いる．そのため，紫外・可視の波長を用いる共焦点顕微鏡に比べて，試料の深部まで光が届く（より深部までの三次元計測に有利である．ただし，分解能は用いる波長に比例するため，共焦点顕微鏡に比べて分解能は低下する）．また，二光子励起で用いるフェムト秒レーザー光では，光が非常に短い（約100フェムト秒）パルスに圧縮されている．パルスの期間中は極端に強い光となっており，さらにレンズで集光することで，焦点では光の密度が極めて強くなる．焦点以外では光の密度が十分でないため，二光子吸収は起きずレーザー光は試料を通り抜ける（図4（C）の赤丸で表示している領域が励起領域）．そのため，焦点面以外でも励起が起こる共焦点レーザー励起に比べ，蛍光退色や光毒性の影響が小さい．さらに，焦点面でしか蛍光が発せられないため，ピンホールが不要である．しかし，欠点も多い．すなわち，二光子励起用の超短パルスを発するチタン・サファイアレーザーは，非常に高価である．また，大変デリケートであることから設置条件（温度と湿度）に制約が多い．

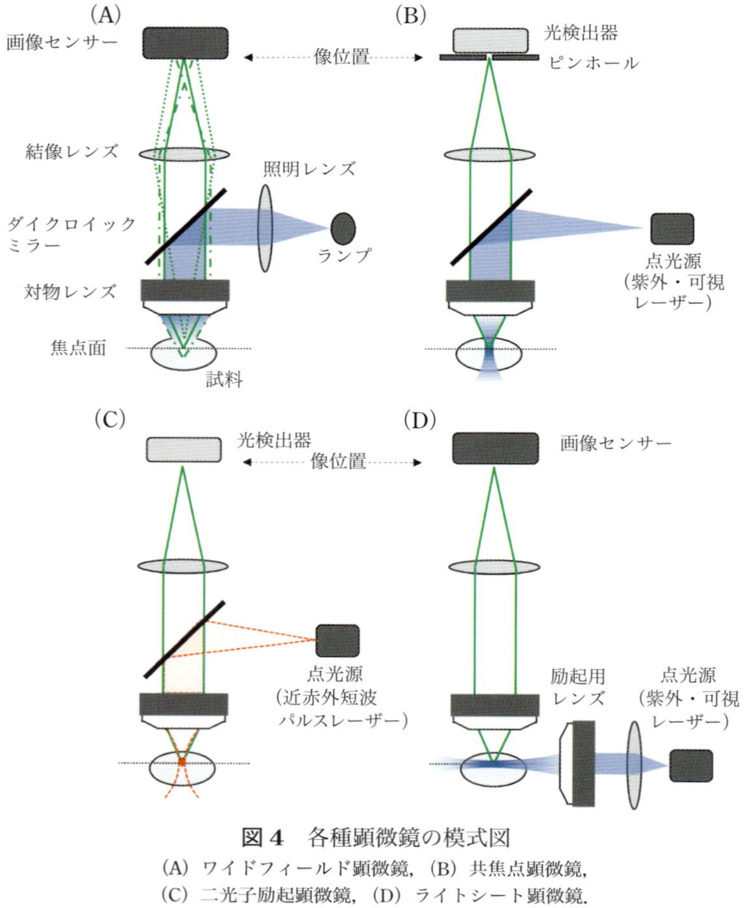

ライトシート顕微鏡（図4（D））では，励起光と蛍光が同じレンズを通過しない点が他の多くの顕微鏡と異なる．ライトシート顕微鏡では，対物レンズに対して直角の方向からシート状に薄く伸ばした励起光を照射する．したがって，対物レンズの焦点面以外からは蛍光が生じない．そのため，画像センサー（カメラ）により焦点面のみの二次元画像を取得でき，計測時間を大幅に短縮可能となる．すなわち，共焦点顕微鏡や二光子励起顕微鏡では，一度の計測で"点"の情報しか得られないため，"面"の情報（二次元画像）を取得するには，励起光を照射する点を平面

図4 各種顕微鏡の模式図

(A) ワイドフィールド顕微鏡，(B) 共焦点顕微鏡，
(C) 二光子励起顕微鏡，(D) ライトシート顕微鏡．

55. 共焦点レーザー顕微鏡を用いた事例

上で走査する必要がある．このため，1枚の画像を取得するのに時間を要する（この課題を解決したニポウディスク方式やラインスキャン方式が開発されている）．ライトシート顕微鏡では，計測する焦点面以外は，励起しないため，蛍光退色や光毒性の影響が小さいことも利点である．一方，励起光は，横方向から試料内部を通過するため，試料が透明であることがほぼ必須である（不透明な試料では，励起光が途中で散乱するため，光がシート状を維持したまま計測領域に届かない）．

透明度が高い試料に対して，比較的広い領域を計測する場合には，ライトシート顕微鏡が適している．一方，透明度がそこまで高くない試料に対して，比較的狭い領域（1 mm 以下）を計測する場合には，二光子励起顕微鏡が適している．

2．主な適用食品

食品の三大栄養素は，糖質，タンパク質，脂質である．SoROCS を用いた透明化は，特に，麺や米粒などの糖質（主にデンプン）を多く含む食品に有効である．また，タンパク質の透明化は，SoROCS だけでなく，生体用の透明化試薬も適用可能なことが多い．食品内部における脂質の分布を観察する場合を除いて，脂質は除去する方が試料全体の透明度が上がり，より深部の観察が可能となる．各成分に応じた透明化試薬を選択することで，多成分を含む食品の透明化が達成できる．一方，メイラード反応が進行した食品では透明化が困難であるなど，あらゆる食品に適用できるわけではない．現状では，多様な食品に対する透明化法は確立されておらず，さらなる検討が期待される．

本稿では，麺を透明にした事例を紹介する．小麦粉にグルテンを添加していくと，グルテンの骨格構造が強化される（図5（A～C））．レオナーでこれらの麺を圧縮すると，構造の強化にともない，応力は増大する．一方，食塩を添加すると，ハニカム状に連なっていたグルテンのネットワークは，凝集し，塊状の構造を形成する（図5（A, D～F））．一方，非現実的な量ではあるが，多量の食塩を添加すると，塊状のグルテンは，分散する（図5（F, G））．これにともない，圧縮応力は低下する．

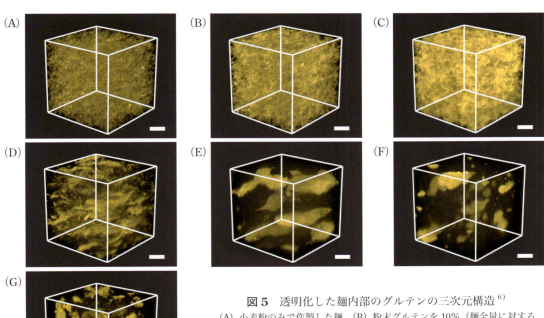

図5 透明化した麺内部のグルテンの三次元構造[6]
(A) 小麦粉のみで作製した麺，(B) 粉末グルテンを 10%（麺全量に対する質量%）添加した麺，(C) 粉末グルテンを 20% 添加した麺，(D) 食塩を 3%（小麦粉に対する質量%）添加した麺，(E) 食塩を 6% 添加した麺，(F) 食塩を 9% 添加した麺，(G) 食塩を 12% 添加した麺．スケールバーは，100 μm を示す．Thiolite™ Green でグルテンを染色し，940 nm で励起した（一光子での最大励起波長は 510 nm）．

3. 操作の実際

3.1 試料の切り出し

透明化に要する時間は，試料の大きさに依存する（試料の厚さが2倍になると時間は約4倍になる）．そのため，トリミングが可能な場合は，試料をできるだけ小さくする方が良い．

3.2 試料の固定と透明化

固定化は，透明化処理後の試料の微細構造を保持することが目的である．麺は固定化すると軟化するため，丁寧に扱う必要がある．試料を固定すると，多くの場合，透明化後の試料の表面付近で蛍光画像のコントラストが低下する．一方で，深度計測時に，表面付近での蛍光強度のサチュレーションを抑制できる．固定液は，一般的な組織の固定化と同様に4％パラホルムアルデヒドなどが標準である．しかし，既に確立されている固定化法がある場合は，そのプロトコルで問題ない．SoROCS溶液に蛍光試薬を添加し，固定化後の試料を浸漬する．蛍光試薬は，無色に近いものの方が適している．これは，蛍光計測時の光の散乱を抑制するためである．デンプン含量の高い試料は，透明化の初期で，容器に接着しやすい．シェーカーなどで撹拌する必要がある．しかし，激しく撹拌し過ぎると，試料が壊れるので注意する．試料の透明度の目安は，図6に示すように，一見しただけでは識別が困難であるレベルが望ましい．

3.3 顕微鏡観察

顕微鏡の使用法は，一般的な組織の観察と同様である．透明化した試料は，液中で顕微鏡観察するため，計測中は試料が揺れないように注意する必要がある．

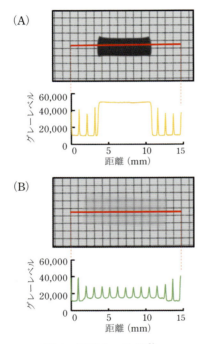

図6　透明化の比較[6]

麺を4％パラホルムアルデヒドで固定化した後，水（A）あるいはSoROCS（B）に72時間浸漬した麺．図中の赤線部の輝度分布を各写真の下部に示す．SoROCSに浸漬すると，麺が透明になるため，麺の背後の格子模様が見える．格子の線と不透明な麺は，黒色であるため，高いグレーレベルを示す．

■ 引用文献

1) 小川剛伸．透明化による麺内部の三次元構造の可視化と人工知能を用いた食感の予測．*FFI J.*, 2019; **224**: 286–295.
2) Hama H, Kurokawa H, Kawano H, *et al*. Scale: a chemical approach for fluorescence imaging and reconstruction of transparent mouse brain. *Nat. Neurosci.*, 2011; **14**: 1481–1488.
3) Susaki EA, Tainaka K, Perrin D, *et al*. Whole-brain imaging with single-cell resolution using chemical cocktails and computational analysis. *Cell*, 2014; **157**: 726–739.
4) Ke MT, Fujimoto S, Imai T. SeeDB: a simple and morphology-preserving optical clearing agent for neuronal circuit reconstruction. *Nat. Neurosci.*, 2013; **16**: 1154–1161.
5) Kurihara D, Mizuta Y, Sato Y, *et al*. ClearSee: a rapid optical clearing reagent for whole-plant fluorescence imaging. *Development*, 2015; **142**: 4168–4179.
6) Ogawa T, Matsumura Y. Revealing 3D structure of gluten in wheat dough by optical clearing imaging. *Nat. Commun.*, 2021; **12**: 1708.

（小川剛伸）

56 ラマン顕微鏡を用いた事例

1. 可視化の技術とその原理

　食品のおいしさを追求する上で，なぜ可視化技術が必要なのかを考えることによって，ラマン顕微鏡を食品分野で利用する意義が明確になると考える．そこで，次の段落では，まずは，おいしさの要因解明における可視化技術の重要性について記載する．

　食品は多成分からなる分散系であることが多く，成分の分散状態がおいしさに直結する．たとえば，クリームやマヨネーズなどにおける脂肪球の大きさや凝集状態がクリーミーさ，油っぽさなどのテクスチャーに影響する．呈味性成分や香気成分が分散粒子と分散媒にどのように分配しているのかは味や香りの感じ方に影響を与える．おいしさとは別の話となるが，ビタミンや抗酸化性物質の分配は，その食品の栄養性や健康機能性に影響する．このような成分の位置・局在情報や集合状況に関する情報に加え，成分がどのような状態で存在しているのかも重要である．たとえば，油脂が結晶化しているかどうかは，乳化系食品やチョコレート等の安定性やテクスチャーを大きく左右する．

　以上のような情報，特に成分間の分離・局在情報や，成分が集合して形成される凝集体やネットワーク構造を可視化するために，光学顕微鏡，電子顕微鏡，共焦点レーザー顕微鏡（CLSM）が頻用されてきた．このうち，電子顕微鏡はもっとも空間的分解能に優れ（倍率が大きい），食品の微細構造観察に威力を発揮するが，基本的に食品の主要成分であるタンパク質，糖質，脂質等を区別することは難しい．また，手法にもよるが，基本的に前処理が煩雑で時間がかかる．染色試薬と組み合わせた光学顕微鏡，そして蛍光試薬と組み合わせた CLSM は，成分を区別して観察できるものの，それぞれの試薬の使用によって人工的な構造（artifact）が生じる可能性は避けられない．また，以上の3種の顕微鏡による観察では，成分の定量を行うことは難しい．さらに，

成分間に働いている結合力，たとえば水素結合の関与を証明することも出来ない．

　これらの顕微鏡技術と違い，赤外顕微鏡やラマン顕微鏡を用いると，試薬による染色や修飾なしに，また面倒な前処理なしに，試料を成分毎に分離して観察することが可能となる．また，化学結合の同定や分子間に働く水素結合の評価なども可能である．さらには，技術的には難しい面があるものの，成分の定量も可能である．ただ，赤外顕微鏡の場合，空間分解能が，最小でも 10 μm と，ラマン顕微鏡（最小でサブミクロン）に比べて大きく，細かいローカルな情報を得ることが難しい．また，ガラスや水に赤外線が吸収されることから，ガラスの容器や光学系の使用に制限があり，水分の多い食品の観察には不向きである．ラマン顕微鏡ではこのような問題はない．一方，レーザー光を用いるラマン顕微鏡では試料の損傷が危惧されるが，赤外光では損傷が起こりにくい，またスペクトルライブラリーがラマンに比べて豊富であるという利点もある．そもそも両方法では，分析が得意な（見えやすい）結合が異なり，赤外分光では C–O，C=O，N–H など，ラマン分光では C=C，C≡C，S–S などとなっていることから，補完的に使用することによって，より詳細な情報が得られる可能性がある[1]．

　以上のように，ラマン顕微鏡は赤外顕微鏡も含めた他の顕微鏡観察法に比べて数々の利点をもつ．しかし，ラマン散乱はレイリー散乱に比べて微弱であり，蛍光の影響を受けること，上記のようにレーザーによって損傷を受けるなどの理由で，食品のような生体由来の材料の観察，特にラマンイメージングには困難が伴った．最近では，装置にも数々の工夫が行われることによって，生体や食品のラマンイメージングの可能性も拡大している．以下の段落では，ラマン顕微鏡の原理とともに，最近の装置の進歩，改良点についても解説を加える．

　ラマン分光法は，物質にレーザー光を照射した際に生じる散乱光のうち，入射光と異なる波長をもつ散乱光（ラマン散乱光）を分光分析する手法である．ラマンスペクトルは物質固有であり，ピークは分子振動や格子振動に由来する．そのため，ラマンスペクトルのピークから，物質の分子構造や状態を評価することができる．ラマン分光装置と光学顕微鏡を

組み合わせた装置がラマン顕微鏡である．従来のラマン顕微鏡は，ステージをラスタースキャンしながら，1点ずつマッピングを行っていた（図1(a)）．イメージング（多点測定）を行うには，2つの課題がある．1つは，ステージを動かすことにより，試料が動いてしまうことである．2つめの課題は，測定点数が多いと，マッピングに膨大な時間を要することである．食品の分析では，測定に時間を要すると，乾燥によって水分が奪われ構造が変化したり，タンパク質が変性したりするなど，状態が変化してしまう可能性がある．近年，この2つの課題を解決する技術が登場した（ナノフォトン社製レーザーラマン顕微鏡 RAMANtouch）．まず，ステージ走査ではなく，レーザー走査方式にすることで，顕微鏡の視野内では，ステージを一切動かすことなく，マッピングが可能になった．さらに，ライン照明と呼ばれるライン状のレーザー光を試料に照射し，一度の露光で，ライン上の複数箇所のラマンスペクトルを同時取得することが可能になった[2,3]（図1(b)）．この技術の普及により，食品の超高速イメージングが容易にできるようになった．

2. 主な適用食品

レーザー光の照射によってラマン散乱を生じる化合物を成分として含むような食品であれば，ラマン顕微鏡による観察は可能である．無機化合物，有機化合物であることは問わない．形状についても，固体，液体，気体，フィルム，粉末等のいかなる試料にも適用可能であることから，身の回りにあるほとんどの食品を，特別な前処理をせずに測定することが出来る．

ラマン顕微鏡を食品の観察に用いる場合，まず化学結合と物質の同定が挙げられる．ラマン顕微鏡で得られたラマンスペクトルは官能基と振動モードにより様々なピークが現れ，そのラマンピーク位置から化学結合がわかり，物質の同定が可能となる[4]．食品に含まれる主な成分であるタンパク質（アミノ酸，ペプチド），脂質，糖質に加え，ビタミン類や塩類，二次代謝物など，ほとんどの成分が，同定可能である．それは単にタンパク質と脂質の違いというだけでなく，同じ脂質でも異なった化学結合（官能基）をもつものを同定できるという意味も含まれている．もちろん，精密な同定のためには，成分の濃度

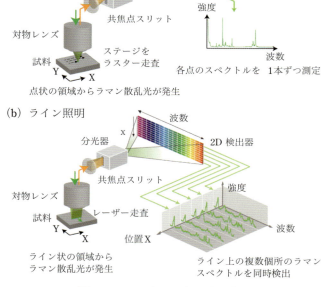

図1　ラマンイメージングの原理

が十分に高いこと，赤外分光法に比べて不足しているデータベースを充実させる必要があることなど，未だいくつかの制約はある．こうして，原理的には，ラマン顕微鏡により，試料中に目的とする成分が含まれているか同定を行い，検出し，定量することが可能となる．また，食品成分の時間的変化を捉えることによる品質管理への応用，そして本来は含まれるべきでない物質の検出による異物混入のチェックなどにレーザーラマンは威力を発揮する．

次に得られる情報としては成分分布の取得が挙げられる．前段で述べたようにすべての化合物に関して化学結合と物質の同定が可能なことに加え，ラマン顕微鏡ではサブミクロンの空間分解能をもつことにより，それぞれの成分が，どの程度のサイズで凝集体や会合体を形成し他の成分中に分散しているのか，複数の凝集体や相がどのように分離しているのか等の情報を得ることが出来る．食品のほとんどが分散系食品であることを考えると，これは非常に大きな強みである．

最後に指摘すべき点として物質の物理状態や結晶多形の識別が可能であることが挙げられる．水や油脂は温度によって，液状から固体状（結晶状態）へと変化し，それは食品全体の性質に大きな影響を与える．後で述べるように，ラマン顕微鏡は，氷と水，結晶状態の油脂と液体状態の油脂を区別することが出来る．

以上の概論を踏まえた上で，個々の食品の観察例について述べる．市販のロールパンの例を図2 (a) に示す．得られたラマンスペクトルに対してタンパク質は 2,800～3,100 cm^{-1} の領域のピーク位置，デンプンは 474 cm^{-1} のシャープなピーク，油脂は 2,850 cm^{-1} のピークを標識することでそれぞれの成分を同定し，成分分布を得た．また比較として，同じ試料を蛍光染色した後，CLSM で観察した像を図2 (b) に示す．レーザーラマン顕微鏡で得られた成分分布では比較的大きな油脂がデンプンの周囲に存在し，微小な油脂がタンパク質内に取り込まれている様子が見られた．それに対して CLSM の成分分布ではデンプンの輪郭が見づらく，油脂がデンプンの周囲に存在するのかタンパク質内に取り込まれているのか判断できない．なお，図2 (b) において，油脂は本来は赤色で示すことを意図しているが，タンパク質と重なった部分については，黄色に見える．そのため，図の下の，成分毎の色の割当を示す□には赤色と黄色を併せて記載した．

(a) ラマン顕微鏡

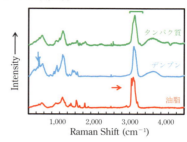

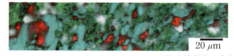

(b) CLSM

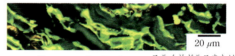

図2　市販ロールパンの成分分布

2.1　製法の異なる試料―チーズ

図3に製法の違う市販のチーズのラマンイメージを示す．(a) がプロセスチーズと (b) がモッツァレラチーズである．プロセスチーズはタンパク分子が集合し，比較的細いストランドのネットワーク構造を形成しており，その間に 1～10 μm の小さな脂肪球が分散している。それに比べ，モッツァレラチーズでは，タンパク質のストランドがより太くなることによって筋状を示し，また脂肪球の方も融合が進み，筋状あるいは，より拡がった状態で分布していることがわかる．プロセスチーズは，ナチュラルチーズを細かく刻んで加熱・再成形して作られるため，一般的にナチュラルチーズよりも相構造が細かくなる．一方，モッツァレラチーズは pH 5.2～5.4，温度約 60℃ のお湯に入れて，練って引っ張る操作を繰り返す製法で作られており，その延伸工程によって筋状の分布になっていると考えられる．モッツァレラチーズの繊維質のような独特の食感は，この筋状の構造に由来している．

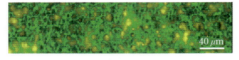

(a) プロセスチーズ

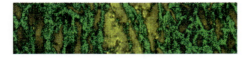

(b) モッツアレラチーズ

■ タンパク質　■ 脂肪
（凍結切片作製　不二製油株式会社　芦田様）

図3　チーズのラマンイメージ

2.2　水分を含む試料の測定—ヨーグルト

赤外分光法と異なり，水分を含む試料の分析ができることもラマンイメージングの特徴である．ここでは2種類のヨーグルトを試料とした．図4（a）に示すように，スプーンですくった時にかたさがあり，食感もしっかりとした印象のものと，図4（b）に示すような，すくい上げた際にかたさはあるが崩れやすく，食感はなめらかなものである．2種類のヨーグルトの違いは光学顕微鏡像（図4（c），（d））からはあまりわからないが，ラマンイメージングで得られた成分分布（図4（e），（f））から，乳脂肪のサイズが大きく異なることがわかる．脂肪球のサイズは，（e）は，サブミクロンから10 μmまで様々であることがわかる．（f）の脂肪球は細かく，1 μm

以下のものが多い．得られたラマンイメージを用いて，画像の二値化を行い，粒径解析を行うこともできる．これで算出した脂肪球の平均サイズは，（e）が1.6 μm，（f）が0.58 μmであった．脂肪球が凝集し大きなサイズに成長することで流動性が下がり，スプーンですくった時も形をしっかり維持していたものと思われる．もちろん，水相におけるタンパク質のネットワーク構造の違いも物性に反映している可能性がある．このように光学顕微鏡像では判別がつかないケミカルイメージングを行えるのがラマンイメージングの特徴である．

2.3　状態の違い-1—氷と水

前述のように物質の状態の違いもラマンスペクトルから識別することができる．図5-Aに，同じ化学式H_2Oを持つ，水と氷のラマンスペクトルを示す．氷は，3,140 cm^{-1}付近に鋭いピークを持ち，3,410 cm^{-1}付近のピークはショルダー形状であるのに対し，水は，3,200〜3,410 cm^{-1}付近に2つのブロードなピークを持つ．これらのピークは，O-H伸縮振動に由来し，水素結合のネットワークの違いを示している．氷は，水分子が規則的に配列し，安定的に水素結合を形成するのに対し，水は，水分子同士が絶えず水素結合の相手を変えている[5]．

図5-Bに，従来のスポーツドリンクと，アイススラリーのラマンイメージング例を示す．どちらも氷と水が混在していることが確認できる．ここで，

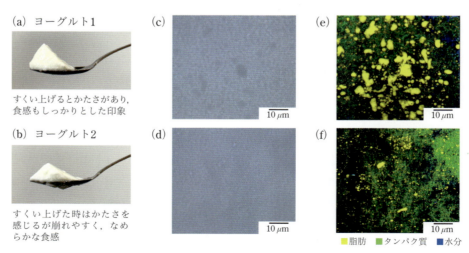

図4　2種類のヨーグルトの外観および特徴，光学顕微鏡像とラマンイメージ
（上段：ヨーグルト1，下段：ヨーグルト2）

56. ラマン顕微鏡を用いた事例

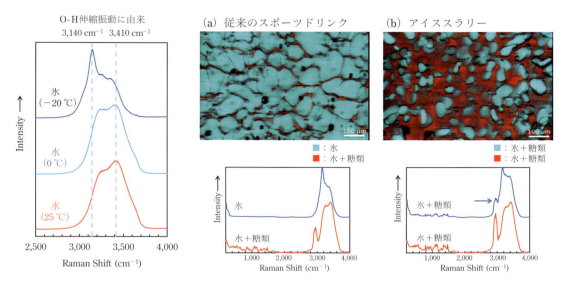

図 5-A　水と氷のラマンスペクトル

図 5-B　スポーツドリンクのラマンイメージ（−5℃）

両者のラマンスペクトルを比較すると，氷と水は，前述の 3,140〜3,410 cm^{-1} 付近の O-H 伸縮振動に由来するピークの形状から判別できる．従来のスポーツドリンクでは，糖類のピークは，水の部分にのみ現れる．一方，アイススラリーでは，水だけではなく氷の部分にも糖類のピークが現れるため，氷に糖類が含まれていることがわかる．

2.4　状態の違い -2—液状と結晶状態の油脂

図 6 (a) にバターなどの油脂のラマンスペクトルを示す．それぞれの油脂のラマンスペクトルは酷似しているが，油脂によって 1,000〜1,800 cm^{-1} の領域のピークの有無や大きさが異なり，それらのピークなどから油脂種の同定が可能となる[6]．次に，図 6 (b) に 2,700〜3,100 cm^{-1} の領域を拡大した油脂のラマンスペクトルを示す．バターおよびショートニングは固体状態では 2,885 cm^{-1} にシャープなピークを有するが，それらを加熱融解させ液体状態にするとピークトップの位置が 2,900 cm^{-1} にシフトした．また，液状のそれらのピーク形状はオリー

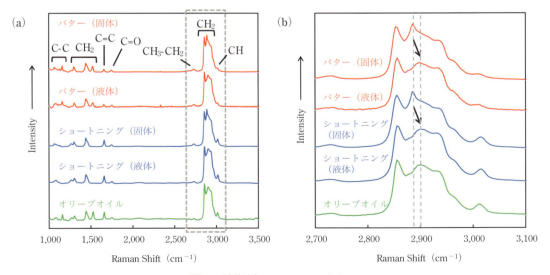

図 6　油脂類のラマンスペクトル

ブオイルのピーク形状と酷似しており，油脂のラマンスペクトルの 2,800 〜 3,000 cm^{-1} のピーク形状によって油脂の物理状態の識別が可能となる[7]．また，結晶多形の識別例として，ココアバターは油脂の物理状態を識別した同じ 2,800 〜 3,000 cm^{-1} の領域において，ピーク形状が結晶形によって異なることが報告されている[8]．

2.5 構造変化—チョコレート

図7は，ホワイトチョコレートの事例である．市販のホワイトチョコレートを，冷蔵庫にて，約4℃で1週間保存を行い，保存前後での表面状態の変化を評価した結果である．冷蔵保存後のホワイトチョコレート表面では，保存前と比較してスクロースの塊が大きくなっていることがわかった．また，保存前後のラマンスペクトルから，ラクトースは，冷蔵保存後に無水和物から一水和物になっていることもわかった[9]．

次に，ホワイトチョコレートを湯煎で溶かした後，再度冷蔵庫で固めた後の表面をラマン顕微鏡で観察し，融解前後で比較した結果を図8に示す．融解前のホワイトチョコレートは，各成分が数 μm の粒でランダムに分布している．それに対し，融解・凝固後のホワイトチョコレート表面では各成分の粒径が大きくなり，分布に極端な偏りが見られた．融解前のホワイトチョコレートでは，巧みなテンパリング操作などによって，良好な成分の分散状態が維持されているのに対し，融解・凝固の操作では，そのような分散状態は再現されず，望ましい食感も失われることが示唆された．

3. 実際の操作

食品のラマン顕微鏡観察にあたって留意すべき点

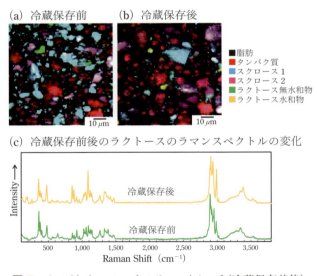

図7　ホワイトチョコレートのラマンイメージ（冷蔵保存前後）

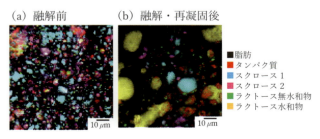

図8　ホワイトチョコレートのラマンイメージ（融解前後）

について以下にまとめる．

　食品中には濃厚な状態で成分が含まれていることが比較的多いものの，中には濃度が数％に達しないようなものも存在する．そのような場合には，固体であればミクロトームで薄い切片にしたり，半固体であればカバーガラスに間に挟んで薄く延ばすなどの前処理を行う．そうすることにより，バックグラウンドの信号を抑えて検出できる場合がある．

　試料を観察ステージに載せるためには食品毎の工夫が必要となる．具体的な説明を前項の食品観察例を用いて以下行う．図2のロールパンの場合は，試料作製は，そのクラム部分を約1 cm角に切り出し，OCTコンパウンドで凍結包埋した後クライオミクロトームで切片化した．そのような方法を取ることによって，図で見られるように，各成分を良好に分離した状態で観察することが出来た．図4のヨーグルトの場合には，2種類の市販のヨーグルトをスライドガラスに採取し，カバーガラスを載せ，カバーガラス越しに測定を行った．空間分解能を向上させるため，油浸レンズにて観察，測定を行っている．

　温度によって物理化学的な状態が変化する成分の場合には，温度制御も必要となってくる．図5のスポーツドリンクとアイススラリーの観察においては，測定中に状態が変化しないよう，冷却加熱ステージを用いて試料の温度管理を行っている．また，図6の油脂の結晶状態の観察の場合にも，冷却ステージを用いての温度制御下での観察を行った．

　食品においては，観察に長い時間がかかると水分の蒸発による乾燥など，深刻な状態変化が起こる可能性がある．そのための対策としては，最初で述べたようにレーザー走査方式の適用が有効である．その例として，図3のチーズの観察においては，X方向400ピクセルをライン照明で同時取得することにより，約4万点のラマンスペクトルをわずか8分強で取得することによりラマンイメージを構築した．測定中に乾燥等による見た目や構造の変化は見られなかった．高速ラマンイメージングにより，分析中に状態を変化させることなく，チーズの成分比率や組織構造を簡単に可視化することができた．図4のヨーグルト測定においても同様のライン照明にて高速測定を行い，14万スペクトルを36分で取得している．

　最後にラマン顕微鏡観察にあたり重要なポイントとして蛍光回避の課題を取り上げる．ラマン顕微鏡は前述のように光学顕微鏡で観察できる食品試料であれば，概ね分析可能であるが，蛍光の影響で測定が難しい場合がある．**図9**に市販の甘味料の事例を示す．図9 (a)のスペクトルのように，強い蛍光が発生すると，材料のラマンピークを妨げてしまい，ラマンピークを得ることが困難である．本材料では，蛍光が最大となる波長が600 nm付近である．そのため，それよりも長波長で，蛍光の影響が小さい波長785 nmのレーザーで測定することによって，図9 (b)のように，明瞭なラマンスペクトルを得ることができる場合がある．ただし，ラマン顕微鏡は高額であり，異なる波長のレーザーを搭載すると金額がさらに上昇する．そのほかの蛍光対策としては，以下の3手法が挙げれる．①レーザーパワーを強くする．②蛍光退色，③共焦点ピンホールを用いる．食品のラマンイメージングでは，レーザー熱による，食品の構造や状態変化を避けるため，①は不向きである．また②はイメージングには対応が難しい．③共焦点ピンホールを用いることで，図9 (c)のように，ラマンピークを得ることができる場合がある．**図10**に示すように，ラマン顕微鏡は共焦点光学系を持っている．スリット幅やピンホール径を小さくすることで，焦点面以外から発生した散乱光を遮断し，照射位置以外からの蛍光の影響を最小限に抑え，

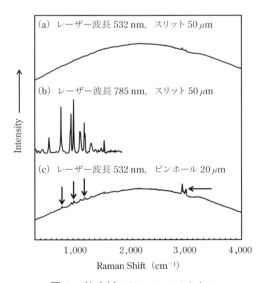

図9　甘味料のラマンスペクトル

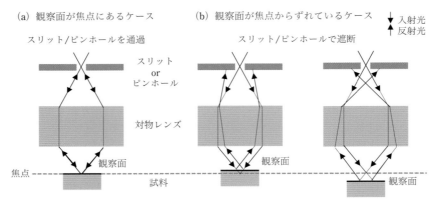

図10 共焦点光学系の概要図

ラマンピークを顕在化することができる．図7と8のホワイトチョコレートの観察において，蛍光の影響があるため，共焦点性を上げて，マッピングを行っていた．

4．おわりに

以上示してきたように，ラマンイメージングは，多成分からなる食品の，成分検出や定量，それぞれの成分の分布状態，結晶などの物理的状態の変化等を解析できる優れた方法である．しかし，この手法の食品観察への応用は，まだ歴史的に浅く，それぞれの食品の観察に関しての測定上の工夫，得られたイメージの解釈等については，知見が十分に蓄積されていない．特に，おいしさの指標となる官能評価値，機器測定による物性値などとの関連性については，今後の課題である．食品の研究や開発に携わる多くの方達が，自らの検討対象としている食品に対してラマンイメージングを行い，得られた観察結果とおいしさの評価値との関係を解析することにより，高品質の食品を開発するための基礎的・応用的知見を蓄積されることを期待する．

■ 参考文献

1) 西岡利勝 編．高分子赤外・ラマン分光法，1, pp204-242, 講談社，2015年．
2) Hamada K, Fujita K, Smith NI, et al. Raman microscopy for dynamic molecular imaging of living cells., Journal of Biomedical Optics, 2008; 13: 044027.
3) 齋藤広大, 青木克仁, 足立真理子．高速・高分解能なレーザーラマン顕微鏡，ぶんせき，2022; 1: 35-41.
4) 濱口宏夫, 平川暁子 編．ラマン分光法，1, pp138-247, 学会出版センター，1988年．
5) W.J. カウズマン, D. アイゼンバーグ．水の構造と物性，第5版, pp134-135, みすず書房，2011年．
6) 佐藤英俊, 尾崎幸洋．ラマン分光法が拓く新しい非破壊脂質分析―食品分析から健康医学応用まで―，オレオサイエンス，2022; 22(6): 265-276.
7) 南部優子, 松宮健太郎, 山下なつ, 他．小麦粉生地およびパンにおける配合油脂の物理的存在状態の可視化，日本食品科学工学会第66回大会講演集，2019, 192.
8) Bresson S, Rousseau D, Ghosh S, et al. Raman spectroscopy of the polymorphic forms and liquid state of cocoa butter., Eur. J. Lipid Sci. Technol., 2011; 113: 992-1004.
9) Niemela P, Paallysaho M, Harjunen P, et al. Quantitative analysis of amorphous content of lactose using CCD-Raman spectroscopy., J of Pharmaceutical and Biomedical Analysis, 2005; 37: 907–911.

（足立真理子，南部優子，松宮健太郎，松村康生）

57. X線CTを用いた事例

1. 可視化の技術とその原理[†1]

食品表面構造を3次元で観察する方法として，SEMのステレオ撮影による3次元観察やSEMや顕微鏡画像のデジタルデータを用いたZ軸方向の高さ推定法がある．また，内部構造については，前述の共焦点レーザー/ラマン顕微鏡，X線CT，MRI（核磁気共鳴画像法）などの方法が挙げられる．いずれも食品構造や物性の研究にとって不可欠な方法であると言える．本項では，X線CTに着目して，食品研究における有用性について概説していく．

X線は物体に照射すると，直進透過する性質を持つ．同時に物質の原子量・密度に比例して吸収される．また透過距離が大きくなるほど吸収も大きくなる．この性質を利用して物体の透過画像を得ることができ，古くから医療診断用のX線撮影などに利用されてきた[2]．これは照射軸に沿って吸収体の分布に応じて吸収量が積分されていくため，奥行きから手前までの構造が重なって撮影される．このため，複雑な内部構造をもつ物体の場合，X線透過画像から構造を把握するのは困難である．

物体の全周からX線を照射（例えば図1に示す方法）し，照射位置の異なる透過画像データを逆解析してX線吸収係数の分布画像を得るX線CT（Computed Tomography）法が1970年代に開発された[3,4]．これは3次元（3D）画像であり，立体的に可視化することができるため，複雑な構造の把握が非常に容易になる．

入射強度I_0の単色X線がある物体に透過したときの透過強度Iは次式で表される[4]．

$$I = I_0 \exp\left(-\sum_i \mu_i \cdot \Delta X_i\right) \quad (1)$$

ここで，μ_i：ボクセル（Voxel）iのX線 線吸収係数 $[\text{cm}^{-1}]$，ΔX_i：X線がボクセルiを透過する際に横切る距離．ΔX_iが空間分解能ということになる．

多方向からX線を照射し，そのときの方向と計測値から式(1)の線吸収係数の組み合わせを求める作業を逆解析と呼ぶ．逆解析により得られたの組み合わせは，物体内部の線吸収係数の分布に相当する．X線CTは医療用の装置として開発されたという経緯もあり，水の線吸収係数を基準として次式のように定義されるCT値の分布を用いるのが一般的である[4]．

$$N = \frac{\mu - \mu_w}{\mu_w} \times 1000 \quad (3)$$

ここで，μ：注目部位の線吸収係数 $[\text{cm}^{-1}]$，μ_w：水の線吸収係数 $[\text{cm}^{-1}]$．X線の質量吸収係数σ $[\text{cm}^2/\text{g}]$と嵩密度ρ $[\text{g/cm}^3]$には$\mu = \rho \cdot \sigma$で表される関係がある．よって質量吸収係数の異なる物質や密度の3次元分布が得られることになる．

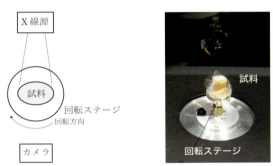

図1 X線CT装置内の構造[1]　　図2 回転ステージと試料[1]

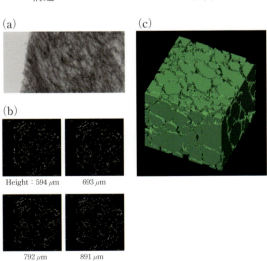

図3 X線CT像[1]
(a) 透視像　(b) 断層像　(c) 3Dレンダリング像

[†1] 本項は筆者の日本食品工学会2008年度秋季講演会要旨[1]の一部をベースに筆者自身が再編集した．

2. 主な適用食品と操作の実際

2.1 パン

実際に食品に使用したX線CTの例について述べる．これは医療用のX線CTと比較すると，試料サイズの制限を受けるものの，空間分解能は数 μm で高精細なCT像を得ることができる．まず試料片をステージにセットする（図2）．設定分解能が高いと計測に時間がかかり，高含水率の食材などは計測中に萎凋することがあるため，食品用ラップフィルムで覆うこともある．図3(a)に食パンのクラム（試料サイズは約 $4 \times 8 \times 10$ mm角）のX線透過画像の一例を示す．これは試料台を0.3°ステップで取得した透過画像データの中の1枚である．これらの画像データを用いて3次元への再構築計算を行う．図3(b)に再構築によって得られた断層像の積層データの一部を示す．このデータから，クラム中の気孔サイズや形状を把握することができる．さらに，これらのスライス画像を元に3Dレンダリングした結果（4 mm角）を図3(c)に示す．このデータから，内部構造のサイズ，形状をさらに定量的に，かつ精度よく把握することが可能になる．

図3(b)の断層像中，比較的白く高輝度の部分はX線の吸収が大きいクラム実質部，黒く低輝度の部分は気孔にあたる．図3(c)のポリゴンデータから得た断面を切り出し，気孔ごとに色を塗り分けた断層像を図4(a)に示す．一見すると，クローズドセル型の多孔質体であるが，よく見ると気孔同士が連通している様子がわかる．焼成前のパン生地発酵初期には，ミキシング中に巻き込んだ微小気泡が核となり，発酵で発生する二酸化炭素により気泡が成長していく[5]．発酵後期，ホイロ時，さらには焼成中に隣り合う気泡の壁に孔が開いてしまったものと考えられる．図4(b)のSEM画像でもこの連通孔（気孔壁面の孔）が確認できる．図5に，注目する気孔（図中 Height=0 μm の気孔）のみを抽出した画像，およびその隣り合う上下の各層の画像と各層における気孔面積を示す．0 μm のときに完全に独立した形の気孔も，その上下の層を見ると他の気孔に連通している．結局，この4 mm角のクラムでは，すべての気孔が連通していることが明らかになった．

図6に食パンのクラスト付近の断層像を示す．クラスト付近はパン型の壁面があるために，気孔は壁面に沿って縦長に成長している．また，クラストに孔が開いていることから，気孔の連結の先には外気との連絡があると考えられる．

クラム気孔の比表面積や連通度はパンの老化や貯蔵性に大きな影響があることが知られている[6]．こうした幾何学的パラメーターの定量的な決定のために，X線CTは有効な手段であると考えられる．

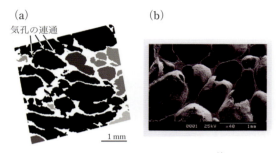

図4 食パンクラム空隙の連通[1]
(a) 断層像（気孔ごとに色を塗り分けた） (b) SEM画像

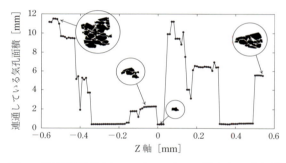

図5 連通孔面積（食パンクラム）のz軸方向の変化[1]

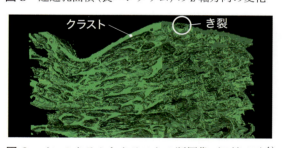

図6 パンのクラムとクラストの断層像（X線CT）[1]

2.2 スパゲッティ

スパゲッティの乾燥過程で，麺線は収縮するため，急激な乾燥速度は亀裂を発生させる．そのため，パスタ工場では，慎重に設定された温湿度制御下で麺線の乾燥は行われている．この乾燥中の麺線内部の収縮をX線CTで観察した事例を紹介する．

デュラム粉に加水して作製される，いわゆる生パスタを吸収コントラスト型X線CT装置で観察しても，コントラストに差がないため，構造観察はできない．そこでデュラム粉より高密度の微細なアルミニウム粉末を添加した麺線を作製すると，**図7**に示すように，アルミ粉の部分だけが白点として検出することができる．これを乾燥させながら同一のスパゲティ試料を撮影し，それぞれの白点の3次元座標の時間変化を捉えることで，軸方向，経方向の収縮量を推定することができる．X線CT装置内で乾燥することはできないため，**図8**に示すような治具を作製した．ある長さの麺線を中空のプラスチック製シリンダーにぶら下げ，これを恒温恒湿槽から温湿度制御された空気が送気されているチューブに接続する．流量は実際の乾燥装置内での麺線近傍の線速度に合わせる．一定間隔でシリンダーを取り出して，X線CT装置にセットし撮像する．撮影時間はハイコントラストのアルミニウムがあるため5分程度の短時間で撮像を完了させることは可能であるが，その間の収縮を少しでも防ぐために，シリンダー底部に飽和塩溶液で満たされた容器をセットした．これは，後述する4D-CT測定に相当する．

図9に乾燥中のアルミ粉の軌跡を描いた断層図を示す．麺線中心軸に向かって，径方向に等距離で収縮していないことがわかる．図中の赤丸で囲んだ領域に向かって収縮しており，またその領域を目指して直線的に収縮しているわけではなく，渦状に収縮している様子が観察される．押し出し方式で生パスタを作製したが，このときダイスからねじれながら麺線が形成されている可能性がある．

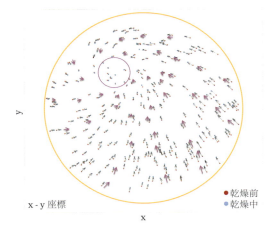

図9 乾燥中のスパゲティ断面の収縮[1]

2.3 ビールの泡（4次元の4D-X線CT）

ラボ用のX線CTでは1回転（ローテーション）の撮像に要する時間は，十分な空間分解能で行う場合，数分以上必要になる．その間，内部構造が変化すると正しく再構成できないため，昔の写真のようにじっと動かないようにしておく必要がある．一方で，パン生地の発酵過程のように時間とともに内部構造が変化していく対象の撮像を要望する声は

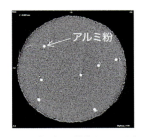

図7 アルミニウム粉末を練り込んだ生パスタ断層像（X線CT）[1]（アルミ粉の部分は白点で強調した）

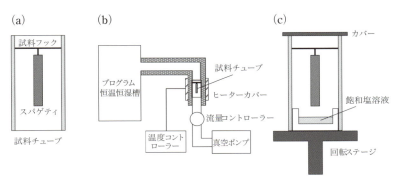

図8 乾燥中のスパゲティ試料をX線CTで撮像するために開発した装置[1]
(a) 試料用シリンダー (b) 乾燥装置 (c) X線CT用回転ステージと試料用シリンダーの結合

大きい．3次元の空間情報に時間の次元を加えた4次元の4D-X線CTは，放射光施設でしか撮像できなかったが，最近，1ローテーション10秒以下で撮像できるラボ用のX線CT装置が市販されている．撮像の方法は，医療用のCTと同じく，線源と検出器が試料の周りを公転するガントリーシステムである．これは高速撮像するためには非常に重要なことで，例えば泡のように非常に不安定な多孔質構造体を，線源－検出器固定で試料が自転するタイプで撮像すると高速撮像するために高速時点させると遠心力が試料に作用して泡構造が壊れてしまう可能性がある．図10にビール泡の測定事例を示す．TESCAN社ではビールの泡の時間変化を測定した．

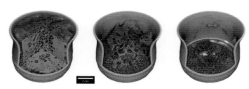

図10 ビール泡構造の時間変化（4D-X線CT）
（東陽テクニカ「TESCAN DynaTOM」カタログより転載）

2.4 油ちょう品の油分布測定

小麦粉のバッターをサラダ油で揚げただけの揚げ玉のX線CT画像を図11 (a) に示す．低輝度の箇所は気泡，高輝度は揚げ玉実質部である．それとは別に中間の輝度を持つ部分も観察される．これは図11 (b) に示すCT画像のヒストグラムの中ほどのピーク部分に相当する．油脂分のCT値が空気と水のCT値の間の約−200～−100であるとされることから，サラダ油が詰まっているものと考えられる．その領域にある気泡が球形であることも，サラダ油である可能性を示唆している．このサラダ油領域（図11 (c)）を取り除くと，揚げ玉の骨格（図11 (d)）が明瞭になる．吸油量や骨格観察から天ぷらのサクミに関する知見が得られる可能性がある．

菓子類の章で，油掛けしたせんべいの油含浸の空間分布測定も同様の方法で可視化したものである．

3．まとめ

X線CT法は，試料の前処理が一切必要ないため，食品のありのままの内部構造を可視化できる．従来からの吸収コントラスト法では苦手とする吸収差のない構造体でも，位相コントラスト法のCTシステムが開発されたことで，高いコントラストで可視化することができるようになってきた．X線CTは，これから食品物性研究における強力なツールとなっていくものと思われる．

■ 参考文献

1) 西津貴久．X線でみる食品の内部構造，日本食品工学会2008年度秋季講演会講演要旨，2008年．
2) 小泉 菊．X線とソフテックス写真，共立出版，1979年．
3) 河野澄夫 編．食品の非破壊計測ハンドブック，pp57-67，サイエンスフォーラム，2003年．
4) 稲崎富士，井内美郎，中野 司．湖沼底質試料の非破壊・密度構造分析への医療用X線CTスキャナの利用，地質調査所月報，1995; **46**(11): 629-642.
5) 前田竜郎，都 甲洙，杉山純一，他．パン生地中における気泡形状の計測法，日本冷凍空調学会論文集，2006; **23**(3): 321-328.
6) Regier M, Hardy EH, Knoerzer K, *et al*. Determination of structural and transport properties of cereal products by optical scanning, magnetic resonance imaging and Monte Carlo simulations, *J. Food Eng*, 2007; **81**: 485-491.

（西津貴久）

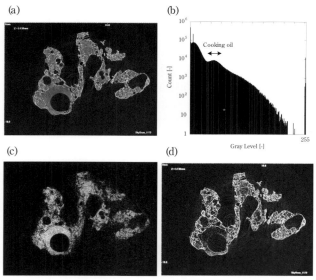

図11 揚げ玉中の油分布の可視化（X線CT）[1]
(a) 断層像，(b) 輝度分布（CT値分布），(c) 油分布 (d) 揚げ玉骨格

58 3Dフードプリンターを用いた事例

1. 3Dフードプリンターの技術と原理

3Dフードプリンターとは，造形材料に食品を用いる3Dプリンター装置であり，次世代の食品加工技術として注目されている．3Dプリンターは，3D CAD（Computer Aided Design）のデータを基に材料を一層ずつ積層して目的の立体物をつくり出す製造技術で型成形や切削加工といった従来の加工技術では難しい複雑な形状のものでも容易に作製することができる．こうした3Dプリンティング技術は，1990年頃から航空や自動車といった工業分野で産業利用されるようになり，現在では，造形技術の高精度化と扱える材料の広がりによって食品分野でも活用が期待されている[1,2]．

3Dフードプリンターの価値は，3D CADのデジタル設計データを食品で直接出力できるところにある．すなわち，食品の3次元構造や密度を設計・制御することにより，見た目のおいしさの向上や望む食感の発現が期待できる．

工業用途の3Dプリンターには，熱溶解積層（FDM: Fused Deposition Modeling）方式や粉末焼結積層造形方式，光造形方式，バインダージェッティング方式，マテリアルジェッティング方式といった方式がある．これらの造形原理を基にして，種々の造形方式の3Dフードプリンターが研究開発されている．代表的な造形方式に関して，以下に原理を説明する．

1）押出し方式

押出し方式は，FDM方式がベースとなっており，現在の3Dフードプリンターでよく見られる方式である．あらかじめペースト状の食品材料（フードインク）を作製しておき，これを押し出して積層し立体物の造形を行う．造形物の積層面は，食材が持つ粘性や食品成分の物性変化によって接着される．例えば，クッキーなど小麦ベースの生地や魚のすり身は，それ自体が持つ粘性で積層面が接着される．また，こうした食品は，造形後に焼成して最終的な固化を行う場合もある．他方，増粘多糖類やタンパク質を含むゲル状食品（半固形状食品），チョコレート，砂糖菓子などは，加熱・冷却による物性変化を利用して積層面の接着と造形が行われている．

押出し方式の中でも，シリンジ容器にフードインクを入れて押し出す，いわゆるシリンジ押出し方式が最も普及している[2]．シリンジ内のフードインクは，外付けのポンプにより空気圧をかけて押し出される，もしくは，注射器と同様にプランジャを押し下げることで押し出される．こうしたシリンジ押出し方式の長所は，シリンジ容器の使い捨てが可能で衛生管理がしやすいこと，フードインクを最後まで使いきれることである．しかし，短所として，造形

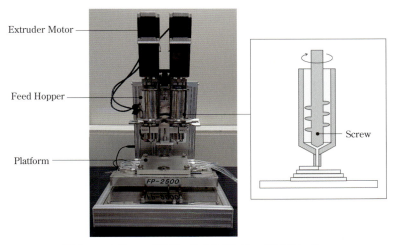

図1　スクリュー押出し方式の3Dフードプリンター

途中でフードインクを補充することができず連続生産ができないこと，吐出コントロールが難しく造形精度に限界があること，シリンジ容器に気泡が入ると造形が失敗すること，プラスチック容器で高い圧力をかけられないため粘性の高い食品材料は吐出できないことなどがある．

シリンジ押出し方式の短所を改善する方式として，スクリューを回転させることでフードインクを押し出すスクリュー押出し方式が開発されている（図1）[3]．元来，スクリューによって食品材料を押し出す方法は，麺類やスナック菓子，大豆ミートなどの食品工場でもよく用いられている．スクリュー押出し方式の3Dフードプリンターは，上面が解放された材料投入用のホッパーがあり，造形途中でもフードインクを追加投入して連続生産を行うことができる．加えて，シリンジ押出し方式と異なり，吐出と停止がスクリューの回転とほぼ同期するため，高い造形精度を実現することができる．また，ノズル関連部品はすべて金属でつくられており，粘性が高いフードインクでも吐出することができる．

2) レーザー方式

レーザー方式の3Dフードプリンターには2種類ある．ひとつは粉末焼結積層造形方式をベースにした方式である．造形テーブル上にデンプンやタンパク質を含む粉末状の食材を敷き詰め，これに局所的に水を吹き付けてその部分にレーザー光を照射して粉末を焼結させ，その焼結面の上に再び粉末を積層し焼結を繰り返すことによって立体物を造形する方式である．もうひとつは，光造形方式をベースにしたものである．デンプンやタンパク質などを水に溶かした液状の食品材料を水槽に満たし，レーザーを当てて固化させた後，造形テーブルを水槽の中に沈めて次の層を造形し，これを繰り返して立体物を得る方式である（図2）．いずれの方式も，レーザー照射加熱によるデンプンの糊化やタンパク質の変性を利用して造形物を固化している[4]．

レーザー方式は，押出し方式よりも造形精度が高いという利点がある．また，造形材料に乾燥させた粉末状の食材を使用するところにも利点がある．すなわち，乾燥粉末化により食材の長期保存が可能になる，規格外・廃棄食材を粉末化しておいしく再食品化できるようになることでフードロスの問題解決に繋がると期待されている．

3) その他の造形方式

3Dフードプリンターで用いられているその他の造形方式として，バインダージェッティング方式がある．この方式は，デンプンや砂糖といった固着性のある粉末を造形テーブルに敷き詰め，インクジェットヘッドから結合材として水を吹きつけて粉末を一層ずつ固めて立体物を造形する方式である．一層造形後は，その上に粉末を盛り上げ，ローラーなどで指定の高さになるよう粉末をかきとって結合材を吹きつけ，これを繰り返すことで立体物が完成する．結合剤の水に種々の色素を加えることにより，造形物に色を付けることもできる[5]．その他にも，ピクセルフードプリンターとして，ロボットアームを用いた方式も考案されている．食品材料をゲル化剤などで固めてあらかじめブロック状の食品小片を作製しておき，これをピクセル単位と考え，ロボットアームで積み上げて立体物を造形する．

また，3Dフードプリンターは樹脂や金属を材料とする工業用の3Dプリンターを基に開発されてい

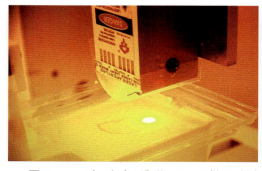 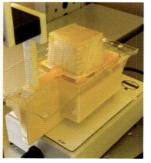

図2　レーザー方式で造形している様子（左）と完成した造形物（右）

るため，食品製造機としての衛生性や洗浄性の向上が課題となっている．こうしたなか，原料供給をカートリッジ化し，食品衛生性を改善した3Dフードプリンターの開発も進められている．

2. 3Dフードプリンターに期待される用途

2.1 3Dフードプリンターの特長と用途開発

3Dフードプリンターの特長には，「遺伝的体質や健康状態，嗜好などの個人ニーズを満たすようにカスタマイズできる点」，「いつでも誰でも必要なときに必要なものを自動で生産できる点；オンデマンド性」，「手作業や成形型ではできない複雑形状を外部・内部ともに設計し造形できる点」が挙げられる．

介護食やベビーフードといった特定の人を対象とする食品，宗教上の理由やビーガンのような食習慣の制限を満たす食品など，カスタマイズ化された食品が求められる場面は多い．加えて，近年，アレルギーや糖尿病，高血圧症の患者が増加しており，個々人の体質や健康状態に合った食の提供に対するニーズがある．これまでの食品製造はマスプロダクションが一般的であり，こうしたニーズを叶えることは難しい．他方，3Dフードプリンターであれば，個々人の健康状態や嗜好に合わせたカスタマイズ食の実現が期待できる．

また，国内では急速な高齢化と働き手の減少が社会問題となっており，介護の現場や飲食店における調理のオンデマンド自動化が望まれている．

食品の中には練り切りやチョコレート細工など，芸術的な要素を含み複雑で華やかな見た目そのものに価値がつけられる食品がある．これらの複雑な食品加工の多くは熟練の職人やパティシエが手作業で行っているが，こうした機械化が難しい分野においても3Dフードプリンターのデータに基づく緻密な造形技術の活用が期待できる．

さらに，3Dフードプリンターの最大の特長ともいえるのが，内部構造（3次元構造）を設計・制御できる点である．3Dフードプリンターで造形できる巨視的な3次元構造により，食べ物を「おいしい」と感じるのに重要な「食感」を自在につくり出せるようになることが期待される．

これまで，世界各国で3Dフードプリンターの研究開発が行われ，海外のレストランでは商業利用も達成されたが，短期的な利用にとどまり，未だビジネスとして成功している例は見られない[2,5]．3Dフードプリンターの用途として，単に面白い造形物を作るだけでは一過性の客寄せ効果で終わってしまう．3Dフードプリンターの本格的な社会実装のためには，3Dフードプリンティング技術でなければ実現できない機能と価値を見出すことが必要である．

2.2 介護食品分野への活用

3Dフードプリンターの特長を最大限に活かせる分野として考えられているのが，介護食品の分野である．

世界でもまれにみる超高齢社会に突入した日本では，いかにして高齢者のQOL（Quality of Life）を高め健康寿命を延ばすかが重要であり，その源は毎日のおいしい食事にあると言っても過言ではない．しかし，日本人の歯の平均寿命は約60年で，加齢とともに咀嚼・えん下機能が低下していく[6,7]．そうなると，普通食を食べることができなくなり，代わりに，食べやすいように小さく切ったり，軟らかく調理されたりした介護食品が必要となる．介護食品は，個人の咀嚼・えん下能力や持病に応じてかたさや栄養成分などを調整する必要があり，カスタマイズ性の要求が高い．また，介護食品の調理にはミキサーで粉砕したりゲル化剤を混ぜたりといった手間と時間がかかり，介護をする家族や職員の負担となるため，介護食品調整の自動化が望まれている．加えて，介護食品はそのやわらかさから外部形状や内部構造を制御することが難しく，見た目や食感のおいしさに課題がある．ここで3Dフードプリンターの特長が活きる．3Dフードプリンターを活用することにより，かたさや味，栄養価などを個々人の健康状態や嗜好のニーズに合わせたカスタマイズ食を自動で提供できるようになることが期待される．さらに，3次元構造や密度を設計・制御することで，普通食に近い食感，味や香りの広がりをもたせた介護食品を作り出せるようになることが考えられる．

2.3 次世代食料資源の加工への活用

2015年の国連サミットで持続可能な開発目標

（SDGs：Sustainable Development Goals）が採択され，日本でも関心が高まっている．SDGs のなかで，持続可能な食料生産システムの確保が掲げられており，世界中で食用昆虫や微細藻類，培養肉といった次世代の食料資源の研究開発が加速している．こうした次世代の食料資源は環境負荷が小さいこと，栄養価が高いことが魅力であるが，見た目や食感，味に課題があり，そのままの形態で食べるにはハードルがある．こうした次世代の食料資源を私たちの食文化に溶け込ませるために，見た目や食感，風香味の付加価値をつける加工技術として 3D フードプリンターへの期待は大きい．

3. 3D フードプリンターで造形される巨視的な3次元構造による介護食品の食感設計

従来，介護食品としては，きざみ食やミキサー食，ペースト食といった食材の原形をとどめない破壊された状態のものが多く提供されていた[8,9]．こうした介護食品は，見た目や食感が悪く，食欲がわかないことから，高齢者の栄養摂取量の不足が課題となっていた[10]．加えて，介護食品を食べる高齢者は，家族と食事をしても，みんなと同じものを食べるという楽しみを感じることができずにいた．こうしたなか，最近では，食材を一度ペースト状にした後，ゲル化剤などを加えて固め直し，見た目をできるだけ普通食に近づけた再成形食が多く利用されるようになっている[11-13]．しかし，再成形食は，「見た目」のおいしさを大幅に改善したが，調整した液状原料を型に流し込んで固めるため，どの部分を食べても，どの方向から食べても均一で「食感」のおいしさをつくり出すことが難しい．また，食材を変えても食感の変化がほとんどなく，日々の食事の変化の楽しみをつくり出すことが難しい．

食品のおいしさを考えるうえで欠くことができない「食感」は，食品の構造によってつくり出されると考えられている[14]．この構造には，タンパク質やゲル化剤など高分子物質の架橋構造のように肉眼で見えないレベルの微視的なものと，カニの身の繊維構造や肉の赤身と脂身の層構造のように肉眼で見えるレベルの巨視的なものがある．

ここで，3D フードプリンターで造形できる巨視的な構造に着目し，介護食品のような軟らかい食品であっても繊維構造や層構造を造形することで，これらの構造から発現する特徴的な力学特性を制御し，ねらった食感を感じさせることができるか検証した[15]．

3.1 3次元構造の設計と造形

3D CAD で繊維構造と層構造のデータを作成し，スクリュー押出し方式の 3D フードプリンターで介護食品の 3D 造形を行った（図3）．

3.2 力学特性評価

食感物性測定機（テンシプレッサー）を用い，測定速度 1 mm/sec，歪率 99％の条件で，V 型プランジャー（底面積：2 mm×30 mm）を使用して多方向から破断強度試験を行った（図4）．

型成形サンプルの応力－ひずみ曲線（図1（A）Mold）では，破断点の後に特徴的なピークがみられず，内部構造が均一であると考えられた．他方，繊維構造サンプルでは，繊維を断ち切る方向に破断した応力－ひずみ曲線（図1（A）i-1）で複数のピークが見られ，造形した線が融合せず繊維構造が保持さ

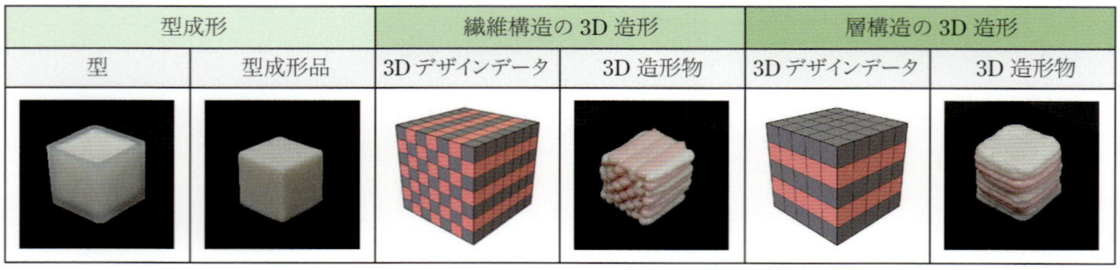

型成形		繊維構造の 3D 造形		層構造の 3D 造形	
型	型成形品	3D デザインデータ	3D 造形物	3D デザインデータ	3D 造形物

■ 軟（ゲル化剤製剤 1.2％）　　■ 硬（ゲル化剤製剤 2.0％）
型成形品には軟らかいムースを使用した

図3　3次元構造の設計と造形

れていると考えられた．加えて，繊維構造の特徴として，繊維に沿って破断するよりも繊維を断ち切るほうが大きな力が必要となるが，この特徴も繊維構造サンプルで再現された（繊維に沿った破断：図4（A）i-2・ii，繊維を断ち切る破断：図4（A）i-1）．層構造サンプルでは，層を上から破断していった応力－ひずみ曲線（図4（B）i）において，ひずみ20%付近でおよそ40 kPaのピーク，ひずみ40%付近と80%付近でおよそ80 kPaのピークが見られ，それぞれやわらかい層とかたい層の破断を示すと考えられた．また，層を剥がす方向（図4（B）ii-1）に破断すると，ほかの方向（図4（B）i・ii-2）よりも弱い力で破断することが示された．これらの力学特性評価の結果より，3Dフードプリンターで繊維構造や層構造を造形することにより，介護食品のようなやわらかい食品であってもこれらの構造に特徴的な力学特性を再現できることが示唆された．

3.3 官能評価

型成形サンプルと3D造形サンプルについて，介護食品を想定し，舌で押し潰して摂食したときの食感を評価した（**図5**）．なお，3D造形サンプルは，舌で押し潰す方向を2通りにして評価を行った（図

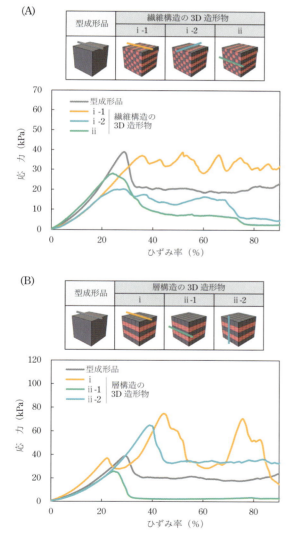

図4 力学特性評価　（A）繊維構造　（B）層構造

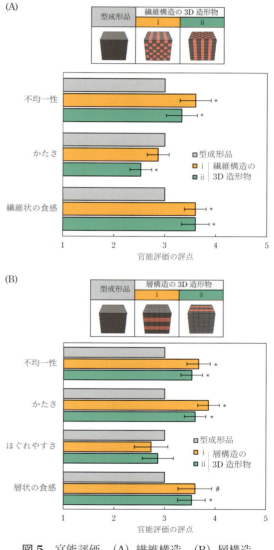

図5 官能評価　（A）繊維構造　（B）層構造
値は，平均値±SEMで示した（$n=15$）．#, $p<0.1$；*, $p<0.05$ vs. Mold

5のグラフ上図の向きのまま舌の上にのせ，舌で押し潰して摂食させた）．官能評価には，5段階評点法（1～5点）を用い，型成形サンプル（3点）に対する相対評価とした．

繊維構造は，i，iiいずれの方向から押し潰した場合でも，型成形サンプルに比べて有意に繊維状の食感を感じると判断された．層構造は，iiの向きで押し潰して摂食した場合に，型成形に比べて有意に層状の食感を感じると判断された．また，iの方向で押し潰した場合には，型成形よりも層状の食感を感じると判断される傾向があった．これらの結果より，3Dフードプリンターで造形された繊維構造や層構造は，人が有意に識別できるレベルの食感を発現できることが確認された．

3.4 結論

3Dフードプリンターで巨視的な3次元構造を造形して圧縮破壊時の力学特性を制御することで，介護食品のようなやわらかい食品であっても望む食感を発現させられる可能性が示された．こうした3Dフードプリンターを活用した食感制御技術により，カニの身，ホタテ，ごぼうなどの繊維感や，豚の三枚肉，魚の切り身などの層がほぐれる食感を再現できるようになることが期待される．また，介護食品にとどまらず，代替食品や菓子類など幅広い食品においても応用できると考えられる．

4. 介護食品の造形事例

現在，介護食品として多く用いられている再成形食では実現が難しいもののひとつに，肉の赤身と脂身の霜降り構造がある．霜降り構造は，見た目のおいしさだけでなく，赤身のなかで脂身がとろける食感のおいしさや，味の広がりをつくり出すためにも重要である．そこで，3Dフードプリンターの2色造形で，ステーキの霜降り構造の再現を試みた（図6）．今後，造形ノズルの径を小さくすることで，霜降り構造の再現性を向上させていきたいと考えている．また，現在の介護食品では難しいとされている刺身や寿司といったメニューも，3Dフードプリンターを活用することで再現が可能になることが期待されている．

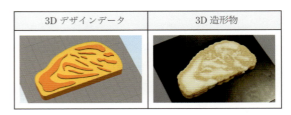

図6 介護食品を用いた霜降り構造の造形

■ 参考文献

1) 渡辺崇史．3Dプリンターの基礎知識，日本義肢装具学会誌，2016; **32**: 148-153.
2) 川上 勝，古川英光．近年の食品3Dプリンタの発展，日本画像学会誌，2019; **58**: 434-440.
3) 戸田寿之．やわらかものづくりハンドブック〜先端ソフトマターのプロセスイノベーションとその実践〜，pp275-281，エヌ・ティー・エス，2022年．
4) 古川英光，川上 勝，同書，pp149-156，エヌ・ティー・エス，2022年．
5) Kodama M, Takita Y, Tamate H, *et al.* Novel Soft Meals Developed by 3D Printing. in Ch. 9 of "Future Foods" ed. By Heimo Mikkola, pp161-181, IntechOpen, 2017.
6) 中村小百合．歯の平均寿命，口腔病学会雑誌，1979; **46**: 234-235.
7) 重松佳樹，川崎弘二，神原正樹．日本人の歯の平均寿命に関する研究，歯科医学，2000; **63**: 287-295.
8) 永井晴美，鈴木隆雄，柴田 博，他．特別養護老人ホームにおける"きざみ食"の供食の実態，栄養学雑誌，1994; **52**: 307-318.
9) 小城明子，藤 綾子，柳沢幸江穂，他．要介護高齢者施設における食物形態の実態–食物形態の種類とその適用について–，栄養学雑誌，2004; **62**: 329-338.
10) 早川和江，山田和歌子，浅田一彦，他．介護食に対するイメージとニーズに関する質的研究：介護食士養成講座受講者を対象とした調査の分析を通して，介護福祉学，2015; **22**: 5-14.
11) 黒田留美子．摂食・えん下障害者に適した「高齢者ソフト食」の開発，日本摂食えん下リハビリテーション学会雑誌，2004; **8**: 10-16.
12) 笹田陽子，中舘綾子，工藤ルミ子，重田公子，和春鈴木，樫村修生．特別養護老人ホーム入所者における咀嚼・えん下困難者食の導入による栄養状態，日本食生活学会誌，2008; **18**: 354-361.
13) 田村須美子，窪津悌子，島田幸男，他．身体障害者施設におけるきざみ食の廃止と"形そのままソフト食"導入の効果，日本栄養士会雑誌，2010; **53**: 838-845.
14) 青山博明，森口奈津美，山田 芳，他．おいしい食感と食品構造，食品と科学，2012; **54**: 59-64.
15) 堀内真美，赤地利幸，川上 勝，他．3Dフードプリンターで造形される巨視的な3次元構造による介護食品などに適した軟質食品の食感設計とその効果，日本食品工学会誌，2021; **22**: 119-134.

（田野邊(堀内)真美）

Part 15 食品のおいしさを見る方法

59 味覚センサ

1. 可視化の技術とその原理

人工脂質／高分子膜による味覚センサは，九州大学大学院の都甲潔特別主幹教授との30年以上に渡る共同研究の成果であり，「世界初の味覚センサ技術による食品業界のイノベーション」として，2023年2月に都甲教授との経済産業大臣賞（技術経営・イノベーション大賞）の共同受賞につながった．味覚センサの進展は，ひとえに味覚センサを利用する食品および医薬品業界のプロフェッショナル，研究者からのフィードバックが貴重な示唆につながり，新たな味覚情報のビジネス展開へと広がっている．図1に味認識装置を示す．2020年には世界中で600台以上の味覚センサが活用されており，味覚評価の技術的な進歩と味の見える化への需要の高まりは，開発だけに留まらず，効果的なツールとしてビジネスに活用されている[1-6]．

1.1 味の定量化

味覚は非常に複雑であり，化学分析の結果だけで味覚を評価することは非常に困難である．そこで都甲らは，味は人間が感じるものであることから，人間の味覚の仕組みを模倣した味覚センサを開発することにした．生体の場合，舌にある味覚細胞の表面に味物質が吸着すると，細胞膜に電位変化が生じる．味細胞の表面は脂質膜で覆われており，この脂質膜が味覚に重要な役割を果たしていると考え，味覚センサの材料に利用した．この人工脂質膜の組成を最適化することで，基本味（苦味，うま味，甘味，酸味，塩味，渋味）のそれぞれに特異的に応答する人工脂質膜の開発に成功した[7]．さらに，後味を測定することで，基本味の質の違いを評価することができる．脂質膜に吸着した味物質が脂質膜から剥離する速度を測定することで，キレや後味の良さを評価することができる．生体が嫌う苦味や渋味はキレがあった方が良い．うま味など人間が好む味は後味に余韻がある方が良い．これらの基本味に特異的に応答するセンサを用いて，味覚の単位を定義した（表1）．

うま味覚センサはグルタミン酸ナトリウムだけでなく，うま味を提示する核酸や有機酸塩にも反応する．例えば，肉類に多く含まれるイノシン酸ナトリウム，干し椎茸に多く含まれるグアニル酸ナトリウ

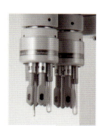
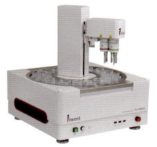

味覚センサ
苦味センサ　渋味センサ
うま味センサ　甘味センサ
塩味センサ　酸味センサ

味認識装置　TS-6000A

図1 味認識装置 TS-6000A と味覚センサ

表1 味覚センサでの定量化項目

		味の特徴	有効な食品	センサ名
先味	酸味	クエン酸，酒石酸，酢酸が呈する味	ビール，コーヒー	酸味センサ
	塩味	食塩のような無機塩由来の味，コーヒーや日本酒等では有機酸塩	醤油，スープ，めんつゆ	塩味センサ
	苦味（苦味雑味）	苦味物質由来．低濃度では奥行き感，複雑さ，コク，雑味，隠し味	豆腐，日本酒，スープ	苦味センサ
	渋味（渋味刺激）	渋味物質由来で，低濃度では刺激味．	果実	渋味センサ
	うま味	アミノ酸，核酸由来のダシ味	スープ，めんつゆ，肉	うま味センサ
	甘味	ショ糖，グルコースや糖アルコール	清涼飲料，菓子	甘味センサ
後味	苦味	一般食品に見られる苦味，キレ	ビール，コーヒー	苦味センサ
	渋味	カテキン，タンニン等が呈する味	ワイン，お茶	渋味センサ
	うま味（うま味コク）	うま味の余韻，コク	スープ，めんつゆ，肉	うま味センサ

ム，貝類に多く含まれるコハク酸ナトリウムなどである．

1.2 コクの可視化

コクは，おいしさの重要な要素であると考えられている．食品は多様であるため，すべての食品に当てはまるコクを定義することは困難である．香りや食感も含めた総合的であるが，味に関して，味覚センサから得られた知見を示す[8]．コクは，余韻や複雑な味わいが重要であると言われている．余韻は，うま味センサの後味で評価することができる．また，複雑な味わいには，微量の苦味が重要であり，苦味センサで評価することができる．さらに，多くの食品において，うま味センサの後味の値や苦味センサの苦味の値は，価格と相関がある．図2は，生ハムの例である．イタリアやスペインの生ハムは1〜2年の長期熟成で有名であり，高級品である．図2より，横軸のうま味に価格差は見られないが，縦軸のうま味の後味（コク）においては，高級な生ハムほど高い値を示す傾向がある．味覚センサの味覚項目を説明変数として生ハム価格を重回帰分析したところ，重相関係数が0.9と推定値の高い以下の式が得られた．

$$価格(円/g) = 0.66円 \times (うま味の後味) + 0.68円 \times (苦味の先味)$$

これからも，うま味の後味と苦味の先味は，価格に重要であることがわかる．

うま味の持続性を高めるためには，味覚センサの結果から，以下のことが重要であることがわかっている．

■各社のコク調味料

うま味の増強には，MSGの添加で可能である．しかし，うま味が強くなりすぎる欠点がある．一方ペプチド系のうま味調味料は，うま味の余韻だけを増やすのに有効である．それ以外の増強例を下記に示す．

① 粘　　性

食品の粘度が高いと，食品が物理的に舌にまとわりつくため，余韻が強くなる．2日目のカレーはジャガイモがカレーに溶けて粘度が高くなる．味覚センサでもうま味の後味が増加していることがわかった．

② 油　　脂

スープに油が入ることで，スープのコクが増すと言われている．ラーメンのスープに油を加える前と後では，うま味センサの後味の値も大きくなっている．

③ 微量の苦味物質による複雑さ

また，日本酒や豆腐など苦味を感じない食品では，微量の苦味が重要であると言われている．佐藤らは，清酒に含まれる各種のペプチドの苦味物質を活性炭などのフィルターで除去すると，清酒は水っぽい味になり，微量の苦味物質の存在がコクにつながるという仮説を提唱している[9]．荒巻らも味覚センサで同様の結果を得ており，この仮説は有効であること

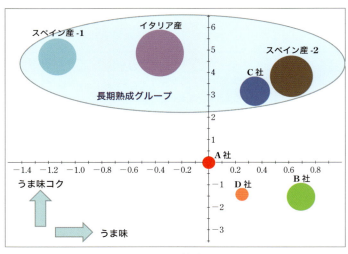

図2　生ハムの長期熟成による味の差

が示された[10]. もちろん, 苦味成分が多ければ多いほど, 苦味のある味になり, 商品価値が下がる.

2. 主な適用食品

適用食品は, 飲料や酒類の溶液だけでなく, 固形物の食肉や食肉加工品まですべての食品である. 代表例として食肉と魚介類の例を示す.

2.1 食肉の評価
1) 牛肉の評価

千国らは, 味覚センサと分析値から牛肉の部位の違いを考察し, エタノール抽出を行い, 苦味センサ, 渋味センサ, 酸味センサが部位によって優位な差を示し, 牛肉の乳酸は酸味センサと相関があると報告した[11]. 牛肉と豚肉については, 佐々木らが味覚センサで種差を識別できる可能性を報告している[12]. 鶏肉については, 藤村らが試料の前処理方法として湯煎を用い, ブロイラーと地鶏の識別を行ったことを報告している[13]. 小江らは鳥取和牛122頭の味覚センサと化学分析値の関係について報告している[14]. 山之上らは, 牛肉の品種, 産地, 熟成日数, 加熱の影響を系統的に報告し, 味覚センサによる牛肉評価に適した方法を模索し, 一般化のための基礎知識を得た[15,16].

ジェトロの味覚嗜好調査 (製品) における報告で, 牛肉の味覚センサの例をウェブで示している[1]. ここでは, 和牛について, 米国産, オーストラリア産, タスマニア産をそれぞれグループ分けした場合の特徴を示している. これをデータベース化することで, 和牛の種類ごとの味の特徴や世の中のニーズがわかると期待されている.

2) 熟成肉の評価

近年, 熟成肉が人気である. 岡山, 山之上らは, 熟成による味の変化を味覚センサで測定した結果を報告している[17-19]. 熟成により, 余韻のあるうま味や苦味に由来するコクが増加する. これらの結果より熟成の最適制御への活用が期待される.

2.2 水産物の評価

水産物の味を網羅的に評価した例として, ジェトロの味覚嗜好調査報告 (水産物) がウェブで示している[1]. タラ (北海道産, 米国産), ホタテ (根室産, 噴火湾産, ノルウエー産), 生カキ (広島県産, オーストラリア産), ヤリイカ (秋田県産, 茨城県産, インドネシア産) を味覚センサで評価し, 海外産と国内産との味の違いを示した.

詳細な調査の一例として, 東畑らは, スルメイカ, アカイカ, トビイカを評価した[20]. 利用が進まないトビイカを有効活用することが目的である. 背景は, スルメイカやアカイカの漁獲量が減少し, イカの加工原料が不足していることである. 味覚センサの結果は, ホタルイカは他の2種に比べ, うま味が強い傾向にあった. また, 他の味項目でもトビイカの方が強く, 使用は可能であることが示された.

海苔の価格と味の関係について, 東畑らによって味覚センサによる評価が行われた[21]. 価格の異なる海苔を分析したところ, 一般品 (250～350円), 高級品 (700～1,000円), 最高級品 (1,300～2,000円) 毎に分けられ, 高級品は渋味の刺激 (渋味先味) が少なく, うま味やコクが強い (うま味後味) 傾向が強くことがわかった.

サワラ加工の評価は, 加藤らによって行われている[22]. 目的は, 日本海で大量に獲れるようになったサワラやサゴシ (サワラの0～1歳魚) の利用を発展させることである. サワラの干物として脂肪分1%程度の魚を使用した結果, 味覚センサや官能評価の結果から, サワラの干物のダシはトビウオやタイと同等以上のうま味とうま味の余韻を持つことが報告されている.

明太子の原料である卵巣の成熟度が製品の味に与える影響については, 内海ら[23]が調査している. 明太子の生産額は400億円 (2005年) と大きいが, 味のばらつきは大きな問題であり, その原因を探ることが本研究の目的である. 味覚センサと官能検査の結果, 未熟卵 (がめ子) は成熟卵 (真子) に比べ, 苦味と渋味の刺激 (渋味先味) が強いことがわかった.

2.3 おいしさや嗜好の評価例

すでに世の中でおいしいと認められているものを分析して, どこが特長なのか知ることがわかる. まずは, 高級品でずっと消費者から愛されているもの, 行列ができる繁盛店, またロングセラー商品が

他の商品と何が違うのか評価する．もう1つの切り口は，多様性である．おいしさの好みが地域や年齢によって異なる．その場合は，地域毎での人気商品を測定して比較することや，購買層の情報を味覚センサのデータに加えて相関関係を調べることで発見がある．

以前TVの取材で有名ラーメン店のスープを味覚センサで調査したことがある．その例を図3に示す．D社は，自他ともに認める日本一まずいラーメン店で，番組でもやはりまずい評価であった．図を見ると，まずいなりの特徴が見えてくる．日本人にとって重要なうま味やうま味の後味（こく感）が非常に低い．一方，酸味と医薬品系の塩基性苦味と言われる嫌な苦味の値が大きく，好まれない味の値が高いことがわかる．一方，有名店は，うま味が高く，酸味が低く，その上で，うま味の後味によるコク感が強い店（B社）や，微量な苦味による複雑な味が強い店（A社）や両方の味ともバランスが良い（C社）等の特長がわかる．おいしくない理由やおいしい理由が見える．

1） 繁盛店の味

おはぎは，スーパーマーケットでも人気商品である．よくベンチマークにされるのがさいちのおはぎである．一般のおはぎに比べて甘味が低く，その分塩味が高く，甘みすっきりでかつしっかりした味つけにしていることがわかった．図4は，各スーパーマーケットのおはぎの価格と塩味と甘味の関係を示す．価格の高いものは，甘味が低く，塩味が高く，さいちのおはぎを目標にしている可能性がある．価格と味覚センサの相関については，苦味とうま味の後味が高い方が価格も高い関係のケースが多い．今回のおはぎのように，甘味と塩味が価格と相関した例は非常に稀であり，味のバランスが重要な例である．

2） 嗜好の年齢差

POSデータには，年齢の情報が入っており，その年齢情報と味覚センサの相関を見てみる（図5）．図の横軸は，購買の年齢層で40歳以下が占める割合である．右に行くほど若者の購買者が多く，左に行くほど熟年の購買者が多いことを示す．そして，この横軸と相関があったのが，苦味と酸味のバランスの軸である．ここからは，若者は苦味系を熟年は酸味系が好まれていることがわかる．ちなみに，苦味系はシアトル系のコーヒーチェーンの味であり，苦味が弱く酸味が強いゾーンは，喫茶店の味であり，若い時にどちらを飲んだかの違いから来ているとコーヒー業界では言われており，世代間の好みの違いがわかる．

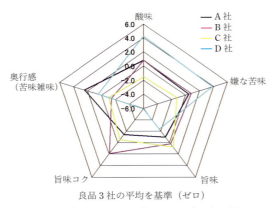

図3 有名ラーメン店のスープの味の差

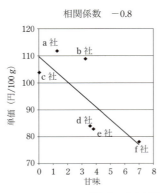
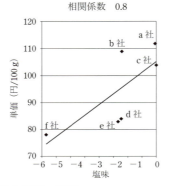

図4 おはぎの味と価格の関係

59. 味覚センサ

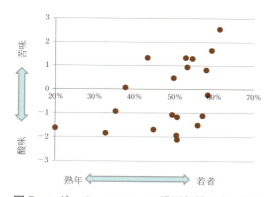

図5 レギュラーコーヒーの購買年齢と味の傾向
POSデータ提供　味香り戦略研究社

3) 嗜好の地域差

特に伝統的な食品の場合，嗜好性は地域の差により大きく異なる．地域の繁盛店の商品を地域の代表としてサンプリングする．それらの試料に関する味覚センサの結果から判別分析で地域差が大きく異なる味の項目を選ぶ．図6はうどん繁盛店のつゆの味のマッピングであり，主に旨味とコク（うま味の後味）で表している[24]．日本国内においても，そば屋系，さぬき系，京うどん系，大阪うどん系などのように，地域による嗜好性が全く異なることがわかった．

4) 嗜好の世界の差

世界の場合は，さらに食文化の差が大きい．図7は，カップラーメンのスープの味に関して，日本とベトナムの味の違いを示している．その国の売れ筋商品を味覚センサで測定して，分布の違いをみればよいのである．意外かも知れないが，日本の方が塩味やうま味コク（うま味の余韻）が強い傾向がわかる．違いの理由は食文化の違いである考えられる．したがって，食品メーカーが海外進出する際には，現地の味の嗜好性を把握することが必須であり，味覚センサの上記の活用方法で，どの味項目がどの程度違うか把握することができる．その上で，どこを残し，どこを海外の消費者に合わせるかが重要である．塩味が濃すぎると辛いので，塩味はベトナムに合わせ，和食の特長であるうま味のコクは残す．それが図7の可能性のゾーンである．

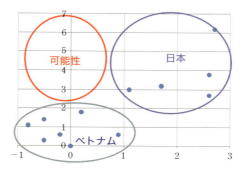

図7　カップラーメンのスープの国の差

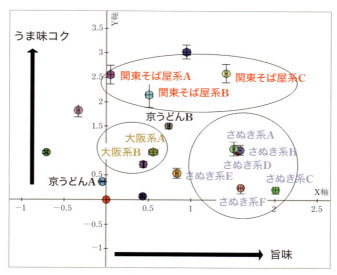

図6　うどんのつゆの地域差
データ提供：マルトモ社

3.1 試料の状態による前処理の違い

試料が液状か固形物かによって，前処理の方法が異なる．大きくは下記の2種類である．

① 液状の試料の場合

液状の試料はそのまま，または必要に応じて希釈する．

② 半固体状もしくは個体の試料の場合

溶媒に希釈・撹拌することにより，液状化にする．咀嚼して味物質が唾液に溶出した状態を作る．完全抽出する際にはフードプロセッサーを使い，咀嚼を想定した場合にはストマッカーを使う．抽出条件に関しては，溶媒の種類（硬水と軟水等の溶媒の違い），抽出温度（完全抽出の場合沸騰水等）等を調べたい目的に合わせて条件設定する．

4. 今後の展望

統計によると，「幸せを感じる」のは「食べ物がおいしいと感じるとき」で，性別や世代に関係なく76%で1位となっている[25]．一方，高齢者向けの食事サービスの味については，43%の人が「不満」と回答しており[26]，外食，中食や加工食品への期待は大きい．経済的に豊かな国が増えてきている反面，先進国の多くでは少子高齢化が進んでいる．これはわれわれにとって全く新しい局面であるが，食品業界にとって新たなニーズとともに好機でもあると考えられる．多様な消費者のニーズを把握し，製品開発に反映させることが必要とされている．

■ 参考文献

1) Kobayashi Y, Ikezaki H. Chapter 1 Advanced Taste Sensor Based on Artificial Lipid Membrane, In "Biochemical Sensors: Mimicking Gustatory and Olfactory Senses," ed. by Toko, K., pp.5–44, Jenny Stanford Publishing, Singapore, 2013.
2) 都甲潔. ハイブリッド・レシピ, 飛鳥新社, 2009 年.
3) 都甲潔 監修. 食品・医薬品のおいしさと安全・安心の確保技術, シーエムシー出版, 2012 年.
4) 都甲潔. 旨いメシには理由がある, 角川書店, 東京. 2001 年.
5) 都甲潔, 柏柳誠 監修. おいしさの科学とビジネス展開の最前線, シーエムシー出版, 2017 年.
6) 都甲潔 監修.「おいしさの科学とフードテック最前線」, シーエムシー出版, 2002 年.
7) Ikezaki H, Kobayashi Y, Toukubo R, Naito Y, Taniguchi A, Toko K. The 10thInternational Conference on Solid-State Sensors and Actuators, pp.1634-1637 (1999)
8) 西村敏英, 黒田素央 編. 食品のコクとは何か, pp123-135, 恒星社厚生閣, 2021 年.
9) 佐藤儒, 蓼沼誠, 高橋康次郎, 中村訓男. 清酒の味覚に関する研究（第4報）雑味成分について, *J. Soc. Brew. Japan*, 1975; **70**(7): 509, 512.
10) 荒巻功. 味覚センサによる日本酒の評価, 日本醸造協会誌, 2000; **95**: 53-55.
11) 千国幸一. 牛肉のプロテオーム解析と味覚センサ, 食品・医薬品のおいしさと安全・安心の確保技術, 都甲潔 監修, pp.159-165, シーエムシー出版, 2012 年.
12) Sasaki K, *et al.* "Meat", Biochemical Sensors edited by Kiyoshi Toko, pp.91-101, Pan Stanford Publishing, (2013).
13) 藤村忍, 他. 地鶏及びブロイラー肉の識別・評価方法, 日本中央競馬会特別振興資金助成事業 (2008).
14) 小江敏明. 鳥取和牛肉における味覚センサによるうま味値と遊離アミノ酸類及び核酸関連物質との関係, 鳥取県ウェブサイト http://www.pref.tottori.lg.jp/secure/916963/25-26.pdf
15) Yamanoue M, *et al.* BEEF TASTE-TRAITS ASSESSED BY AN ELECTRONIC TASTE SENSING SYSTEM, 17th AAAP ANIMAL SCIENCE CONGRESS (2016).
16) 山之上稔, 他. 種々の牛肉試料の味覚センサおよび 官能評価による呈味性分析" 日本畜産学会第 122 回大会, 2017 年.
17) 岡山高秀. センサー技術を用いた牛肉の風味の評価, 冷凍, 2007; **82**(962): 966-970.
18) 山之上稔, 他. 熟成および加熱牛肉の呈味物質変化と味覚センサによる呈味性分析, 日本畜産学会第 123 回大会, 2017 年.
19) 山之上稔, 他. 熟成中の牛肉における筋内脂肪変化に影響される呈味性の味覚センサおよび官能評価による分析, 日本畜産学会第 123 回大会, 2017 年.
20) 東畑, 他. 味覚センサを用いたスルメイカ, アカイカ, トビイカ熱水抽出エキスの味の評価, 平成 27 年度日本水産学会春季大会, 2015 年.
21) 東畑, 他. 海苔の品質を評価する, H28 シーフードショー東京でのセミナー, 2016 年.
22) 加藤, 他. サワラ加工製品の開発, 鳥取県産業技術センター研究報告 No.14, 2011 年.
23) 内海優, 他. たらこ原料卵巣の熟成度が製品の味に及ぼす影響, 日本食品保蔵科学会誌, 2009; **35**(5): 229-233.
24) 土井幹治.「だし感」の可視化, おいしさの科学とフードテック最前線, pp.281–290, シーエムシー出版, 2022 年.
25) 次世代高齢者研究報告書. 公益財団法人ハイライフ研究所, pp.20–21, 2017 年.
26) 平成 25 年度農林水産省委託調査 高齢者向け食品・食事提供サービス等実態調査事業報告書, 2014 年.

(池崎秀和)

60 におい識別装置

1. はじめに

においのする化合物の数は40万とも言われている。嗅覚が味覚のように5つの基本味（甘味, うま味, 塩味, 苦味, 酸味）の感覚に分けられれば"匂いの科学"はもっと発展しているだろう。過去には原臭という基本味と同じ考え方があり, Henning は基本香として6つ, Amoore は最終的に20-30[1]をあげた。

実際には嗅覚の受容体は396種あると言われている。しかし基本5味のように, 396種の基本"臭"があるわけでなく, 396の受容体（個人によって数が違う）の複数にパターン認識されることで, 冒頭の40万種のにおいを嗅ぎ分けていることが近年わかった[2]。

なお, 本稿では「におい」と記述した場合は快・不快双方を含んだ意味であり,「香り」は快,「臭い」は不快を示している。また「においの質」と「においの強さ」について語ることが多いが, 聴覚で言えばにおいの質は「音階・音色・波長」, においの強さは「音量」と想像していただくと理解しやすい。

2. におい測定の方法

2.1 におい識別装置について

通常, 食べ物のにおいの数値化は官能評価（分析型・嗜好性型）やガスクロマトグラフィー（以下GC）による定性・定量分析に頼ることが多い。

例えば官能評価によるものは個人の経験の差・遺伝的要因, 再現性などの問題があるが, 複合臭を感じ総合的なにおいの強さや質を評価でき"臭気指数"に落とし込むことが出来る。臭気指数とは, あるにおいを希釈して無臭になるまでの希釈倍率を常用対数で示した値に, さらに10を掛けた値である（臭気指数＝$10 \log_{10}$臭気濃度）。例えば無臭になるまでに1,000倍希釈したならば臭気濃度は1,000とし, 臭気指数は30である[3]。この臭気指数は悪臭防止法により強度の目安が定められており, 以下の**表1**に示したような感覚強度である。におい識別装置はこの臭気指数の概念を用いて「臭気寄与・においの総合的な強さ」を表現する。

表1 臭気濃度・臭気指数に相当する感覚[1]

臭気濃度	臭気指数	生活でのにおいの感じ方例	備考
1	0	郊外のきれいな空気	
2	3		臭気指数が3異なると, 実際の臭気濃度が2倍異なる
3	5	工場地域の空気	
4	6		
5	7		
10	10	梅の花の香り	
30	15	道路沿道の空気, デパートの化粧品売り場	悪臭防止法で工場排気などは臭気指数10-21の範囲に収める
100	20	トイレ内の芳香剤, 花火をしているとき	
300	25	線香, 醤油	臭気指数20-30は強いにおい
1,000	30	ガソリンを給油しているとき, タバコ	
3,000	35	コーヒー	
10,000	40		臭気指数40以上は強烈なにおい
30,000	45	ニンニクを炒めているときのにおい	

2.2 測定原理と解析[5-7]

GCの場合は数十から数百の物質を分離し観測できるが, 定量作業の問題や検出器による感度の良し悪しや, その分析結果がヒトの官能に対応していない場合も多く, 解析作業も煩雑になる。

におい識別装置は官能評価やGCの中間的な役割を果たす立ち位置である。ヒトと同じように複合臭のまま測定するため, 10個のセンサで測定し, 2つのパターンで測定（ダイレクトモード〈硫化水素, アンモニアを直接測定する方法〉と捕集管モード〈捕集管で加熱し水分除去をした方法〉）し, 20のデータが測定でき, そのデータを解析している。

この物質濃度に対数で応答する複数の酸化物半導体センサで, センサ表面でニオイ物質に対して酸化還元反応を起こし, この時の電位差を読み取ってにおいの強度としている。

解析方法は6つあり, その時の目的によって選択

表2 におい識別装置（FF-2020S）で用いる解析方法[7]

項目	求めたいもの	解析方法	原理	使う単位
1	においの強度と質	スタンダードモード	9種の基準ガスに分解できると仮定	臭気指数相対値
2	においの強さを正確に求める	ユーザーモード（強度データあり）	求めるにおいで検量線を引く	臭気指数相対値
3	サンプル間のにおいの近さ	ユーザーモード	ベクトル間の角度	類似度を%で示す（モード3種）
4	2サンプルを基準ににおいの質の評価	ユーザーモード（第一ガス、第二ガスモード）	2サンプル間を100%に設定	類似度を%で示す
5	基準から変化量を評価	偏位臭マップ	基準に偏位臭を定量的に加え、検量線を引く	ベクトル角度か弁別閾値の倍数
6	相対値のマップ化	主成分分析かクラスタ分析	次元圧縮	無次元量、相対値

することになる（**表2**）。今回はシンプルな方法であるスタンダードモードについて解説していく。

2.3 絶対値表現スタンダードモード

スタンダードモードは9種の基準ガス（原臭と考え方は同じ）があり、それに対する10個のセンサの応答パターンを利用する。

例えば基準ガスAに対して作られる10個のセンサの合成ベクトルと、測定した試料のにおいの矢印の角度が全く同じであれば100%類似しており、ズレていればにおいの質が異なると判断できる（**図1, 2**）。また矢印の長さが同じであれば強さも同じである。

表1でも示した通り、「測定の試料が9つの基準ガスで分解、表現できる」として仮定しているのがスタンダードモードの強みであり、においの分析を簡易にしているところだ。

においの種類はたくさんあることから、9種のガ

スでは事足りないと思えるかもしれない。その解決例として、「ワインに含まれる51種のにおいを体験学習できるキット（ソムリエ資格用などに利用されている）」が市販されているのだが、これを基準ガスとして、におい識別装置に学習させる。つまり51種の合成ベクトルによる評価軸を作成し、その表現を用いてコーヒーを評価する研究を藤岡らが行っている[8]。この場合は表1の項目2のユーザーモードを使用する。ワインのキットのように基準となる香気成分を持ち合わせていれば一番良い評価方法であるが、それなりの時間と労力が必要だ。

さて、測定結果は使用している基準ガスを元にアルデヒド系・炭化水素系…のように9種の化合物名による系統の軸で示される。このように大まかに分類できるのは、各物質の官能基をもつ物質群の平均的な検知閾値（何のにおいかわからないがにおいがすることを感じる濃度）を採用し、各基準ガスからの推定される寄与分をその検知閾値濃度で割り（検知閾値が臭気濃度1となる≒希釈してにおいがしなくなる点がわかる）、臭気濃度とし、対数をとって臭気指数にしているため、汎用性のあるにおいの系統分類ができる。このときの臭気指数に相当する値をにおい識別装置は臭気寄与（においガスに対する人の感じ方を基準ガスに分解して推定した値）と呼ぶ。

このような過程を踏まえ、改めてまとめると、9つの基準ガスによるセンサの出力の合成ベクトルの角度と長さを指標にし、測定試料ガスのベクトルの長さを投影し、臭気寄与が決定する（**図3**）。投影した際の角度のズレの程度が類似度である。

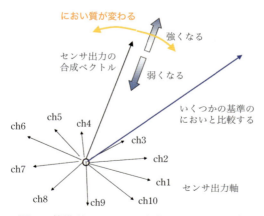

図1 基準ガスのセンサ出力とベクトル合成

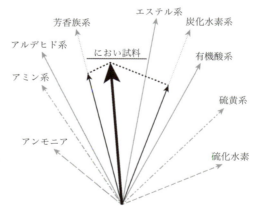

図2 9種の基準ガスの合成ベクトルと試料ガスのベクトルの比較

60. におい識別装置

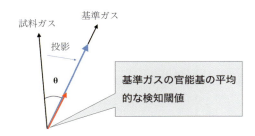

図3　臭気寄与の求め方

臭気寄与＝試料ガスに寄与している基準ガスの臭気指数，1. 試料ガスを基準ガスの100％投影させる（図の青矢印），2. 投影したベクトル×類似度（図の赤矢印），3. 寄与部分のベクトル長より，基準ガスの寄与している臭気指数を求める．

3. におい測定の実際

3.1 測定のための試料前処理

におい識別装置は希釈装置がついているため，センサの安定する濃度を目指して希釈してくれる．ただ濃いにおいをいきなり測定するとセンサを汚染するため，まずは実際ににおいを嗅いでみて普通程度の強さであれば臭気指数が20〜30，コーヒーの様なにおいであれば35くらいなど先の表から検討をつけることが出来るので試してほしい．香水のようににおいが非常に強いものであれば10倍希釈以上して嗅いでみると良い．

GCの試料前処理を参考に，加熱，塩析，pH調整なども行っても良いだろう．

センサが鋭敏に反応してしまうものもあり，アルコールや柑橘果汁・果皮などは少しコツがいる．その場合は以下の方法を試してみてほしい．いずれも低沸点化合物を取り除く作業である．

例1：試料バッグaに多めに試料を入れ，30分程度放置し，ヘッドスペースガスを別のバッグbにとり，バッグbを30分放置．一旦バッグbからヘッドスペースガスを追い出し，すぐにそこに窒素を入れる．これで，沸点の低いリモネンが系外に除かれ，沸点の高いにおいだけバッグに吸着しているので，それを中心に測定できる．それでも濃い場合は窒素置換を数回繰り返す．

例2：果汁を絞り20 mLのバイアル瓶に入れる．アスピレーターに接続したパスツールピペットを液面に近づけ減圧すると，軽いリモネンが飛び，最後に沸点の高いものが残る．それをバッグcに入れて1時間放置し，バッグdにヘッドスペースガスを移して測定する．

またにおいの強いものは回収時間を短く，例えば30分以下にしてみるのも良い方法である．いずれにせよ感覚と分析結果が一致するような条件を探り出すことが重要である．以下の**表3**に様々なカテゴリと各前処理を施し，測定した臭気指数の目安を示したので参考にしてほしい．

表3　前処理方法と測定結果の目安

測定試料	量	時間	臭気指数相当値	前処理
炭酸飲料	10 mL	常温 1 h	25-38	メスシリンダーで計量し，封入
ごま油	10 g	常温 2 h	26-39	重量計量，封入
七味・スパイス類	5 g	常温 3 h	32-50	そのまま封入
インスタントコーヒー	5 mL	常温 0.5 h	22-30	規定量で作成し，冷却後封入
納豆	10 g	常温 1 h	25-42	5倍希釈し均一し，溶液を封入
ペットフード（ウェット）	10 g	常温 3 h	29-36	均一後，封入
柑橘果皮	0.05 g	常温 0.5 h	40-55	すりおろし後，封入，場合により希釈
果実類	20 mL	常温 3 h	25-40	均一溶液を封入
果実類	5 個	常温 3 h	30-45	重量を考慮せず同数を封入
畜肉類（粉砕）	10 g	常温 3 h	26-28	焼成後，ペーストを封入
畜肉類（固形）	10 g	常温 3 h	24-26	焼成後，サイコロ状のものを封入

スタンダードモードは基準として比較する9種ガスで計算することや，それぞれの基準臭の検知閾値はその官能基を持つ物質群の平均値を用いている．そのため9種の基準ガスの類似度から推定した臭気指数相当値であるためこれらの過程による誤差があることは念頭に入れておくべきである．

3.2 測定結果の見方

測定結果の見方を解説する．まずは基準ガスとの類似度を**図4**に示した．ここで意味する類似度の値は，においの質がどの基準ガスの系統に近いかを示す．仮にアルデヒド系の類似度が50％と算出された場合，アルデヒド類が50％入っているという意味ではなく，アルデヒド系との類似性が50％という意味になる．どのくらいの数値差で有意差があるのか目安は各自決めることが望ましいが，当社は硫化水素およびアンモニア以外で10％以上の差がある系統が1つでもあればにおいの質に差があると言えるだろうとしている（硫化水素およびアンモニアを別

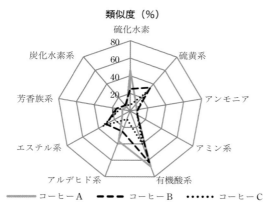

図4 基準ガスと比較したときのにおいの類似度

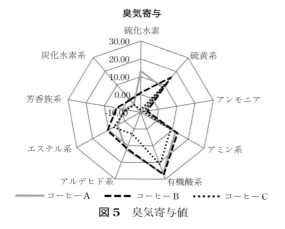

図5 臭気寄与値

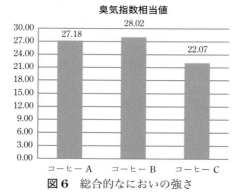

図6 総合的なにおいの強さ

に考えるのは測定法〈ダイレクトモード〉が異なるため）．

この場合，有機酸系やアルデヒド系などに類似している試料群で重要要素であることが考えられ，さらにそこに試料間の違いが10％以上みられるため，においの質がその系統で違い，人が嗅いでも知覚できるのではないかと考えられる．

次に各系統の臭気指数を見る．「臭気寄与値」とは各系統のにおいの強さを臭気指数で示した値である．これについてもどのくらいの数値差で有意差があるのか，目安は各自決めることが望ましいが，当社は硫化水素およびアンモニア以外で3以上の差がある系統が2つ以上あればヒトの嗅覚で認識できる程度のにおいの強さに差があるだろうとしている．「臭気指数相当値」は各系統の臭気指数を総和（臭気指数相当値＝10×log〈9種の寄与臭気濃度の和〉）したもので，3以上の差（物質濃度差は2倍異なる）があれば，大多数の人の嗅覚で認識できる程度，においの強さに差がある，としている．

図5をみると，特にコーヒーCについて有機酸系・アルデヒド系で3以上値が異なるためそれらのにおいが弱いことが予想され，強さの感じ方に違いが現れていると考えられる．さらに図6の各系統からの総合的なにおいの強さをみると，やはりコーヒーCのにおいが弱いことがわかる．臭気指数6くらい異なることから臭気濃度で言えば，表1から4倍ほど異なることが予想される．

まとめ

におい識別装置は複雑なにおいを簡素に測定し，見える化してくれる．その他にもにおい嗅ぎの機能（マスキング効果・オミッションテストなど可能），トップ・ミドル・ラストノートの測定なども可能だ．さまざまなにおいを表現する一つの手段として活用していただければ幸いである．

■ 参考文献

1) 高木貞敬, 渋谷達明. 匂いの科学 第4刷, pp18-20, 朝倉書店, 1996年.
2) 白須未香, 東原和成. 第1節嗅覚の分子メカニズム 嗅覚とにおい・香りの産業利用最前線, pp9-12, エヌ・ティー・エス, 2013年.
3) 悪臭防止法パンフレット（2019年3月）環境省HP https://www.env.go.jp/content/900397555.pdf
4) 上野広行, 秋山薫, 横田久司, 他. 臭気指数のめやすについて, 東京都環境科学研究所年報, 2008年.
5) 島津製作所, におい識別装置FF-2020Sシステム用ソフトウェア取扱説明書, p16.
6) 喜多純一, 渡邉淳, 松本恵子. クロマトで分離しないにおい分析の新展開, 食品と開発, 2015; **50**(4): 19-20.
7) 喜多純一. におい識別装置の開発, 日本バーチャルリアリティ学会誌, 2013; **18**(2): 28-33.
8) 藤岡宏樹, 冨澤康子, 清水信夫, 他. ワインの香り試料を学習させた人工鼻によるコーヒーの香り分析, 日本味と匂学会誌, 2013; **20**(3): 407-410.

（高橋貴洋）

61 官能評価 TDS 法

食品を口にした時に感じる感覚の大きさの時系列変化は1つの感覚だけでなく，複数の感覚に同時に生じることがあるが，TDS法の利点はこれらの複数の感覚の大きさの時系列変化を同時に測定できることである．

1. はじめに

食品を口にして咀嚼していると，最初は甘味が強かったのに，段々甘味が薄くなっていくように感じたり，最初はなめらかさがなかったのに，時間経過とともになめらかさが増していくように感じたりすることがある．このように時間経過とともに変化する感覚の大きさの変化過程を測定する手法にTDS法がある．なお，TDS法は，Temporal Dominance of Sensations の頭文字をとったものである．

2. 測定法

TDS法の測定の詳細は以下のとおりである．
(1) 試料をパネリストに提示した後で，試料の官能特性の大きさを評価するための複数の感覚属性（評価語）を提示する．
(2) パネリストは，試料が提示された後，用意された複数の感覚属性の中から，一番注意を引かれた感覚属性を選択する．
(3) その後，パネリストは，試料の強度や質に変

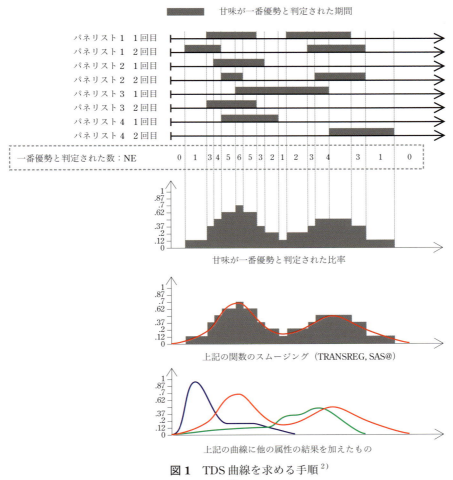

図1 TDS曲線を求める手順[2]
(N. Pineau *et al.*[1] の一部を修正して引用)

化を感じる度ごとに，どの属性が一番注意を引くかを判断し，その属性を選択する．なお，感覚属性は，表示画面上にボタンの形で並べて表示される．また，選択されたボタンは，他のボタンに選択が移るまで，押された状態が持続する．

(4) 取り上げる感覚属性に関しては，予備実験を行い，測定する試料の官能特性を過不足なく表現するものを選択する．その際に，パネリストが選択に困るような似通った感覚属性の使用は控え，どちらか1つに絞る．

3. TDS曲線を求める手順

測定したデータの統計処理は，以下の手順で行う[1]．

(1) すべてのパネリスト，すべての繰り返しのデータをもとに，各時点で注意が引かれたと判断された属性の比率（優位比率）を求める．

(2) 横軸を経過時間，縦軸を優位比率にして，その比率の変化過程を図で示す（図1参照）．

なお，図1は，10個の感覚属性の内の甘味に関して，4名の訓練を積んだパネリストが2回繰り返したデータ例で，一番上の「甘味が一番優勢と判断された期間」の図の横軸は経過時間で，それぞれの回で甘味が選択された時間帯が灰色の帯で示されている．これらのデータを用いて時間単位ごとに甘味のボタンが選択された度数を求めた値が図1の「一番優勢と判断された数：NE」である．その数 NE を基にして，比率を求めると「甘味が一番優勢と判断された比率」の図になる．その図は，階段状の関数になるが，その関数をスプライン補間してスムージングを行い，「上記の関数のスムージング」の図を描く（Pineauら[1]はSAS®のTRANSREGを用いてスムージングを行っている）．この手法によって得られた関数をもってTDS曲線としている．同様の手順で求めた他の属性のTDS曲線を加えた図が一番下に示されている．

4. TDS曲線における有意水準の計算[2]

各時点で属性が選択される比率がチャンスレベルよりも有意に高くなる最小の値 P_S は，(1)式で与えられる．

$$P_S = P_0 + 1.645\sqrt{\frac{P_0(1-P_0)}{n}} \qquad (1)$$

P_0：チャンスレベル（$P_0 = 1/P$：Pは調べる属性の数）
n：試行数．パネリストの人数×繰り返し数

得られた優位比率が P_S よりも大きければ5%水準で有意になる．

Pineauらの実験[1]では，5個の試料について測

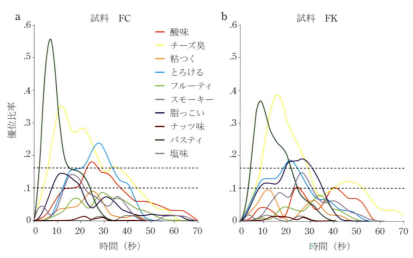

図2 試料FCとFKのTDS曲線[2]
(N. Pineau *et al.*[1] の一部を修正して引用)

定を4回繰り返した．10個の感覚属性を用いたので（$P=10$），チャンスレベル P_0 は $1/10=0.1$ となる．実験に参加したパネリストの数は16名であったので，試行数（n）は $16×4=64$ となり，P_S は，(2)式より0.16となる．

$$P_S=0.1+1.645\sqrt{\frac{0.1(1-0.1)}{64}}=0.16 \quad (2)$$

図2は彼らによって得られた試料FCと試料FKのTDS曲線である．なお，図2の下方の2本の点線の水平線のうち，下の点線は P_0 の値（この例では0.1）を示し，上の点線は P_S の値（この例では0.16）を示している．

5. 2試料間の優位比率の差の検定

2つの試料のTDS曲線同士を比較するために，(3)式により，各試料のTDS曲線における優位比率の差を検定する．

$$P_{t.diff}=1.96\sqrt{(1/n_1+1/n_2)P_{moyt}(1-P_{moyt})} \quad (3)$$

ただし，

$$P_{moyt}=\frac{P_{1t}n_1+P_{2t}n_2}{n_1+n_2} \quad (4)$$

なお，(3)式および(4)式における各記号の意味は，下記の通りである．

$P_{t.diff}$：時刻tにおける優位比率の最小有意差
P_{1t}：時刻tにおける試料1の優位比率
P_{2t}：時刻tにおける試料2の優位比率
n_1：試料1を評価した時の試行数（パネリストの数×繰り返しの数）
n_2：試料2を評価した時の試行数（パネリストの数×繰り返しの数）

各時点の優位比率の差の絶対値が $P_{t.diff}$ よりも大きければ5％水準で有意になる．

図3は，Pineauら[1]の実験における試料FCと試料FKに対する各時点の優位比率の差を示したもので，図中の曲線は，各感覚属性において2つの試料間の差の絶対値が有意になったところだけを曲線で結んだものである．図3からは，例えば，感覚属性のパスティは，測定の開始直後は，試料FCの方が試料FKよりも優位比率が有意に高いことを示している．

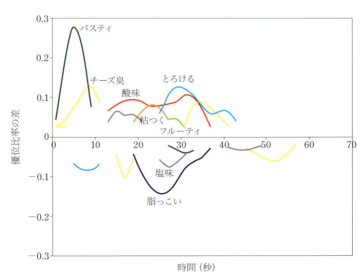

図3 試料FCとFKの優位比率の差の曲線[2]
（N. Pineau *et al.*[1] の一部を修正して引用）

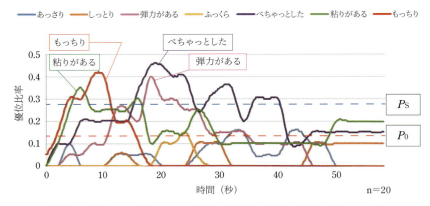

図4 低タンパク米のTDS曲線（島村，小泉，峯木，他．2017）

6. TDS法の実施例

TDS法については，多くの研究が紹介されているが，ここでは，炊飯米の食感の時系列変化を測定した実施例を取り上げる[3]．ここで取り上げた試料は，コシヒカリ，低タンパク米，ミルキークイーン，ササニシキの4種類の炊飯米で，それらの炊飯米をパネリストに2分間咀嚼してもらい，その間の食感の変化を測定している．食感を測定するための感覚属性は，「あっさり」，「しっとり」，「弾力がある」，「ふっくら」，「べちゃっとした」，「粘りがある」，「もっちり」の7つである．

得られた低タンパク米のTDS曲線を図4に示す．ここでは，測定の初期には「粘りがある」と「もっちり」がチャンスレベルよりも有意に高い優位比率となり，その後で，「べちゃっとした」と「弾力がある」の優位比率がチャンスレベルよりも高くなっている．

7. 最後に：TDS曲線をめぐって

Pineauら[1]は，各時点において得られた優位比率の値をスプライン補間することでTDS曲線を求めたが，スムージングによる関数の記述はせず，各時点の優位比率の値を単純に結んで，それをTDS曲線としている研究もある．さらに，岡本（2022）[4]は，TDS法によって得られた優位比率の95％信頼区間をブートストラップ・リサンプリングによって求める方法を提案している．

TDS曲線に関しては，今後とも，検討すべき課題が残されているともいえる．

■ 参考文献

1) Pineau N, Schlich P, Cordelle S, *et al*. Construction of the TDS curves and comparison with time-intensity. *Food Quality and Preference*, 2009; **20**(6): 450-455.
2) 市原 茂，梶谷哲也，小松原良平．製品開発に役立つ感性・官能評価データ解析：Rを利用して，第5版，pp130-132，メディア・アイ，2019年．
3) 島村 綾，小泉昌子，峯木眞知子，他．飯の官能評価の時系列変化．日本家政学会誌，2017; **68**(9): 478-485.
4) 岡本正吾．Temporal dominance of sensations カーブのブートストラップ・リサンプリング，日本官能評価学会誌，2022; **26**(2): 92-94.

（市原　茂）

62 粘弾性・物理特性

1. はじめに

食品分野にはじめてレオロジー測定を取り入れて解析したのは，1930年代末のイギリスのG. W. Scott Blairら[1-3]である．チーズ作りの職人が自らの手でつかんで主観的に評価していたチーズの品質を，客観性を持たせるため機器評価したのが始まりで，この分野にサイコレオロジー（Psycho-rheology）という名を与えた．これを契機に食品分野においてサイコを含めた多くのレオロジーの研究が行われるようになった．1960～70年代には，Shermanらが液状食品のレオロジー測定から，ヒトが口腔内で液体食品の粘度を知覚する際のせん断速度－せん断応力範囲図を作成[4]し，口腔内での粘さを知覚するときのせん断速度が液状食品の粘度によって変化することを見出した．

また，食品の多くは多成分の分散系であることから，Shermanはその一般的なモデルとしてエマルションを取り上げて系統的にレオロジー測定を行い，多くの論文を発表している[5-8]．例えば，松本らと共同で，牛乳のモデルとして単純系のO/Wエマルションを調製し，その粘度と分散粒子径との関係を明らかにした[9,10]．さらに，深田ら[11]はバターの動的粘弾性と脂肪の結晶化度測定を行い，練圧の反復により粘度や降伏値が減少するが，静置によってこれらの特性値や脂肪の結晶化度が復元すると報告している．

1980年以降は，ゼラチンや寒天などのゲル状食品のレオロジー測定が行われるようになった．西成ら[12]はゲル状食品の粘弾性を簡易的に測定するための縦振動型の動的粘弾性測定装置を考案し，ゼラチンゲルの粘弾性を測定した．その結果，ゼラチンゲルの弾性率は，温度の上昇とともに低下する．これはゲルの網目構造をつくる架橋が共有結合のような強い結合ではなく，二次的結合であるため，温度上昇とともに結合が切れるので，ゼラチンゲルの弾性の本質であるエントロピー的性格を打ち消してしまうためと考察している．

上述のとおり，レオロジー測定は食品のテクスチャーのようなマクロな性質や，食品材料のミクロな内部構造（分子論的な構造考察）の解析に有用であり，現在では汎用機的な位置付けで食品業界に利用されている．本稿では，レオロジーの基礎を概説するとともに，筆者らが測定した市販の食品のレオロジーデータを紹介する．

2. レオロジー測定

2.1 粘度の定義と粘度測定

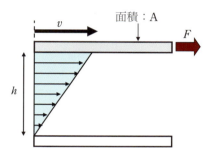

図1　粘度の定義（せん断流動）

図1に示すように，間隔hの2枚の平行平板に液体を挟み，下方を固定して上方を力Fで右方向に引っ張り，速度vで移動させるとせん断流動が生じる．ここで対象としている液体は等方性で，平板に接している液体は平板と同じ速度で流動し流動場は一様であると仮定すると，せん断速度$\dot{\gamma}$は，

$$\dot{\gamma} = v/h \tag{1}$$

で表せ，この流動させるのに必要なせん断応力σは，

$$\sigma = F/A \tag{2}$$

となる．ここでAは上方の板の面積であり，せん断応力σとは単位面積当たりの力ということになる．せん断速度$\dot{\gamma}$とせん断応力σは，式(3)に示すような比例関係が成立し（Newtonの法則），この比例定数を粘度ηと定義する．

$$\sigma = \eta\dot{\gamma} \tag{3}$$

なお，粘度の単位は Pa·s となる．

式 (3) が成立する液体は，粘度が常に一定のニュートン液体と呼ばれるが，我々の身の回りには式 (3) に従わない多くの液体が存在する．このような液体では粘度は一定でなく，せん断速度（せん断応力）によって粘度が変化する．このような液体は非ニュートン液体と呼ばれる．

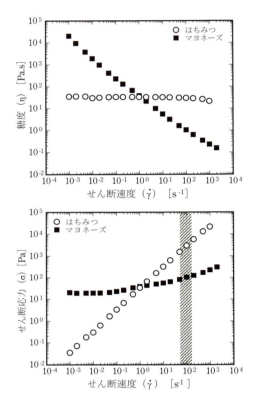

図2 はちみつとマヨネーズの流動（粘度）曲線[13]
上段 粘度曲線，下段 流動曲線

一般に非ニュートン液体は，せん断速度に対してせん断応力をプロットした流動曲線，またはせん断速度に対して粘度をプロットした粘度曲線より評価される．図2に市販のはちみつとマヨネーズの粘度（流動）曲線を示す[13]．上段の粘度曲線をみると，はちみつは$\dot{\gamma}$が変化してもηは約 30 Pa·s の一定値を示すニュートン液体である．一方，マヨネーズは$\dot{\gamma} \approx 10^{-3} \mathrm{s}^{-1}$では$10^4$ Pa·s を超える高いηを示すが，$\dot{\gamma}$の増加とともに減少していき，$10^3 \mathrm{s}^{-1}$では5桁近く粘度が低下する非ニュートン液体である．またこの図から言えることは，$10^0 \mathrm{s}^{-1}$付近でははちみつとマヨネーズの粘度はほぼ同じであるが，$10^0 \mathrm{s}^{-1}$付近を境に低せん断速度域ではマヨネーズのほうが，高せん断速度域でははちみつの粘度が高い，すなわち，せん断速度域によって試料の粘度の大小関係が変わることを意味している．下段の流動曲線も同様で，$10^0 \mathrm{s}^{-1}$付近を境にせん断応力の大小関係が逆転している．これらの挙動はチューブに入ったはちみつやマヨネーズを吐出させるとき（高せん断速度域）は，マヨネーズよりもはちみつのほうが大きな力が必要で出しにくい．また，押し出された後の静置状態（低せん断速度域）ではマヨネーズはサラダの上でほぼ静止して保形性を維持しているといった我々の定性的な感覚と非常によく一致している．

また図2の上段に示した粘度曲線は式 (4) に示すべき乗則が適用できる．

$$\eta = k \dot{\gamma}^{-(n-1)} \qquad (4)$$

nはべき乗指数係数とも呼ばれ，$n=1$の場合はニュートン液体，$n>1$で非ニュートン液体を示し，nが大きいほど非ニュートン性が顕著になる．図2に示したはちみつとマヨネーズのnは，それぞれ 1.01 と 1.79 であった[13]．

図3には市販マヨネーズの粘度曲線を示す．マヨネーズは油，酢，卵黄の3成分が主原料となっており[14]，低カロリー品は油や卵黄の量が低減されている．通常品と低カロリー品のマヨネーズのレオロジー挙動に関しては，金田ら[15]によって報告されており，応力成長曲線の解析から通常品はせん断弾性率が大きいが，低カロリー品よりも壊れやすいと報告している．また，最も基本的な分散系の粘度

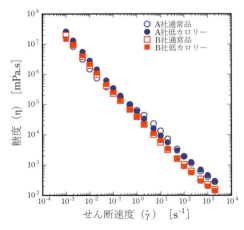

図3 市販マヨネーズの粘度曲線

式のひとつとして，式 (5) に示す Einstein の粘度式がある．

$$\eta_r = \frac{\eta_0}{\eta_s} = 1 + 2.5\,\phi \tag{5}$$

ここで η_r は分散系の相対粘度，η_0 は分散系のゼロせん断粘度，η_s は溶媒の粘度，ϕ は分散粒子の体積分率であり，分散粒子間の流体力学的相互作用が無視できるほど希薄な系で適合する．一方，粒子間の流体力学的相互作用が無視できない濃度域では上式から逸脱するため，多くの研究者によって新たな粘度式が提案されている[16,17]．これらの式の多くは，それぞれ独自の体積分率 ϕ に依存する．すなわち，分散粒子の濃度によって系の粘度は変化することを意味している．低カロリー品は通常品に比べ，分散質である油や卵黄成分が低減されているため，両者の粘度は違うはずである．しかしながら，図 2 の粘度曲線を見る限り，通常品と低カロリー品との間には顕著な相違は確認されなかった．しかも，メーカー間にも相違は見られない．これはマヨネーズの最適な使用性や食感がべき乗指数係数 $n = 1.79$ 付近であり，この係数になるよう増粘剤等を添加して粘度調整を行った結果と捉えることができる．

2.2 粘弾性測定

レオロジー測定には粘度測定のほか，動的粘弾性測定がある．粘度測定は治具を一定方向に回転させてせん断を印加するのに対し，動的粘弾性はひずみ（応力）を正弦振動させる方法である．ひずみ γ は角周波 ω を用いて次式のように表される．

$$\gamma(t) = \gamma_0 \cos(\omega t) \tag{6}$$

弾性体と粘性体は，それぞれひずみ γ と同位相，および $\pi/2$ だけ位相のずれた次式で示す応力 σ が生じする．

$$\text{弾性体} \quad \sigma(t) = \sigma_0 \cos(\omega t) \tag{7}$$

$$\text{粘性体} \quad \sigma(t) = \sigma_0 \cos\left(\omega t + \frac{\pi}{2}\right) \tag{8}$$

粘弾性体ではその中間の $0 < \delta < \pi/2$ だけ位相がずれた応力が生じる．

粘弾性体

$$\sigma(t) = \sigma_0 \cos\left(\omega t + \delta\right)$$
$$= \sigma_1 \cos(\omega t) - \sigma_2 \sin(\omega t) \tag{9}$$

応力 σ を上式右辺のようにわけると，第 1 項は弾性成分，第 2 項は粘性成分となり，これらを粘弾性関数 $G'(\omega)$，$G''(\omega)$ を定義することができる．

$$G' = \frac{\sigma_1}{\gamma_0} = \frac{\sigma_0}{\gamma_0} \cos\delta \tag{10}$$

$$G'' = \frac{\sigma_2}{\gamma_0} = \frac{\sigma_0}{\gamma_0} \sin\delta \tag{11}$$

G' は貯蔵弾性率，G'' は損失弾性率と呼ばれ，損失正接 $\tan\delta$ は G' と G'' との比を示し，$\tan\delta < 1$ であれば，$G' > G''$ となるので弾性が支配的であり，$\tan\delta > 1$ であれば粘性が支配的となる．

$$\tan\delta = \frac{G''}{G'} \tag{12}$$

図 4 にはデザートゼリーの原料であるゼラチンパウダー（牛由来）の 1 ～ 20% 水溶液の冷却時のゲル化過程における粘弾性の変化（温度分散測定）を示した[18]．冷却を開始して 20 分程度までの G' と G'' は，それぞれ 10^{-5} Pa と 10^{-1} Pa 前後の一定で，$G' \ll G''$ であるためゾルの状態である．ただし，同時に取得した位相角 δ は 90° であることから，G' は本来ゼロである．G' が有限値を示しているのはレオメータのソフトウェアの設定によるもので，$\delta = 90°$ の場合，$\tan\delta$ が無限大に発散して計算できないため，$\delta = 90°$ のときは $\tan\delta = 2{,}000$ と適当な数値を入れて計算しているためである．

その後，25 分くらい経過すると（10℃付近），G' は G'' を超えて 10^2 Pa まで不連続に増加し，ゲル化が進行していった．さらに両弾性率は緩慢な増加を継続し，エージング終了地点ではほぼ一定値に漸近した．また，エージング終了地点での両弾性率は，ゼラチン濃度とともに増加する傾向を示した．ゼラチンゲルの構造単位は棒状のヘリックスに起因しており，濃度の増加とともにヘリックスの相間長が短くなることが報告されている[19]．すなわち，ゼラチンゲル内の網目状に繋がっているヘリックス同士の間隔が濃度の増加とともに短くなってより密なゲルが構築され，結果として弾性率が増加したものと推定される．ただし，濃度が 1% の場合，エージン

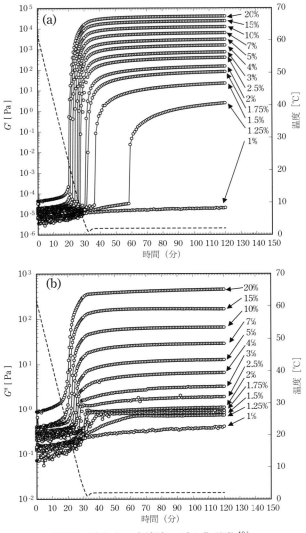

図4 ゼラチン水溶液のゲル化挙動[18]
上段（a）は G'，下段（b）は G'' の時間変化

グが終了してもほとんど弾性率が増加しないことから，この濃度ではゲル化が起こらず，ゲル化には1.25%以上の濃度が必要と判断できる．

エージング処理終了直後のほぼ平衡に達した G' を平坦弾性率 G_N とみなし，**図5**に G_N とゼラチン濃度との関係を示した．その結果，G_N はゼラチン濃度が3%以下では濃度の約4乗に，4%以上では濃度の2乗に比例することがわかった．以前より多くの水溶性高分子ゲルの弾性率は濃度の2乗に比例（$G \propto C^2$ 則）すると報告されているが[20,21]，これは普遍的なものではなく，比較的希薄な系では濃度の4乗に比例するとの報告もある[22,23]．その理由とし

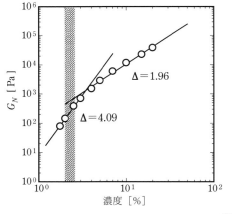

図5 平坦弾性率 G_N のゼラチン濃度依存性[18]

て、濃度の2乗に比例するような高分子濃度が高い場合には分子の結合点が2個であるのに対し、濃度の4乗に比例する希薄な系では結合点が3個必要であるためと説明されている[23].

　本測定に用いたゼラチンパウダーは市販品であり、製品の裏面にはゼリーを作るときの至適濃度は2〜2.5%との記載がある。この濃度域の弾性率は4乗に比例することになる。つまり、ゼラチン濃度が1割増えると、弾性率が $(1.1)^4 = 1.46$ 倍に、例えば、弾性率200 Paが292 Paになるため、食感が大きく変化することを意味している。したがって、食感の良いゼリーを作るにはゼラチンパウダーの濃度を正確に規定することが重要となってくる.

4.　結論・まとめ

　「おいしさ」を客観的に取り扱う測定法のひとつであるレオロジー測定の基礎と市販の食品を用いた測定事例を紹介した。本稿の事例はレオロジー測定のなかの一部であり、例えば、粘弾性測定には上述の温度分散測定のほか、ひずみ分散や周波数分散測定などもある。ヒトは五感を駆使して食べ物をさまざまな角度から評価し賞味するように、大事なのは食する行為の際、食べ物がどのような変形や流動を受けるかを把握し、それに準じた、あるいは模倣した測定法を選定することである。さらにレオロジー測定のみですべての事象を説明できるわけではないので、光（X線）散乱や電気化学インピーダンスなどと同期測定する新たな取り組みが有用となってくると思われる.

■ 参考文献

1) Scott Blair GW, Coppen FMV. An objective measure of the consistency of cheese curd at the pitching point, *J. Dairy Res.*, 1940; **11**: 187-195.

2) Scott Blair GW, Coppen FMV. The consistency of cheese curd at the pitching point and its bearing on the firmness and quality of the finished cheese, *ibid*, 1941; **12**, 44-54.

3) Scott Blair GW, Coppen FMV. A simplification of the Scott Blair-Coppen test for the pitching consistency of cheese curd, *ibid*, 1941; **12**, 322-328.

4) Shama F, Sherman P. Identification of stimuli controlling the sensory evaluation of viscosity Ⅱ. Oral methods, *J. Texture Stud.*, 1973; **4**, 111-118.

5) Sherman P. Change in the rheological properties of emulsions on aging, and their dependence on the kinetics of globule coagulation, *J. Phys. Chem.*, 1963; **67**, 2531-2537.

6) Sherman P. Change in the rheological properties of emulsions on aging Ⅱ. Viscosity changes in W/O emulsions at rates of shear from 0.133 sec.$^{-1}$ to 10.77 sec.$^{-1}$, *J. Colloid Int. Sci.*, 1967; **24**, 67-106.

7) Sherman P. Rheological change in emulsions on aging Ⅲ. At very low rates of shear, *ibid*, 1967; **24**: 107-114.

8) Sherman P. Rheological change in emulsions on aging Ⅳ. O/W emulsions at intermediate and low rates of shear, *ibid*, 1968; **27**: 282-293.

9) Matsumoto S, Sherman P. The viscosity of microemulsions, ibid, 1969; **30**: 525-536.

10) Parkinson C, Matsumoto S, Sherman P. The influence of particle-size distribution on the apparent viscosity of non-Newtonian dispersed systems, *ibid*, 1970; **33**: 150-160.

11) 深田栄一, 曽根敏麿, 福島正義. 練圧によるバターの粘度の変化, 材料試験, 1960; **9**: 316-320.

12) 西成勝好, 堀内久弥, 石田勝巳, 他. ゲル状食品の動的粘弾性簡易迅速測定装置, 日本食品工業学会誌, 1980; **27**: 227-233.

13) 山縣義文. 身近なレオロジー その1 はちみつとマヨネーズの流動（粘度）曲線, 日本レオロジー学会誌, 2022; **50**: 343-345.

14) 仲濱信子, 大越ひろ, 森高初恵. おいしさのレオロジー, 改訂二版, p124, アイ・ケイ コーポレーション, 2013年.

15) Kaneda I, Takahashi S. Stress growth of commercial mayonnaise under constant shear flow, *Food Sci. Technol. Res.*, 2011; **17**, 381-384.

16) Guth E, Simha R. Untersuchungen über die Viskosität von Suspensionen und Lösungen. 3. Über die Viskosität von Kugelsuspensionen., *Kolloid-z*, 1936; **74**, 266-275.

17) Mooney M. A viscometer for measurements during thixotropic recovery; Results with a compounded latex, *J. Colloid Sci.*, 1946; **1**, 195-208.

18) 山縣義文, 身近なレオロジーその3 ゼリーを作る, 日本レオロジー学会誌, 2022; **51**, 41-44.

19) 奥本泰一, 佐藤眞直, 加来俊治, 他. *Spring-8/SACLA* 利用研究成果集, 2015; **3**, 523-526.

20) Poole HJ. *Trans. Farad. Soc.*, 1925; **21**: 114-137.

21) Hatschek E, *J. Phys. Chem.*, 1932; **36**: 2994-3009.

22) 西成勝好, Ⅱ. 粘弾性測定法, *New Food Industry*, 1978; **20**: 41-53.

23) 平井西夫, ゲルの弾性（第1報）, 日本化学雑誌, 1951; **71**: 837-840.

（山縣義文）

63 アミノ酸分析

1. 可視化の技術とその原理

アミノ酸はおいしさに深く関わっていて，各アミノ酸がいろいろな味を呈すると言われている．甘味，塩味，酸味，苦味は古くから知られる味覚だが，うま味はのちに発見され5番目の味として位置づけられた．表1からアミノ酸は塩味以外の4つの味覚に関係していることがわかる．特にグルタミン酸は，うま味を代表する呈味成分であり，おいしさを可視化する上で最も重要なアミノ酸のひとつである．

高速アミノ酸分析計は，水溶液中のアミノ酸成分を分離することにより，それぞれの濃度を測定することができる．比較的信頼性の高い結果が得られるため，おいしさや風味の評価や品質管理を目的として食品分野でも広く利用されている．分析法の基本原理は，アミノ酸の解離特性を利用するイオン交換クロマトグラフィーにより，各アミノ酸を分離する方法である．その下流で反応試薬のニンヒドリンを混合して，各アミノ酸を可視光の吸収が大きいルーエマンパープルに化学変化させて検出する．このアミノ酸を分離した後に発色させるポストカラム誘導体化法を用いたアミノ酸分析計は1958年にムーア博士，スタイン博士によって考案されたものであり[2]，標準的な分析装置として現在まで長く利用されている．

現在の高速アミノ酸分析計は，一般的な高速液体クロマトグラフ（HPLC）と同様の装置構成であるが，ポストカラム誘導体化法を採用しているため，2台目のポンプ2と反応装置が搭載されている点に特徴がある．図1の流路図に示す通り，オートサンプラから注入された試料をポンプ1から送液する溶離液に乗せて，カラムまで流し込む．カラムには球状ポリスチレンにスルホン酸基を導入した陽イオン交

表1 アミノ酸と味覚の関係[1]

甘味	グリシン Gly アラニン Ala スレオニン Thr プロリン Pro セリン Ser シトルリン Cit リジン Lys グルタミン GluNH$_2$ ヒドロキシプロリン Hypro	苦味	トリプトファン Trp メチオニン Met オルニチン Orn ヒスチジン His フェニルアラニン Phe バリン Val ロイシン Leu イソロイシン Ile アルギニン Arg
酸味	ヒスチジン His グルタミン酸 Glu アスパラギン酸 Asp アスパラギン AspNH$_2$	うま味	グルタミン酸ナトリウム アスパラギン酸ナトリウム

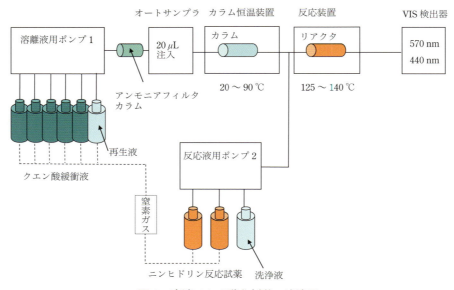

図1 高速アミノ酸分析計の流路図

換樹脂が充填されている．pHや塩濃度，添加剤などが異なる多様な溶離液をポンプ1の電磁弁により切り替えることで各種アミノ酸を順次カラムから溶出することが可能となる．

ポンプ2が送液するニンヒドリン試薬はカラムから溶出した溶離液中のアミノ酸と混合される．反応装置内で加熱されることにより化学反応がおこり，反応生成物としてルーエマンパープルが生成され，可視吸光光度検出器により570 nmで検出される．

ここで，HPLC装置と比べて，高速アミノ酸分析計の特徴的な点をいくつか挙げておく．まず反応試薬の酸化防止のため，試薬瓶に窒素ガスを加圧している．試薬の交換に際し，やや煩雑な操作が要求されるところではあるが大切な処置である．アスパラギンやグルタミンは，後述する生体液分析法で分析できるのだが，不安定なために冷蔵保存が必要である．このためオートサンプラには4℃の試料冷却装置が用意されている．また，生体液分析法では約40成分を分離するためにカラムを加熱冷却するタイムプログラム制御が有用である．カラム恒温装置にはペルチエ素子を採用して，急速かつ精密な加熱冷却制御を実現している．図2に代表的な高速アミノ酸分析計を示す．

高速アミノ酸分析計では主に2種類の分析法が選択できる．一方はタンパク質加水分解物分析法で，他方は生体液分析法である．前者はアミノ酸組成分析用の方法であり，主に食品の栄養価評価に活用されている．粒径3 μmの樹脂を充填した長さ60 mmカラムを使用して，溶離液にはナトリウム系のクエン酸緩衝液を用いる．図3に約20成分のタンパク質構成アミノ酸標準試料を30分程度で分析するクロマトグラムを示す．

分析の性能評価法として，5回の繰り返し注入によるグリシンのピーク面積再現性があり，相対標準偏差で1.0%以下である．また，検出限界はアスパラギン酸でSN比2の時，2.5 pmolである．

生体液分析法は，溶離液にナトリウム系よりも穏やかに溶出するリチウム系クエン酸緩衝液を用いる手法で，主に呈味や風味に関連したアミノ酸の定量分析に利用される．粒子径3 μm，長さ60 mmの同様なカラムを用いることにより，約40成分を2時間程度で分析できる．

なお，プロリンやヒドロキシプロリンの反応生成物はルーエマンパープルではないため別波長440 nmの吸光度を利用して定量する．

ここで，アミノ酸の解離特性を生かすイオン交換クロマトグラフィーとはどのようなものか，もう少

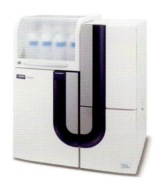

図2　高速アミノ酸分析計 AminoSAAYA[3)]

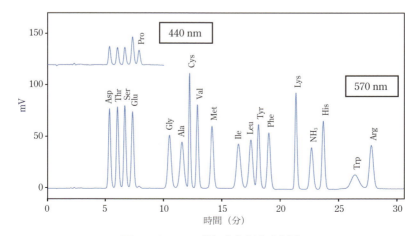

図3　タンパク質加水分解物分析法

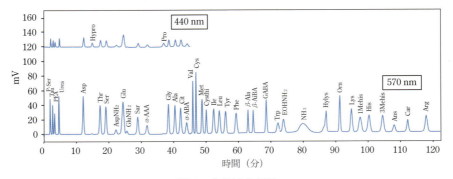

図4 生体液分析法

し説明する．アミノ酸はカルボキシ基とアミノ基を有する双性イオンであり，個々のアミノ酸はpHにより陽イオン，中性，陰イオンと変化する．溶離液をアルカリ性にすると陰イオンにもなるが，陽イオン交換クロマトグラフィーによる分離工程ではそこまでpHを上げる必要はない．アミノ酸が数多く集まると，電荷の総和が中性になる水溶液のpHが存在し，それを等電点と呼ぶ．等電点は例えば，アスパラギン酸が2.8，アルギニンが10.8である．簡潔に言うと，溶離液のpHを低い方から高い方へ徐々に変化させると，等電点の低いアスパラギン酸のようなアミノ酸が先に溶出して，続いてアスパラギン酸より等電点の高いアミノ酸，という順に溶出し，最後に等電点の最も高いアルギニンが溶出するわけである．充填剤とアミノ酸の親和性も溶出に影響するため，実際はそれほど単純ではないが，アミノ酸の分離メカニズムを概ね理解する上で，この描像は良いとらえ方である．

2. 主な適用食品

食品に関するアミノ酸分析適用の代表的な事例として，まず栄養価の評価がある．試料のタンパク質を後述の通り塩酸により加水分解してから，タンパク質加水分解物分析法を用いて各成分を定量分析する．本法はアミノ酸スコアを用いる必須アミノ酸の評価法にも関係している．

例えば，牛肉と代替肉（大豆ミート）それぞれの

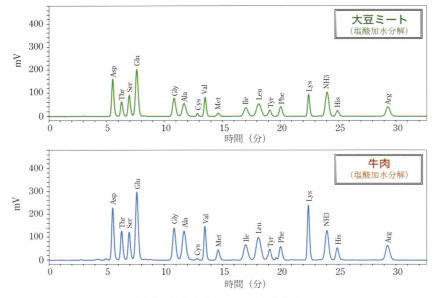

図5 牛肉と代替肉の加水分解物

63. アミノ酸分析

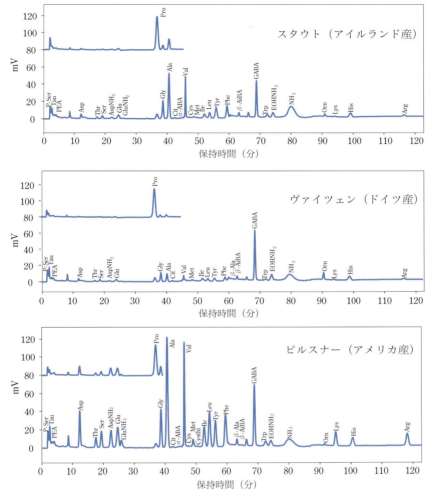

図6 ビールのスタイルと産地の比較

タンパク質を加水分解して分析すると，アミノ酸の組成パターンは良く似ているのがわかる（図5）．

おいしさを可視化するのであれば，試料を加水分解せずに除タンパク処理をして，生体液分析法により分析する．例えば，ビールのスタイルや産地によってアミノ酸含有量がどのように異なるのか評価することもできる．図6にスタウト（アイルランド産），ヴァイツェン（ドイツ産），ピルスナー（アメリカ産）のアミノ酸測定例を示した．

甘味のプロリンはどの試料にも多い．スタウト（アイルランド産）とピルスナー（アメリカ産）には甘味のアラニンや，苦みのバリンも多く含まれている．さらにピルスナー（アメリカ産）からは苦味のフェニルアラニンとロイシン，およびうま味のグルタミン酸とアスパラギン酸，酸味のアスパラギン酸，アスパラギン，グルタミン酸なども比較的多く検出されており，多様な味覚を楽しめそうである．

ここに挙げた事例だけではなく，高速アミノ酸分析計には様々な試料に適用できるアプリケーションが豊富に用意されている．

3. 操作の実際

丁寧な前処理操作が信頼性の高いデータを得るためには不可欠である．タンパク質の加水分解は塩酸を用いる方法が最も一般的である．例えば，すり潰した牛肉を10 mg採取して，フェノールを0.1～1.0%含む6 mol/L塩酸を1 mL添加する．フェノー

ルはチロシンのハロゲン化を防止する．試料を加水分解管に入れ，15分間脱気する．減圧下で，管を熔封したのちに110℃で22時間加温する．エバポレーターで溶媒を留去してから，0.02 mol/L塩酸を用いて10 mLに定容する．最後に0.2 μmのフィルターでろ過して，試料溶液をバイアルに入れ，高速アミノ酸分析計のオートサンプラにセットする．

アミノ酸の成分により理想的に加水分解されるとは限らず，破壊，酸化，消失する場合がある．これらの問題に対処するためにいくつかの方法が考案されている[4]．

生体液分析法にかける試料は除タンパク処理をする．例えば，すり潰した牛肉を1 mg採取して，5 mLの超純水に入れる．超音波洗浄器に20分間かけてホモジナイズする．一般的な遠心分離器を用いる場合，回転数3,000 rpmを目安として10分間かけて上清を1 mL採取する．それに5%トリクロロ酢酸1 mLを添加し，10,000 rpmで10分間遠心分離する．さらにn–ヘキサンを1 mL添加して，再度10,000 rpmで10分間遠心分離する．水層を試料として取り出して，0.2 μmのフィルターでろ過する．生体液分析法の前処理では上記の通り除タンパクを行うが，これはタンパク質吸着によるカラムの劣化を防ぐためである．また，試料に含まれるペプチドなどの夾雑物を取り除くのは難しく，前処理の工夫や最適化が必要である．

ところで，高速アミノ酸分析計を操作するためには一般的なHPLCと同様にデータ処理システムを利用している．データ処理システムによる操作は，分析を実行するデータ取得の工程と，得られたデータを解析する工程の2つに分けられる．データ取得工程のため予め各種溶離液の切替時間，流量やカラム温度のタイムプログラム，およびデータ収集の時間間隔などを指定する．それらをひとまとまりのデータ収集メソッドとして記憶する．また，注入順を決める試料テーブルも用意されていて，バイアル番号や注入量を設定することができる．

測定済みのそれぞれのクロマトグラムを解析するためのデータ解析メソッドは別に準備されている．まず，ピークを検出するためのパラメーターをインテグレーションテーブルで設定する．インテグレーションとはピーク面積を求めるための積分を意味する．また，各ピークの出現する時刻を保持時間と許容幅として記憶するピーク同定テーブルも必要である．検出されたピーク群を同定テーブルに照らし合わせて成分同定することができるわけである．

定量分析のためにはピーク面積を求めることになる．前述のインテグレーションテーブルを用いた解析を実行することにより，ベースラインやピークのスタート点，エンド点などが決定される．2つのピークが重なっている場合にもピーク面積は計算できる．ピークの谷から垂線を下ろしてピークを分割する垂線法や，大きなテーリングピークに乗る小さなピークとして面積を切り出す接線法なども指定することができる．

定量分析には，濃度既知の標準物質から各成分のピーク面積を測定しておいて，予め検量線を作成する絶対検量線法を用いる．未知試料測定から得られた個々の成分のピーク面積をその検量線に当てて，濃度を決定するわけである．

高速アミノ酸分析計はこれらの注入工程からデータ解析工程を全自動で実行する．さらに装置のウォーミングアップのような注入前の準備運転や，データ収集が終了したあとのカラムの洗浄工程などもシーケンシャルに進めてくれる．最適化されたメソッドのみならず，快適な操作を支援するこのような機能があることも専用機の魅力であろう．

このように高速アミノ酸分析計は，試料の前処理を確実に実施することにより正確で精度の高いデータが得られるため，食品分野で栄養価の評価や味，風味の可視化に活用することが可能である．

■ 引用文献

1) 味の素株式会社．アミノ酸ハンドブック，工業調査会，2016年．
2) Spackman DH, Stein WH, Moore S. *Anal. Chem.* 1958; **30**: 1190.
3) 伊藤正人，成松郁子，裴敏怜，森崎敦己，鈴木裕志，福田真人，八木 隆，大月繁夫，関 一也，豊崎耕作．LA8080高速アミノ酸分析計，*S. I. NEWS*, 2018; **61**: 5360.
4) 一般財団法人 医薬品医療機器レギュラトリーサイエンス財団編．第十八改正日本薬局方，じほう，2021年．

（伊藤正人，成松郁子）

索　　引

ア　行

赤色素胞　96
赤身牛肉　108
アカモク　92
　　──（乾燥品）の栄養価　92
アクロレイン・シッフ反応　135
亜酸化窒素ガス　191
アザン染色　109
味の定量化　219
温かいうどん用　92
圧縮試験　150
油浸透度　168
アマランサス　49
アミノ酸　238
　　──分析計　238
泡（エスプーマ）　191

イオン交換クロマトグラフィー　238
維管束部　53
イースト　30
位相コントラスト法　212
糸曳性　131, 187

うま味　88, 238

HE染色　183
Einsteinの粘度式　235
液体窒素　124
エスプーマ　191
X線CT　183, 209
エネルギー分散型X線分析装置　9
エマルション　175
　　──ゲル　182
えん下調整食　191
えん下内視鏡検査　192
エンドウ　76

オイルボディ　86, 178
オイルレッドO染色　135
押出成形（エクストルーダー）のダイの材質　40
OCT凍結　154
オスミウム酸　165
おたふく豆　79
おねば　25
オノマトペ　16, 166
　　──食感　142
オリフィス　9

カ　行

介護食品　181
　　──の食感設計　216
　　──分野　215
外髄　53
回転粘度　171
化学結合と物質の同定　202
可視化　209
　　──の技術　201
加水分解　241
カスタードプディング　153
カゼイン　136
　　──ミセル　132
カードタンパク質　135
可溶性タンパク質　99
かるかん　69
カルシウム（Ca）　117, 194
官能評価　15, 45, 117, 217

機械素麺　45
キヌア　49
気泡の長短軸比　32
気泡膜　32
逆解析　209
吸収コントラスト法　212
牛タン　111
牛肉　117, 240
凝集　176
共焦点光学系　208
共焦点レーザー顕微鏡（法）　174, 176
共連続相分離構造　147
筋原線維　122
筋周膜　114
筋線維　99, 103, 114, 122
筋線維型　108
　　──の分類　106

クーロン斥力　9
口どけ　17, 171
　　──の良さ　166
グミキャンディ　145
クライオ-SEM　150, 152, 158, 160, 176
クリオスタット切片　74, 186
クリーミー　137
グルタミン酸　88, 238
グルテン　73
　　──形成　30
　　──ネットワーク　30
黒毛和牛　105

珪藻　93
結合組織　106
元素分析　70

コアセルベート構造　146
高感度低真空検出器　10
膠原線維　96, 114
硬水　88
高速アミノ酸分析計　238
高速液体クロマトグラフ　238
硬度　88
氷結晶　83
凍り豆腐　83
氷と水　204
コクの可視化　220
ココアバター　156
コッペパン　34
昆布　88
　──だし　88
コムギフスマ　39
米粉ケーキ　162
ゴルゴンゾーラ　136
コレスポンデンス分析　137
コンデンサーレンズ　8
コンパウンド凍結　154

サ 行

再結晶化　157
サイコレオロジー　233
細胞損傷　63
サステナブルフード　187
サブアリューロン層　24
3次元構造の設計と造形　216

CATA法　23
ジェランガム　149
　──のゲル化　149, 152
嗜好型官能評価　124
次世代食料資源の加工　215
脂肪交雑度　105
脂肪滴含有筋線維　110
脂肪滴の断面積　154
霜降り構造の造形　218
霜降り肉　105
シャキシャキ感　61
臭気寄与値　228
臭気指数　225
臭気指数相当値　228
臭気濃度　225
シュウ酸カルシウム　68
集束レンズ　8
シュガーブルーム　158
熟成肉　221
順位法　167
蒸気固定（法）　146, 165
小孔　32
食品構造工学　18

食品多糖類　149
植物性脂肪クリーム　153, 154
除タンパク　242
食塊　167
食感　93, 215, 232
白神こだま酵母　30
振動刺激　166

炊飯米　232
スナックフーズ　195
スラッシュ窒素　150
3D CAD（Computer Aided Design）　213
3D フードプリンター　213, 215
3D プリンター　213

成分分布　203
ゼラチンパウダー　235
セルロース　177
ゼロせん断粘度　235
繊維構造　217
線吸収係数　209
せん断応力　233
せん断速度　233
せん断力価　109

層構造　217
走査型電子顕微鏡（SEM）　45, 173
相対粘度　235
咀嚼・えん下　185
咀嚼時間　185
咀嚼時筋電位咀嚼測定　185
組成元素の分布　93
ソラマメ　77
「ゾル‐ゲル」転移　149
損失正接　235
損失弾性率　235

タ 行

大豆　76
　──種子　85
Time Intensity 法（TI法）　138
卓上 SEM-EDS　93
多孔質な構造　194
タマネギ　61
男爵いも　52
タンパク顆粒　103
タンパク質・脂肪二重染色（法）　135, 153, 154
タンブリング処理　121
断面プロファイル　158

チオニン・シッフ試薬　135
チーズ　203
チョコレート　156, 206
貯蔵弾性率　235
ちんすこう　164

低アミロース米　23

低温調理　109
低真空　99, 102
TDS 曲線　230
TDS 法　138, 229
テクスチャー特性　172
テクスチャー用語　166
手延素麺　45
テンパリング　156
てんぷら　73
デンプン　122, 176
　──粒　77, 81
Temporal Dominance of Sensations 法（TDS 法）　138

透過画像　210
凍結（細胞）損傷　63
凍結標本作製　1
凍結フィルム法　76
糖タンパク質　68
動的粘弾性　149, 172, 235
　──試験　150
豆腐　83
特性 X 線　8
特別用途食品　191
塗抹標本　69
鶏むね肉　121
トルイジンブルー染色　50

ナ　行

内髄　53
ながいも　68
ナチュラルチーズ　135
軟水　88

におい嗅ぎの機能　228
におい識別装置　23, 225
　──で用いる解析方法　226
肉の水煮　117
虹色素胞　97
二次電子　8
乳化剤　175
乳脂肪クリーム　153, 154
ニュートン液体　234
Newton の法則　233
ニンヒドリン　238

ヌードルメーカー　37

ネットワーク構造　150
粘度　233
　──曲線　234

のど越し　93
飲み込みやすさ　166

ハ　行

パイ　33
廃鶏　114

ハウ・ユニット　124
パウンドケーキ　162, 194
パスタの製造　40
破断エネルギー　92
破断応力　118
破断強度試験　216
破断特性　92
波長分散型 X 線分析装置　9
バッター　73
　──粘度　73
パネリスト　229
バラ凍結　94
　──技術　27
パラフィン標本作製　4
針状結晶　68
パン　33
反射電子　8

PAS 染色　50
光電子増倍管　8
非熟練者　73
ひずみ　235
　──率　92
冷やしうどん用　92
非ニュートン液体　234
古もの（ひねもの）　45
比表面積　210
氷結晶　27, 94
氷晶防止処理　151
ひよこ豆　81
ビール　241

ファットブルーム　157
4D-X 線 CT　211
複合臭　225
物質の物理状態や結晶多形　203
プラントベースチーズ　187
ブロイラー　114
プロセスチーズ　131, 135
ブロック凍結　94
プロテアーゼ　32
プロテインボディ　86

米菓　166
平坦弾性率　236
べき乗指数係数　234
べき乗則　234
ペクチン　177
ヘマトキシリン染色　195
偏向コイル　8
偏光十字　77

放射光 X 線マイクロ CT　45
ボクセル　209
ホシノ天然酵母　30
ポストカラム誘導体化　238
ホルマリン固定　74

マ 行

膜タンパク質　178
マヨネーズ　171

ミクロゲル　179
水と氷のラマンスペクトル　204
水の硬度　117
ミネラル　93
ミルキークイン　23
ミルクチョコレート　157

ムギ　49
ムチン　68

メークイン　52
飯　25

もち米粉　163
もちもち感　87

ヤ 行

厄　45
やまといも　68
やわらか焼そば　185

有機畜産　108
油脂　175
油脂味　73
油脂のラマンスペクトル　205
油水界面　175
油滴　175, 182
　　──表面　176

ヨーグルト　137, 204
ヨード染色　69, 163, 186, 195

ラ 行

ラード　164
ラマンイメージ　203
ラマンイメージング　201, 204, 208
ラマン顕微鏡　201
卵黄球　125
卵黄係数　124
卵殻カルシウム　194

琉球菓子　164
流体力学的相互作用　235
流動曲線　234
リン脂質　178

ルーエマンパープル　238

冷却加熱ステージ　207
冷却速度　150, 152
冷凍豆腐　83
冷凍米飯　27
レーザー顕微鏡　158
レーザー走査方式　207
連続相　189
連通度　210
レンネット　135

老化　32
ロールパン　203

欧 文

Angio Tool　143

Cryo-Scanning Electron Microscopy：Cryo-SEM
　➡クライオ-SEM

Dopa　80

Energy Dispersive x-ray spectroscopy　9

HPLC　238

ImageJ　138

SDGs　108
SEM　99, 102

Ultra Variable-pressure Detector　10
UVD　10

Wavelength dispersive x-ray spectroscopy　9
Whiteness Index　160

食品の組織構造とおいしさ

2025 年 1 月 17 日　初版第 1 刷発行

■ 監 修　峯木　眞知子
■ 編 集　中村　卓

　　　　　小竹　佐知子

発行者　田 中 直 樹
発行所　株式会社 幸 書 房
〒 101-0051　東京都千代田区神田神保町 2-7
TEL 03-3512-0165　FAX 03-3512-0166
URL　http://www.saiwaishobo.co.jp

装幀：クリエイティブ・コンセプト（根本眞一）
組 版：デジプロ
印 刷：シナノ

Printed in Japan. Copyright Machiko MINEKI 2025.
無断転載を禁じます．

[JCOPY] ＜（社）出版者著作権管理機構 委託出版物＞
本書の無断複写は著作権法上での例外を除き禁じられています．複写
される場合は，そのつど事前に，（社）出版者著作権管理機構（電話
03-5244-5088，FAX 03-5244-5089，e-mail：info@jcopy.or.jp）の許諾
を得てください．

ISBN 978-4-7821-0486-6　C3058